Do Pediatra ao Endocrinologista Pediátrico: Quando Encaminhar?

Série Atualizações Pediátricas

- **Sexualidade e Saúde Reprodutiva na Adolescência**
  Departamento de Adolescência
- **Gastroenterologia e Nutrição**
  Departamento de Gastroenterologia e Departamento de Nutrição
- **O Recém-nascido de Muito Baixo Peso - 2ª edição**
  Departamento de Neonatologia
- **Segurança na Infância e Adolescência**
  Departamento de Segurança da Criança e do Adolescente
- **Endocrinologia Pediátrica**
  Departamento de Endocrinologia
- **Alergia, Imunologia e Pneumologia**
  Departamento de Alergia e Imunologia e Departamento de Pneumologia
- **Tópicos Atuais em Nutrição Pediátrica**
  Departamento de Nutrologia
- **Emergências Pediátricas - 2ª edição**
  Departamento de Emergências
- **Gastroenterologia e Hepatologia na Prática Pediátrica – 2ª edição**
  Departamento de Gastroenterologia
- **Otorrinolaringologia para o Pediatra – 2ª edição**
  Departamento de Otorrinolaringologia Pediátrica
- **Hematologia para o Pediatra**
  Departamento de Oncologia e Hematologia
- **Atualizações em Terapia Intensiva Pediátrica**
  Departamento de Terapia Intensiva
- **Reumatologia para o Pediatra**
  Departamento de Reumatologia
- **Organização de Serviços em Pediatria**
  Grupo de Trabalho Organização de Serviços em Pediatria
- **Atualidades em Doenças Infecciosas: Manejo e Prevenção - 2ª edição**
  Departamento de Infectologia
- **Oftalmologia para o Pediatra**
  Departamento de Oftalmologia
- **Oncologia para o Pediatria**
  Departamento de Oncologia e Hematologia
- **Imunizações em Pediatria**
  Departamento de Infectologia
- **Obesidade no Paciente Pediátrico da Prevenção ao Tratamento**
  Departamentos de Endócrino, Nutrição e Pediatria Ambulatorial
- **Otorrinolaringologia para o Pediatra - 2ª edição**
  Departamento de Otorrinolaringologia
- **Odontopediatria para o Pediatra**
  Grupo de Trabalho de Saúde Oral
- **Hematologia e Hemoterapia Pediátrica**
  Departamento de Oncologia e Hematologia

O presente livro passou por criterioso processo de revisão científica e textual pelos coordenadores, editores e produtores. No entanto, ainda assim, está exposto a erros. Caso haja dúvida, solicitamos ao leitor entrar em contato com a SPSP.

Sociedade de Pediatria de São Paulo
Departamento de Endocrinologia

Do Pediatra ao Endocrinologista Pediátrico: Quando Encaminhar?

Coordenadores

Cristiane Kochi
Adriana Aparecida Siviero-Miachon

Série Atualizações Pediátricas

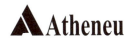

Sociedade de Pediatria de São Paulo
– Diretoria de Publicações –

Diretora: Cléa Rodrigues Leone

Membros: Amélia Miyashiro Nunes dos Santos, Antonio Carlos Pastorino, Antonio de Azevedo Barros Filho, Celso Moura Rebello, Lilian dos Santos Rodrigues Sadeck, Luis Eduardo Procópio Calliari, Marina Carvalho de Moraes Barros, Mário Cícero Falcão, Ruth Guinsburg, Sonia Regina Testa de S. Ramos e Tamara Beres Lederer Goldberg

Assistentes Editoriais: Paloma Ferraz, Patricia C. Freire

EDITORA ATHENEU	São Paulo	–	Rua Jesuíno Pascoal, 30
			Tel.: (11) 2858-8750
			Fax: (11) 2858-8766
			E-mail: atheneu@atheneu.com.br
	Rio de Janeiro	–	Rua Bambina, 74
			Tel.: (21) 3094-1295
			Fax: (21) 3094-1284
			E-mail: atheneu@atheneu.com.br
	Belo Horizonte	–	Rua Domingos Vieira, 319 – Conj. 1.104

Produção Editorial: *Angélica Cunha*
Capa: *Aurélio Ordanini*

Dados Internacionais de Catalogação na Publicação (CIP)
(Câmara Brasileira do Livro, SP, Brasil)

Do Pediatra ao endocrinologista pediátrico : quando encaminhar? / coordenadores Cristiane Kochi, Adriana Aparecida Siviero-Miachon. -- São Paulo : Editora Atheneu, 2016. -- (Série atualizações pediátricas)

"Sociedade de Pediatria de São Paulo"
Colaboradores
Bibliografia.
ISBN 978-85-388-0691-2

1. Endocrinologia pediátrica I. Kochi, Cristiane. II. Siviero-Miachon, Adriana Aparecida. III. Série.

16-00402

CDD-618.924
NLM-WS 330

Índices para catálogo sistemático:
1. Crianças : Distúrbios endócrinos : Pediatria 618.924
2. Endocrinologia : Pediatria : Medicina 618.924

KOCHI, C.; SIVIERO-MIACHON A.A. Do Pediatra ao Endocrinologista Pediátrico: quando encaminhar? Sociedade de Pediatria de São Paulo – SPSP

© *Direitos reservados à* EDITORA ATHENEU — *São Paulo, Rio de Janeiro, Belo Horizonte, 2016*

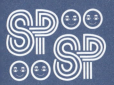

Sociedade de Pediatria de São Paulo

Diretoria Executiva 2013-2016

Presidente: *Mário Roberto Hirschheimer*
1º Vice-presidente: *Clóvis Francisco Constantino*
2º Vice-presidente: *João Coriolano Rego Barros*
Secretário-geral: *Maria Fernanda Branco de Almeida*
1º Secretário: *Ana Cristina Ribeiro Zöllner*
2º Secretário: *Tadeu Fernando Fernandes*
1º Tesoureiro: *Renata Dejtiar Waksman*
2º Tesoureiro: *Lucimar Aparecida Françoso*

Diretoria de Publicações

Diretora: *Cléa Rodrigues Leone*
Membros: *Amélia Miyashiro Nunes dos Santos, Antonio Carlos Pastorino, Antonio de Azevedo Barros Filho, Celso Moura Rebello, Lilian dos Santos Rodrigues Sadeck, Luis Eduardo Procópio Calliari, Marina Carvalho de Moraes Barros, Mário Cícero Falcão, Ruth Guinsburg, Sonia Regina Testa de S. Ramos e Tamara Beres Lederer Goldberg*

Assistentes Editoriais

Paloma Ferraz
Patricia C. Freire

Coordenadores

Cristiane Kochi
Professora Adjunta da Faculdade de Ciências Médicas da Santa Casa de São Paulo (FCMSCSP). Endocrinopediatra da Unidade de Endocrinologia Pediátrica do Departamento de Pediatria da ISCMSP. Doutora em Pediatria pela FCMSCSP.

Adriana Aparecida Siviero-Miachon
Professora Afiliada do Departamento de Pediatria da Escola Paulista de Medicina da Universidade Federal de São Paulo (EPM/Unifesp). Médica-assistente da Endocrinologia Pediátrica da EPM/Unifesp.

Colaboradores

Adriana Aparecida Siviero-Miachon
Professora Afiliada do Departamento de Pediatria da Escola Paulista de Medicina da Universidade Federal de São Paulo (EPM/Unifesp). Médica-assistente da Endocrinologia Pediátrica da EPM/Unifesp.

Albertina Gomes Rodrigues
Especialista em Pediatria e Endocrinologia Pediátrica pela Sociedade Brasileira de Pediatria (SBP). Especialista em Endocrinologia e Metabologia pela Sociedade Brasileira de Endocrinologia e Metabologia (SBEM). Mestre em Pediatria pela Santa Casa de São Paulo. Responsável pela Unidade de Endocrinologia Pediátrica do Conjunto Hospitalar do Mandaqui. Professora da Disciplina de Endocrinologia e Metabologia do curso de Medicina da Universidade Nove de Julho.

Alcinda Aranha Nigri
Professora-assistente Mestre e responsável pelo Serviço de Endocrinologia Pediátrica da Disciplina de Pediatria da Faculdade de Medicina de Sorocaba (Faculdade de Ciências Médicas e da Saúde da Pontifícia Universidade Católica de São Paulo – PUC-SP).

Alexsandra C. Malaquias
Doutora em Endocrinologia pela Universidade de São Paulo (USP). Médica-assistente da Unidade de Endocrinologia Pediátrica do Departamento de Pediatria e Puericultura da Irmandade Santa Casa de Misericórdia de São Paulo (ISCMSP).

Angela Maria Spinola e Castro
Professora Adjunta do Departamento de Pediatria da Escola Paulista de Medicina da Universidade Federal de São Paulo (EPM/Unifesp). Chefe da Endocrinologia Pediátrica da EPM/Unifesp.

Carla Maria Ramos Germano
Endocrinologista Pediátrica. Professora Adjunta do Departamento de Medicina – Saúde da Criança da Universidade Federal de São Carlos (UFSCar).

Carlos Alberto Longui
Professor Titular da Faculdade de Ciências Médicas da Santa Casa de São Paulo (FCMSCSP). Chefe de Clínica Adjunto da Irmandade da Santa Casa de Misericórdia de São Paulo (ISCMSP). Chefe da Unidade de Endocrinologia Pediátrica.

Carolina Taddeo Mendes-dos-Santos
Médica-assistente do Serviço de Referência em Triagem Neonatal (SRTN) da Universidade Estadual de Campinas (Unicamp).

Cristiane Kochi
Professora Adjunta da Faculdade de Ciências Médicas da Santa Casa de São Paulo (FCMSCSP). Endocrinopediatra da Unidade de Endocrinologia Pediátrica do Departamento de Pediatria da Irmandade da Santa Casa de Misericórdia de São Paulo (ISCMSP). Doutora em Pediatria pela FCMSCSP.

Cyntia Watanabe
Título de Especialista pela Sociedade Brasileira de Endocrinologia e Metabologia (SBEM). Mestre em Medicina pela Faculdade de Ciências Médicas da Santa Casa de São Paulo (FCMSCSP). Professora Adjunta da Disciplina de Pediatria na Faculdade de Medicina da Pontifícia Universidade Católica de São Paulo (PUC-SP).

Durval Damiani
Professor Livre-docente. Chefe da Unidade de Endocrinologia Pediátrica do Instituto da Criança Hospital das Clínicas da Faculdade de Medicina da Universidade de São Paulo (ICr-HC-FMUSP).

Fabíola Esgrignoli Garcia
Médica do Ambulatório de Endocrinologia Pediátrica da Escola Paulista de Medicina da Universidade Federal de São Paulo (EPM/Unifesp).

Gil Guerra-Júnior
Professor Titular do Departamento de Pediatria da Faculdade de Ciências Médicas da Universidade Estadual de Campinas (FCM-Unicamp) e Coordenador do Grupo Interdisciplinar de Estudos da Determinação e Diferenciação do Sexo (GIEDDS) da FCM-Unicamp.

Gustavo Padron Lahan
Especialista em Endocrinologia Pediátrica pela Irmandade da Santa Casa de Misericórdia de São Paulo (ISCMSP). Membro do Departamento de Endocrinologia da Sociedade de Pediatria de São Paulo (SPSP).

Hamilton Cabral de Menezes Filho
Mestre em Medicina pela Faculdade de Medicina da Universidade de São Paulo (FMUSP). Médico-assistente da Unidade de Endocrinologia Pediátrica do Instituto da Criança do Hospital das Clínicas (ICr-HC) da FMUSP.

Hilton Kuperman
Mestre em Medicina e Doutor em Ciências pela Faculdade de Medicina da Universidade de São Paulo (FMUSP). Médico-assistente da Unidade de Endocrinologia Pediátrica do Instituto da Criança do Hospital das Clínicas (ICr-HC) da FMUSP.

Israel Diamante Leiderman
Especialista em Endocrinologia Pediátrica pela Sociedade Brasileira de Endocrinologia e Metabologia (SBEM) e Sociedade Brasileira de Pediatria (SBP). Membro do Departamento de Endocrinologia da Sociedade de Pediatria de São Paulo (SPSP).

Jesselina F. S. Haber
Residência em Pediatria e Endocrinologia pela Universidade de São Paulo. Especialista pela Sociedade Brasileira de Pediatria (SBP) e pela Sociedade Brasileira de Endocrinologia e Metabologia (SBEM). Docente e Coordenadora da Disciplina de Pediatria do Curso de Medicina da Universidade de Marília (Unimar). Professora-auxiliar de Ensino e Médica Responsável pelo Ambulatório de Diabetes Tipo 1 Infantil da Disciplina de Endocrinologia e Metabologia do Hospital das Clínicas da Faculdade de Medicina de Marília (Famema). Médica concursada do Estado e Membro do Grupo de Doenças Crônicas da Direção Regional de Saúde de Marília.

José Rodrigues Coelho Neto
Pediatra e Endocrinologista Pediatra. Membro do Departamento de Endocrinologia Pediátrica da Sociedade de Pediatria de São Paulo (SPSP).

Lara Barros de Pádua
Pediatra e Endocrinologista Pediátrica pela Irmandade da Santa Casa de Misericórdia de São Paulo (ISCMSP). Pós-graduanda em Ciências da Saúde pela Faculdade de Medicina da Universidade de São Paulo (FMUSP).

Leandra Steinmetz
Mestre em Ciências pelo Departamento de Pediatria da Faculdade de Medicina da Universidade de São Paulo (FMUSP). Assistente da Unidade de Endocrinologia Pediátrica do Instituto da Criança do Hospital das Clínicas (ICr-HC) da FMUSP.

Lilia D'Souza-Li
Professora-assistente Doutora do Departamento de Pediatria, responsável pela Disciplina de Medicina do Adolescente e Pesquisadora do Centro de Investigação em Pediatria da Faculdade de Ciências Médicas da Universidade de Campinas (Unicamp). Professora Plena do Programa de Pós-graduação em Saúde da Criança e do Adolescente da Faculdade de Ciências Médicas da Unicamp.

Livia Firmino Gonçalves
Pós-graduanda em Endocrinologia da Universidade Federal de São Paulo (Unifesp).

Louise Cominato
Mestre em Ciências pela Faculdade de Medicina da Universidade de São Paulo (FMUSP). Professora de Pediatria da Faculdade de Ciências Médicas de Santos (Unilus). Médica-assistente da Unidade de Endocrinologia Pediátrica do Instituto da Criança do Hospital das Clínicas (ICr-HC) da FMUSP. Coordenadora do Ambulatório de Diabetes do ICr-HC-FMUSP.

Luis Eduardo P. Calliari
Professor-assistente da Faculdade de Ciências Médicas da Santa Casa de São Paulo (FCMSCSP). Médico-Assistente da Unidade de Endocrinologia Pediátrica do Departamento de Pediatria da SCSP.

Monica Andrade Lima Gabbay
Mestre em Pediatria e Doutora em Endocrinologia pela Universidade Federal de São Paulo (Unifesp). Coordenadora do Ambulatório de DM1 do Centro de Diabetes da Unifesp.

Patrícia Débora Cavalcanti Tosta-Hernandez
Título de Especialista em Pediatria e Endocrinologia Pediátrica pela Sociedade Brasileira de Pediatria (SBP). Médica do setor de Endocrinologia Pediátrica da Universidade Federal de São Paulo (Unifesp)

Raphael Del Roio Liberatore Junior
Endocrinologista Pediátrico, Livre-docente em Pediatria, Professor-associado do Departamento de Puericultura e Pediatria da Faculdade de Medicina de Ribeirão Preto da Universidade de São Paulo (FMRP-USP).

Rodrigo José Custodio
Endocrinologista Pediátrico, Doutor em Pediatria, Médico-assistente do Hospital das Clínicas da Faculdade de Medicina de Ribeirão Preto da Universidade de São Paulo (HC-FMRP-USP).

Sofia Helena Valente de Lemos-Marini
Professora-assistente Doutora do Departamento de Pediatria. Coordenadora da Endocrinologia Pediátrica do Departamento de Pediatria da Faculdade de Ciências Médicas da Universidade Estadual de Campinas (FCM-Unicamp).

Suzana Bastos Castillo Gonçalves
Médica Endocrinologista Pediátrica. Preceptora do Ambulatório de Endocrinologia Pediátrica do Departamento de Medicina da Universidade Federal de São Carlos (UFSCar).

Tatiana Fabbri
Médica Pediatra com subespecialidade em Endocrinologia Pediátrica pela Universidade Federal de São Paulo (Unifesp). Médica Pediatra e Endocrinologia Infantil do Hospital Israelita Albert Einstein (HIAE). Médica Pediatra da área de apoio técnico dos programas governamentais pela Sociedade Beneficente Israelita Brasileira Albert Einstein (SBIBAE). Membro da Sociedade Brasileira de Pediatria (SBP). Membro da Sociedade Brasileira de Endocrinologia e Metabologia (SBEM). Membro da Sociedade Latino-americana de Endocrinologia Pediátrica (SLEP).

Thais Della Manna
Mestre e Doutora em Ciências pela Faculdade de Medicina da Universidade de São Paulo (FMUSP). Médica-assistente da Unidade de Endocrinologia Pediátrica do Instituto da Criança do Hospital das Clínicas (ICr-HC) da FMUSP. Coordenadora do Ambulatório de Diabetes do ICr-HC-FMUSP.

Thais Kataoka Homma
Pediatra e Endocrinologista Pediátrica pela Irmandade da Santa Casa de Misericórdia de São Paulo (ISCMSP). Mestre em Ciências da Saúde pela ISCMSP.

Vânia de Fátima Tonetto Fernandes
Medica Pediatra com Título de Especialista em Pediatria pela Sociedade de Pediatria de São Paulo (SPSP). Mestre e Doutora em Endocrinologia pela Escola Paulista de Medicina da Universidade Federal de São Paulo (EPM/Unifesp). Médica Supervisora do Serviço de Endocrinopediatria do Hospital Infantil Darcy Vargas – SP. Professora Titular e Supervisora do Módulo Nascimento, Crescimento e Desenvolvimento da Faculdade de Medicina do Centro Universitário São Camilo – SP.

Prefácio

Muitos agravos da vida adulta e da senilidade podem ser prevenidos na infância. O pediatra tem papel importante na abordagem desses problemas, pois ao orientar a criação de um adulto mais saudável e apto ele contribui para a construção de uma sociedade melhor, mais justa e próspera.

A abordagem adequada dos distúrbios do crescimento, do desenvolvimento e do metabolismo, desde o período perinatal até o final da puberdade, considerando as complexas peculiaridades de cada fase de amadurecimento do ser humano até a fase adulta, é um dos grandes desafios para o pediatra cumprir essa missão.

Para isso, muito contribui a interação dos conhecimentos da Pediatria e da Endocrinologia, promovida na Sociedade de Pediatria de São Paulo (SPSP) pelo seu Departamento Científico de Endocrinologia, que reúne especialistas em Endocrinologia Pediátrica – área de atuação relativamente nova, reconhecida no Brasil desde 2001 pela Sociedade Brasileira de Pediatria (SBP) e pela Sociedade Brasileira de Endocrinologia e Metabologia (SBEM).

Essa é a finalidade deste livro. Sendo eu mesmo pediatra habilitado em Endocrinologia Pediátrica desde a criação dessa área de atuação, é com grande satisfação que escrevo este prefácio e agradeço aos seus Coordenadores o convite para fazê-lo, o que muito me honra.

Parabéns às coordenadoras Cristiane Kochi e Adriana Siviero-Miachon e a todos os colaboradores por essa importante contribuição ao capacitar pediatras, tornando-os mais aptos para cumprir a sua missão. Obrigado por colaborarem com o compromisso da Diretoria da SPSP, que é engrandecer quem cuida do futuro cidadão para construir uma sociedade melhor.

Mário Roberto Hirschheimer
Presidente da Sociedade de Pediatria de São Paulo (SPSP)

Apresentação

O Departamento Científico (DC) de Endocrinologia iniciou suas atividades na Sociedade de Pediatria de São Paulo (SPSP) em 1982/83. Este volume é o terceiro editado por este DC. Em 2004, foi lançado o primeiro livro pela SPSP, *Endocrinologia Pediátrica* (Gil Guerra-Júnior e Luis Eduardo Procópio Calliari) e, em 2013, o DC de Endocrinologia participou, em colaboração com outros DCs da SPSP, do livro *Obesidade no Paciente Pediátrico: da prevenção ao tratamento* (Maria Arlete M. S. Escrivão, Raphael Del Roio Liberatore-Junior, Rosa Resegue F. da Silva).

Desde o primeiro volume, a especialidade passou por diversas atualizações e modificações, cujo marco foi a concretização do Certificado de Atuação na Área de Endocrinologia Pediátrica (CAAEP), em 2001.

Ao assumirmos o Núcleo Gerencial da gestão 2013/16 como Presidente (Cristiane) e Vice-presidente (Adriana), surgiu a ideia de elaborar um livro voltado para o pediatra, com uma linguagem fácil e atual, com base nos temas mais frequentes de Endocrinologia Pediátrica e que causam dúvidas no dia a dia. O livro *Do Pediatra ao Endocrinologista Pediátrico: quando encaminhar?* tem o objetivo de abordar essas dúvidas através do modelo de perguntas e respostas, além de discussão de pequenas situações clínicas mais frequentes na rotina pediátrica. Assim, esperamos facilitar o encaminhamento e a integração dos pediatras com a especialidade. Todos os capítulos foram escritos por membros do DC de Endocrinologia que, com muito empenho e dedicação, nos mostraram o que há de mais atual e controverso nos diversos temas.

Nesse clima de renovação e integração, esperamos que todos aproveitem esta leitura, elaborada com muito cuidado e carinho.

Um grande abraço,

Cristiane Kochi
Adriana Aparecida Siviero-Miachon

Agradecimentos

À Sociedade de Pediatria de São Paulo (SPSP), pela oportunidade de concretizar este projeto, em especial à Profa. Dra. Cléa Rodrigues Leone, Diretora do Departamento de Publicações, e ao Prof. Dr. Mário Roberto Hirschheimer, Presidente da Gestão 2013/16.
A todos os membros do Departamento Científico de Endocrinologia da SPSP, que colaboraram com estes capítulos, cuja ajuda foi fundamental para a elaboração deste livro.
À Paloma Ferraz e Patricia Costa Freire, do Departamento de Publicações da SPSP, e a Aurelio Ordanini, dos Departamentos Científicos, cuja ajuda foi importante na elaboração e formatação deste livro.
Em especial, aos pacientes e suas famílias, que nos inspiram diariamente, na tentativa de sempre buscar um excelente crescimento e desenvolvimento.
E aos nossos queridos mestres, que nos ensinaram os caminhos da Endocrinologia Pediátrica.

Sumário

SEÇÃO 1. A IMPORTÂNCIA DA ENDOCRINOLOGIA PEDIÁTRICA NA PROMOÇÃO DA SAÚDE DA CRIANÇA E DO ADOLESCENTE

1. **A importância da endocrinologia pediátrica na promoção da saúde da criança e do adolescente** 3
   Angela Maria Spinola e Castro

SEÇÃO 2. QUANDO O PEDIATRA DEVE ENCAMINHAR? NOS DISTÚRBIOS DO CRESCIMENTO PÓS-NATAL

2. **Crescimento deficiente** 11
   Hilton Kuperman

3. **Alta estatura** 25
   Alcinda Aranha Nigri

4. **Restrição de crescimento intrauterino e comprometimento estatural** 33
   Carlos Alberto Longui
   Cristiane Kochi

SEÇÃO 3. QUANDO O PEDIATRA DEVE ENCAMINHAR? NAS PATOLOGIAS TIREOIDIANAS

5. **Hipotireoidismo congênito** 41
   José Rodrigues Coelho Neto

6. **Hipotireoidismo adquirido** 49
   Albertina Gomes Rodrigues
   Fabíola Esgrignoli Garcia

7. **Hipertireoidismo** 53
   Suzana Bastos Castillo Gonçalves
   Carla Maria Ramos Germano

8. **Nódulos tireoidianos** 61
   Cyntia Watanabe

Seção 4. Quando o Pediatra Deve Encaminhar? Nos Distúrbios Gonadais e Adrenais

9. **Distúrbios da diferenciação do sexo** 75
   Gil Guerra-Júnior

10. **Hiperplasia suprarrenal congênita** 83
    Carolina Taddeo Mendes-dos-Santos
    Sofia Helena Valente de Lemos-Marini

11. **Insuficiência adrenal** 93
    Vânia de Fátima Tonetto Fernandes
    Israel Diamante Leiderman

12. **Puberdade precoce** 107
    Angela Maria Spinola e Castro
    Adriana Aparecida Siviero-Miachon

13. **Puberdade atrasada** 121
    Durval Damiani
    Leandra Steinmetz

14. **Telarca precoce** 129
    Jesselina F. S. Haber
    Tatiana Fabbri

15. **Adrenarca precoce** 139
    Alexsandra C. Malaquias
    Thais Kataoka Homma

16. **Ginecomastia** 147
    Gustavo Padron Lahan

Seção 5. Quando o Pediatra Deve Encaminhar? Na Obesidade e Suas Comorbidades

17. **Obesidade e síndrome metabólica** 157
    Louise Cominato

18. **Dislipidemias** 167
    Lara Barros de Pádua
    Cristiane Kochi

19. **Síndrome dos ovários policísticos** 175
   Livia Firmino Gonçalves
   Monica Andrade Lima Gabbay

SEÇÃO 6. QUANDO O PEDIATRA DEVE ENCAMINHAR? NAS ALTERAÇÕES DO METABOLISMO DO SÓDIO E DA GLICOSE

20. **Distúrbios do metabolismo do sódio** 187
   Patrícia Débora Cavalcanti Tosta-Hernandez

21. **Hipoglicemia** 199
   Rodrigo José Custodio
   Raphael Del Roio Liberatore Junior

22. **Cetoacidose diabética** 207
   Thais Della Manna
   Luis Eduardo P. Calliari

SEÇÃO 7. QUANDO O PEDIATRA DEVE ENCAMINHAR? NOS DISTÚRBIOS DO METABOLISMO DO CÁLCIO E FÓSFORO

23. **Principais distúrbios de cálcio e fósforo** 219
   Lilia D'Souza-Li

24. **Raquitismos** 225
   Hamilton Cabral de Menezes Filho

25. **Hipocalcemias** 239
   Lilia D'Souza-Li

SEÇÃO 8. QUANDO O PEDIATRA DEVE ENCAMINHAR UM PACIENTE PARA O ENDOCRINOLOGISTA PEDIÁTRICO?

26. **Quando o pediatra deve encaminhar um paciente para o endocrinologista pediátrico?** 249
   Adriana Aparecida Siviero-Miachon
   Cristiane Kochi

Índice remissivo 255

Seção 1

A Importância da Endocrinologia Pediátrica na Promoção da Saúde da Criança e do Adolescente

CAPÍTULO 1

A importância da endocrinologia pediátrica na promoção da saúde da criança e do adolescente

Angela Maria Spinola e Castro

A promoção de saúde abrange o processo político que articula ações sanitárias, sociais, ambientais e econômicas, buscando, em princípio, cumprir os seguintes objetivos: promoção da saúde, prevenir riscos, reduzir a vulnerabilidade, agravos e doenças, diminuir a morbidade e reduzir os anos perdidos por incapacidade, além de aumentar a qualidade de vida. Esse processo depende de um conjunto de estratégias orientadas para a manutenção da capacidade funcional e da autonomia dos indivíduos ao longo do curso da vida, incorporando ações para a promoção da saúde e prevenção de riscos e doenças, desde o pré-natal até as idades mais avançadas[1].

No entanto, nenhuma das ações de saúde depende apenas das políticas governamentais, atuando isoladamente. De acordo com a Carta de Ottawa[2], a promoção de saúde é também o processo de capacitação das pessoas e da comunidade para atuar na melhoria da sua qualidade de vida e saúde, incluindo uma maior participação no controle desse processo. A promoção de saúde implica uma responsabilidade múltipla que, além das ações governamentais, inclui todo o processo de capacitação e desenvolvimento de habilidades como também as parcerias intersetoriais para definição das prioridades e das melhores estratégias para promover a saúde e o bem-estar[1,2].

De acordo com a Agência Nacional de Saúde Suplementar (ANS)[1], a promoção da saúde deve ter como objetivo a prevenção, e não apenas o tratamento das doenças e suas comorbidades. Vivenciamos um aumento expressivo das doenças crônicas, que são hoje a principal causa de morte no país, o que cria uma necessidade imperativa de estimular a vida com qualidade e a educação em saúde, assim como investir em programas preventivos, que têm propiciado resultados positivos[1].

No Brasil, assim como em outros países em desenvolvimento, até os anos 1980, as doenças infecciosas e parasitárias eram o principal foco de atenção à saúde, cenário esse que se modificou totalmente, principalmente nos grandes centros. Houve um declínio expressivo das gastroenterites e das parasitoses, das doenças imunopreveníveis por vacinação, algumas das quais atualmente já erradicadas do país, e uma perspectiva da diminuição da transmissão da doença de Chagas e da esquistossomose. No entanto, persistem a malária e a tuberculose e surgem, de forma epidêmica, a cólera e a dengue, que dependem de ações de saúde e de políticas públicas para serem erradicadas[3].

Gradativamente, as doenças crônicas assumem um papel importante e com impacto na saúde das populações, sendo não transmissíveis, de diversas etiologias, dentre as quais destacam-se a obesidade, as doenças oncológicas e as doenças do adulto que se iniciam na infância. As doenças crônicas de maior impacto mundial possuem quatro fatores de risco em comum: inatividade física, alimentação não saudável, uso abusivo de álcool e tabagismo[1].

Embora ainda existam regiões com extrema pobreza e sem qualquer recurso na área de saúde, tanto no Brasil quanto em outros países, atualmente a questão das doenças crônicas afeta o mundo todo, em especial os grandes centros e, ao contrário do que sempre se acreditou, não é uma condição relacionada exclusiva e diretamente ao poder econômico da população, mas especialmente aos hábitos, ao envelhecimento e às questões culturais e de educação em saúde, além da mudança do paradigma na assistência à saúde. No entanto, no nosso meio, ao avaliar a prevalência das doenças crônicas devem ser considerados, além dos fatores ambientais e sociais, o estresse e os problemas econômicos, além das questões culturais e limitações significativas na formação escolar de grande parte da população[1].

Nesse cenário, a faixa etária pediátrica é a área principal de atuação para prevenção de doenças e na qual devem se concentrar os maiores esforços de conscientização da importância dos cuidados com a saúde[1].

Entre as intervenções com base populacional, no que se relaciona à pediatria, e que auxiliam a reduzir o risco de doenças crônicas, está a promoção da amamentação adequada e alimentação complementar, restrições ao *marketing* de alimentos e bebidas com muito sal, gorduras e açúcar, além do incentivo ao acompanhamento pediátrico sistemático, especialmente nos primeiros anos de vida[4]. Está atualmente bem estabelecido que as condições de gestação e o desenvolvimento intrauterino são fatores de extrema importância e que determinam alterações epigenéticas, levando a um processo de programação fetal, que serão a causa de doenças crônicas, como diabete melito tipo 2, obesidade, doença coronariana e síndrome metabólica, entre outras, além do comprometimento do desenvolvimento e crescimento durante a infância e a adolescência[5,6].

Tornaram-se prioridades a prevenção de doenças, o diagnóstico precoce e as ações que integram equipes multiprofissionais voltadas, preferencialmente, ao atendimento global da criança e do adolescente[1,4]. Qual o papel do endocrinologista pediátrico neste contexto? Qual sua colaboração no processo de promoção à saúde?

Há 60 anos, na Europa e nos Estados Unidos, a endocrinologia foi reconhecida como uma subespecialidade dentro da pediatria, mas no Brasil, apenas a partir de 2001 foi oficializada como área de atuação em pediatria, embora desde os anos 1970 já existissem serviços de endocrinologia pediátrica em diferentes regiões do país. Sua criação surgiu da necessidade de melhorar a atenção à criança com doenças endócrinas e com distúrbios do crescimento. Essa foi uma transição muito importante em diversos aspectos. Deixou-se de lado a ideia de que crianças são apenas adultos pequenos, passou a ser dada atenção às reais necessidades das crianças, que necessitam ser avaliadas globalmente e por profissionais com treinamento específico na área pediátrica e a conscientização de que, embora atendendo a uma série de doenças com menor prevalência, a endocrinologia reúne a interface de muitas outras áreas, dentre as quais imunologia, genética, nutrição, gastroenterologia e nefrologia, sem ainda considerar o impacto de muitas doenças endócrinas sob o aspecto emocional e do desenvolvimento[7].

Atualmente, todos os grandes centros do país têm endocrinologistas pediátricos, titulados, com formação adequada, atuando em clínicas privadas ou em centros universitários, responsáveis por residência médica em endocrinologia pediátrica, e atuantes na formação de outros profissionais, no ensino e na pesquisa.

Determinar a frequência de uma condição, para que seja priorizada uma conduta, depende de uma avaliação estatística específica para cada população. No entanto, esses dados são limitados e muitas vezes ausentes ou baseados em relatos de literatura de outros países. Por exemplo, enquanto o diabete melito tipo 1 é frequente em populações do oeste europeu e nos países escandinavos, parece ser raro na China. Em outras regiões, essa prevalência não está determinada de forma adequada ou pode ser subestimada pela falta de treinamento no reconhecimento da doença. Da mesma forma, outro exemplo importante são as anomalias da diferenciação sexual, um grupo de condições com grande repercussão, causando alterações físicas e psicossociais, afetando de forma marcante os indivíduos e suas famílias, cujos casos são pouco relatados ou diagnosticados. Entre as possíveis razões para esse fato está a necessidade de manter segredo, fatores socioculturais, pouco acesso ao atendimento especializado e às ferramentas diagnósticas que limitam o real conhecimento da prevalência desses problemas, que, com frequência, são diagnosticados tardiamente. Não é mais aceitável que pacientes com hiperplasia adrenal congênita, portando a forma perdedora de sal, morram por falta do teste de triagem neonatal e/ou falta de assistência adequada, ou que estas crianças sejam registradas sem o diagnóstico apropriado. Não é admissível, tampouco, que pacientes morram por cetoacidose diabética, por falta do diagnóstico e tratamento adequados. Também é necessário considerar a importância do tratamento do diabete melito, cujas complicações esperadas podem ser adiadas se houver os mínimos cuidados necessários[7-10].

A baixa prevalência das doenças endócrinas na infância criou, de certa forma, um mito e uma visão distorcida da especialidade, considerada por muitos como tendo objetivos estéticos, por trabalhar com baixa estatura e obesidade. No entanto, aqueles que têm essa visão, não consideram que, muitas vezes, o crescimento ou a baixa estatura refletem a condição de saúde da criança e não podem ser negligenciados, sendo importantes ferramentas de avaliação clínica.

A deficiência de hormônio de crescimento, embora corresponda a 3% das causas de baixa estatura, tem um impacto importante e compromete muito a criança sob o aspecto físico e emocional e pode ser adequadamente tratada. Para ter certeza de que a baixa estatura é familiar, ou idiopática, é preciso saber como diagnosticar a deficiência, o que pode representar um grande desafio. Em relação à obesidade, é importante comentar que, muitas vezes, estão negligenciados diagnósticos importantes não só do ponto de vista físico, como emocional, sendo que a infância é uma das áreas em que se pode, de fato, educar e atuar preventivamente na promoção de saúde[7].

Se considerarmos apenas a prevalência das doenças endócrinas, certamente a área de atuação da especialidade estaria restrita, mas quando evidenciamos o impacto das doenças endócrinas sobre os indivíduos e suas famílias (por exemplo, na intersexualidade), necessidades individuais muito específicas (no diabete melito tipo 1 e na hiperplasia adrenal congênita), as repercussões (por exemplo, no câncer), a dificuldade diagnóstica de muitas doenças e a importância e responsabilidade em relação ao aconselhamento genético, entendemos o quanto é importante a presença do endocrinologista[7-10].

Desidratação e vômito por doenças infecciosas, pouco ganho de peso por desnutrição, retardo mental por asfixia neonatal são causas comuns de morte e morbidade em países pobres. Contudo, essas apresentações clínicas também são indicações de sintomas de diabete melito, insuficiência adrenal ou hipotireoidismo congênito, que podem ficar sem diagnóstico pela falta de profissionais adequadamente treinados. A formação médica também significa a escolha adequada das ferramentas diagnósticas, dos testes laboratoriais apropriados e a melhor conduta, de acordo com os recursos disponíveis[8-11].

A abrangência da endocrinologia pediátrica é ampla, atingindo desde diabete melito, metabolismo do cálcio e fósforo, distúrbios do crescimento e puberdade, doenças da tireoide, doenças da adrenal, diferenciação sexual, obesidade e suas complicações, além de auxiliar na avaliação das endocrinopatias frequentemente presentes nas doenças crônicas. Fica evidente que a participação do endocrinologista na promoção de saúde não se restringe apenas ao diagnóstico das patologias do sistema endócrino. É fundamental a colaboração com as outras áreas médicas e, especialmente, com o pediatra, a fim de permitir a visão global da criança e maior acurácia no diagnóstico de patologias complexas, sobretudo na área de ensino e treinamento dos pediatras e de outros profissionais com interesse na área[7-11].

Com o progresso da investigação científica, o diagnóstico e o tratamento das doenças endócrinas evoluiu de forma marcante. No entanto, ainda existem muitas diferenças nos padrões de atendimentos, disponíveis para crianças, entre centros especializados e em algumas regiões de países em desenvolvimento. No Brasil, vivemos esse contraste. Por exemplo, a falta de insulinas apropriadas para tratamento dos diabéticos, regiões com incapacidade para realizar o teste de triagem neonatal ou realizar uma busca ativa apropriada, falta de medicamentos para tratamento da hipoglicemia neonatal, falta de medicamentos para tratamento da hiperplasia adrenal congênita, aumento da prevalência de raquitismo, entre outros, são inadmissíveis, da mesma forma que profissionais trabalhando em áreas para as quais não foram adequadamente treinados[8-11]. Existem grandes dificuldades para a resolução desses problemas, mas com o objetivo de colaborar, mesmo que de forma indireta, com a melhora do atendimento em endocrinologia pediátrica ao redor do mundo e, em especial, nos países em desenvolvimento, todas as sociedades de endocrinologia pediátrica, dentre as quais as sociedades europeia (ESPE), americana (PES), japonesa (JSPE), asiática (APPES), australiana (APEG) e latino-americana (SLEP), reunidas em Lyon (França) em 2005, contribuíram com algumas sugestões, muitas das quais dependem de políticas públicas e de promoção de conscientização e qualidade de vida, ainda distantes da atuação do endocrinologista[12]. No entanto, questões como prevenção de doenças, como o diagnóstico precoce do hipotireoidismo congênito[11], da hiperplasia adrenal congênita[10], bem como a melhoria da atenção aos distúrbios de crescimento, às crianças nascidas pequenas para a idade gestacional[5], aos distúrbios puberais, à obesidade e suas comorbidades[6], às carências nutricionais, e também a exigência da realização dos exames laboratoriais apropriados, assim como dos medicamentos necessários para tratar todas as crianças que os necessitam, acompanhamento psicológico, e a criação de centros de orientação para atender a distância àqueles médicos não especialistas que tenham a necessidade de discutir casos duvidosos, todas essas questões devem ser a luta de todos os endocrinologistas pediátricos para garantir que todas as crianças tenham acesso a diagnóstico e tratamento apropriados de todas as doenças endócrinas[7,8].

REFERÊNCIAS

1. Brasil. Agência Nacional de Saúde Suplementar (ANS). Cartilha para a Modelagem de Programas para a Promoção da Saúde e Prevenção de Riscos e Doenças. Rio de Janeiro: ANS; 2011. 80p. [citado em 8 Set 2015]. Disponível em: <http://www.ans.gov.br/images/stories/Materiais_para_pesquisa/Materiais_por_assunto/cartilha_promoprev_web.pdf>.
2. Carta de Ottawa. Primeira Conferência Internacional sobre Promoção da Saúde. Ottawa, Novembro de 1986. [citado em 8 Set 2015]. Disponível em: <http://bvsms.saude.gov.br/bvs/publicacoes/carta_ottawa.pdf>.
3. Brasil. Ministério da Saúde (MS). Fundação Nacional de Saúde (FUNASA). Informe epidemiológico do SUS, julho/setembro 1999;8(3). Brasília: MS, FUNASA; 1999. [citado em 8 Set 2015]. Disponível em: <http://bvsms.saude.gov.br/bvs/periodicos/informe_epi_sus_v08_n3.pdf>.
4. Brasil. Ministério da Saúde (MS). Sistema Único de Saúde (SUS). Saúde da Criança – Materiais Informativos. Desenvolver o País é investir hoje no amanhã das crianças brasileiras. Brasília: MS, SUS; s/d. [citado em 8 Set 2015]. Disponível em: <http://bvsms.saude.gov.br/bvs/publicacoes/saude_crianca_materiais_infomativos.pdf>.
5. Barker DJ. Fetal origins of coronary heart disease. BMJ 1995;311:171-4.
6. Sociedade Brasileira de Pediatria (SBP). Obesidade na infância e adolescência: Manual de orientação. Departamento Científico de Nutrologia – Sociedade Brasileira de Pediatria. 2. ed. revisada e ampliada. São Paulo: SBP; 2012. 142p. [citado em 8 Set 2015]. Disponível em: <http://www.sbp.com.br/pdfs/14297c1-Man_Nutrologia_COMPLETO.pdf>.
7. Spinola-Castro AM, Siviero-Miachon AA, Tosta-Hernandez PD. Sistema Endócrino. In: Puccini RF, Hilário MOE, organizadores. Semiologia da criança e do adolescente. Rio de Janeiro: Guanabara Koogan; 2008. p.197-211.
8. Zacharin M, Chanoine JP, Cassorla F, Brink S, Hanas R, Fideleff HL et al. 70 Global Pediatric Endocrinology and Diabetes Active Members. Promoting excellence in the care of pediatric endocrine diseases in the developing world. Pediatrics 2013;131:e573-8.
9. Sociedade Brasileira de Diabetes (SBD). Diretrizes da Sociedade Brasileira de Diabetes 2014-2015. São Paulo: AC Farmacêutica; 2015. [citado em 8 Set 2015]. Disponível em: <http://www.diabetes.org.br/images/2015/area-restrita/diretrizes-sbd-2015.pdf>.
10. Brasil. Ministério da Saúde (MS). Programa Nacional de Triagem Neonatal (PNTN). Fase IV do Protocolo para triagem neonatal. Protocolo Clínico e Diretrizes Terapêuticas Hiperplasia Adrenal Congênita. Recomendações do Grupo de Assessoramento Técnico do Programa de Triagem Neonatal (PNTN) – GAT. São Paulo: PNTN; 2012. [citado em 8 Set 2015]. Disponível em: <http://www.apaesp.org.br/Noticias/Documents/FASE%20IV%20-%20PROTOCOLO%20DA%20TRIAGEM%20NEONATAL%2004112013.pdf>.
11. Maciel LM, Kimura ET, Nogueira CR, Mazeto GM, Magalhães PK, Nascimento ML et al.; Brazilian Society of Endocrinology and Metabolism. Congenital hypothyroidism: recommendations of the Thyroid Department of the Brazilian Society of Endocrinology and Metabolism. Arq Bras Endocrinol Metabol 2013;57:184-92.
12. Savage MO, Cassorla FG, Gluckman PD, Grueters-Kieslich A, Raghupathy P, Silink M et al.; International Societies for Paediatric Endocrinology. Global inequalities in paediatric endocrine practice: statement of minimal acceptable care. Statement from the international societies for paediatric endocrinology. Horm Res 2006;65:111-3.

SEÇÃO 2

Quando o Pediatra Deve Encaminhar? Nos Distúrbios do Crescimento Pós-natal

CAPÍTULO 2

Crescimento deficiente

Hilton Kuperman

O QUE É CRESCIMENTO DEFICIENTE?

Crescimento deficiente é uma condição patológica em que há uma diminuição da velocidade de crescimento ao longo do tempo.

O QUE É BAIXA ESTATURA?

Baixa estatura é definida como uma situação de dois desvios-padrão abaixo da média ou abaixo do menor percentil do gráfico de referência. A análise da curva de crescimento pode distinguir uma variante normal de baixa estatura de um crescimento deficiente.

COMO AVALIAR ESTE CRESCIMENTO DEFICIENTE?

É importante avaliar o crescimento da criança desde o seu nascimento até o final da adolescência.

Esta avaliação geralmente é feita usando-se curva de referências de crescimento. Atualmente estão sendo adotadas as curvas da Organização Mundial da Saúde. A curva foi desenvolvida a partir de um estudo multicêntrico, com cerca de 8.500 crianças, iniciado em 1977 e envolvendo seis países: Brasil, Estados Unidos, Canadá, Omã, Noruega e Índia[1]. A proposta dessa curva é de ser um padrão de crescimento de como as crianças deveriam crescer, partindo da premissa de que crianças nascidas em diferentes regiões do mundo, a partir de ótimas condições no início da vida, incluindo gestação, teriam o mesmo potencial de crescimento e desenvolvimento[2]. As curvas estão disponíveis em: *www.who.int/growthref*.

QUAL A IMPORTÂNCIA DA VELOCIDADE DE CRESCIMENTO NA AVALIAÇÃO DO CRESCIMENTO DEFICIENTE?

A velocidade de crescimento é um instrumento usado para detectar até precocemente alguma alteração na estatura (ou crescimento) do paciente.

É importante fazer as medidas sequenciais de peso e estatura e colocá-las no gráfico de crescimento. Essas informações permitem verificar quando ocorreu a desaceleração do crescimento. Para isso, utiliza-se como instrumento a curva de Crescimento de Tanner-Whitehouse (Figura 2.1)[3].

A velocidade de crescimento varia conforme a idade cronológica, como pode ser observado na Tabela 2.1 a seguir[4].

Deve-se ressaltar que as velocidades de crescimentos anteriores – através dos dados de peso e estatura pregresso – permitem detectar precocemente o momento da desaceleração do crescimento e verificar suas possíveis causas[5].

Tabela 2.1. Velocidade de crescimento conforme período etário

Período	Velocidade de crescimento (cm/ano)
Intrauterino	66
Primeiro ano	15
Segundo ano	10
Pré-puberal	5-7
Puberal: Masculino Feminino	10-12 8-10

Fonte: Coutinho MFG e Freitas ICF, 2010[4].

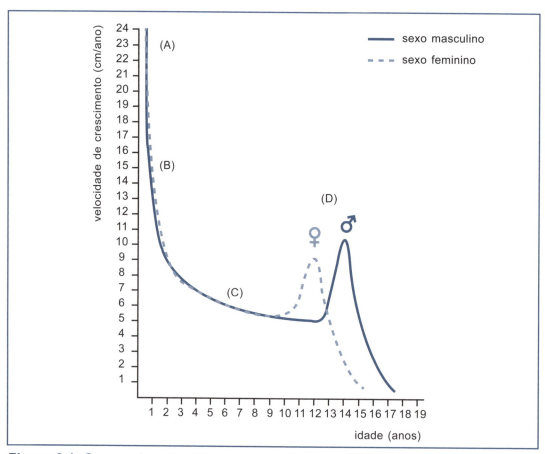

Figura 2.1. Curvas de velocidade de crescimento.
Fonte: adaptada de Saito MI et al., 2014[3].

A ALTURA-ALVO: QUAL A SUA IMPORTÂNCIA?

A altura-alvo, em inglês *target height* (TH), depende de uma herança poligênica, porém, correlaciona-se com a estatura dos pais. É calculada de forma rápida levando em conta a estatura do pai e da mãe. Ela é feita com base na fórmula a seguir, levando em conta o sexo da criança:

TH meninos:
$$\frac{\text{estatura do pai} + (\text{estatura da mãe} + 13)}{2}$$

TH meninas:
$$\frac{\text{estatura da mãe} + (\text{estatura do pai} - 13)}{2}$$

Após o cálculo, acrescenta-se e subtrai-se aproximadamente 7,5 cm no valor obtido, e se a criança cresce dentro desta faixa, ela encontra-se dentro de seu alvo familiar. Quando uma criança se afasta do seu alvo (padrão familiar), é preciso considerar a possibilidade da presença de agravos[6]. Cabe lembrar que esses métodos são semiquantitativos e servem para ajudar, não sendo determinantes no diagnóstico das causas de crescimento deficiente[7,8].

QUAL A CLASSIFICAÇÃO DA BAIXA ESTATURA?

A baixa estatura pode ser classificada em pré-natal, pós-natal e com variantes normais[9].

Quais as variantes normais de baixa estatura?

Baixa estatura familiar

A baixa estatura familiar ou genética é mais frequentemente uma variante normal, na qual as crianças atingem a altura-alvo familiar. Essas pessoas geralmente têm velocidade de crescimento abaixo do normal ao longo da vida (Figura 2.2).

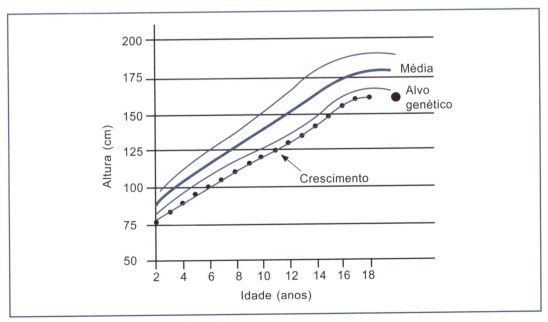

Figura 2.2. Baixa estatura familiar.
Fonte: adaptada de Hoineff C e Collet-Solberg PF, 2010[9].

Retardo constitucional do crescimento e puberdade

As crianças com retardo constitucional do crescimento e puberdade (RCCP, às vezes chamado de baixa estatura constitucional para crianças pré-púberes) apresentam baixa estatura na infância, mas atingem altura final dentro do normal. As crianças com RCCP nascem geralmente com tamanho normal. No entanto, um deslocamento para baixo na taxa de crescimento começa em 3 a 6 meses de idade, paralelo ao observado na maioria das crianças que crescem normalmente nesse grupo etário, mas tende a ser mais grave e prolongado. Por 3 ou 4 anos, as crianças com RCCP geralmente estão crescendo a uma taxa abaixo do normal (por exemplo, cerca de 4 a 5 cm/ano em meninas pré-adolescentes; e 3,5 a 4,5 cm/ano em meninos pré-adolescentes). O resultado é uma curva de crescimento que continua a ser inferior, mas paralela ao terceiro percentil para a altura. Além de uma taxa de crescimento baixa nos pré-adolescentes, eles tendem a ter atraso no desenvolvimento puberal, havendo recuperação do crescimento durante a puberdade (Figura 2.3)[10].

Baixa estatura idiopática[11]

Uma definição prática de baixa estatura idiopática (ISS) é uma altura inferior a dois desvios-padrão (DP) da média para a idade, na ausência de qualquer alteração endócrina, metabólica, ou outro diagnóstico. Essas crianças têm velocidade de crescimento normal (muitas vezes no limite inferior) e nenhuma evidência bioquímica ou qualquer outra para uma condição de retardamento de crescimento específico, incluindo testes de estimulação hormonal. A previsão de estatura final está abaixo do alvo familiar.

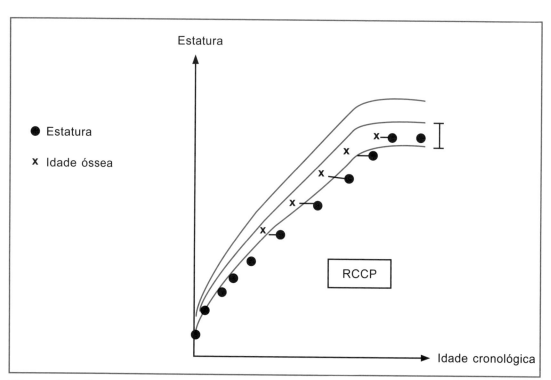

Figura 2.3. Curva do retardo constitucional do crescimento e da puberdade.
RCCP: Retardo constitucional do crescimento e da puberdade.
Fonte: adaptada de Longui CA, 1998[10].

Quais as causas pré-natais da baixa estatura?

As causas pré-natais incluem aquelas que levam ao retardo de crescimento intrauterino (RCIU), como síndromes dismórficas, como síndrome de Silver-Russel, síndrome de Noonan, síndrome de Prader-Willi e as cromossomopatias, como síndrome de Turner, síndrome de Down entre outras[12].

Síndrome de Turner

A síndrome de Turner é uma consideração importante em meninas com baixa estatura. O cariótipo mais comum é o 45X, embora possa haver outras alterações no cariótipo como 45X/46XX. Por isso a necessidade da coleta do cariótipo em todas as meninas que apresentam baixa estatura. O desenvolvimento puberal está ausente ou atrasado e pode ter um quadrado no peito "escavado", pescoço alado, cúbito valgo, geno valgo, quarto metacarpo encurtado, alterações cardiovasculares, renais e deformidade de Madelung no antebraço, também conhecida como "pulso em baioneta". Estas alterações também estão associadas em crianças com mutações do gene *SHOX*[13].

Síndrome de Prader-Willi

A síndrome de Prader-Willi (PWS) é a forma sindrômica mais comum de obesidade. Obesidade e hiperfagia geralmente se desenvolvem durante a infância e pode ser grave. Outras características clínicas comuns são: hipotonia e problemas de alimentação durante a infância, baixa estatura com atraso no crescimento e desenvolvimento e hipogonadismo[14].

Síndrome de Noonan

A síndrome de Noonan, apresenta características semelhantes à síndrome de Turner, porém, pode acometer meninos e meninas. É uma doença autossômica dominante relativamente comum, causada, na maioria das vezes, por mutação no gene *PTP11*. A síndrome de Noonan é caracterizada por dismorfismo facial (hipertelorismo, inclinação dos olho para baixo, e implantação baixa das orelhas), baixa estatura proporcional, doenças cardíacas, estenose pulmonar e, na maioria das vezes, cardiomiopatia hipertrófica[15].

Quais as causas pós-natais de deficientes pós-natais patológicos?

As causas pós-natais se devem a doenças sistêmicas que levam a efeitos secundários no crescimento. Entre elas citamos as causas a seguir.

Desnutrição

Nutrição insuficiente tende a resultar em baixa estatura com um padrão retardado de crescimento.

Doença gastrointestinal

As crianças com deficiências de crescimento resultantes de doença gastrointestinal tendem a ter um déficit maior de peso do que de altura (ou seja, eles estão abaixo do peso para a altura). Geralmente o processo inflamatório aliado à baixa ingestão alimentar pode ser responsável pela diminuição no crescimento destas crianças. As doenças mais causadoras são doença de Crohn – na qual 50% destas crianças têm uma diminuição da velocidade de crescimento antes dos sintomas gastrointestinais – e a doença celíaca – na qual a diminuição da velocidade do crescimento também pode preceder o quadro clínico característico.

Doença reumatológica

Doenças reumatológicas na infância, artrite idiopática juvenil (AIJ), especialmente a sistêmica, são frequentemente associadas com retardo de crescimento. Isso pode ser uma consequência das citocinas pró-inflamatórias associadas com a atividade da doença e também é causada por glucocorticoides em altas doses, que são frequentemente utilizados para o tratamento.

Doença renal

A deficiência no crescimento é vista em pelo menos um terço das crianças com doença renal crônica. As principais causas do déficit de crescimento em crianças com doença renal crônica são distúrbios do metabolismo do hormônio de crescimento e têm como principal mediador o fator-1 de crescimento semelhante à insulina (IGF-1). Outros fatores podem incluir acidose metabólica, uremia, malnutrição secundária a restrições alimentares, anemia, desequilíbrio de cálcio e fósforo, osteodistrofia renal, ou uso de altas doses de glicocorticoides – se usado para o tratamento.

A acidose metabólica, por si só, pode também prejudicar o crescimento, como ocorre em crianças com acidose tubular renal.

Neoplasias

Antes do diagnóstico, crianças com câncer podem crescer pouco por causa da má ingestão de alimentos, náuseas, vômitos e aumento do consumo de calorias. Após o diagnóstico, a anorexia, náuseas e vômitos induzidos pela quimioterapia e radioterapia também podem contribuir para o comprometimento do crescimento. Esses efeitos muitas vezes desaparecem dentro de 1 a 2 anos de início do tratamento. Em decorrência da radioterapia, principalmente craniana, por possíveis danos na região hipotálamo-hipofisária, resultam em deficiências do GH, TSH e gonadotrofinas, com alteração no crescimento e prejuízo na altura final, ainda assim, algumas dessas crianças recuperam o crescimento. Em crianças mais jovens, especialmente as meninas, a radioterapia craniana pode causar puberdade precoce, também resultando em prejuízo na estatura final. A irradiação da coluna vertebral pode acarretar crescimento lento da coluna, com relativa preservação do crescimento normal do membro.

Fibrose cística

A fibrose cística é tanto uma doença pulmonar como gastrointestinal. Deficiências do crescimento nesta doença podem ser causadas por múltiplos mecanismos, incluindo a má ingestão de alimentos, má digestão ou má absorção, infecção crônica e aumento das necessidades de energia (trabalho respiratório).

Doenças respiratórias

A asma tem sido associada a uma desaceleração da velocidade de crescimento, o que é mais pronunciado com doença grave. Deficiências do crescimento em crianças com asma ocorre em consequência do tratamento com glicocorticoides.

Doenças cardíacas

O atraso do crescimento é comum em crianças com doença cardíaca grave de qualquer causa. Os principais fatores patogênicos são pensados para ser anorexia e aumento das necessidades energéticas basais. Eventualmente, a insuficiência de crescimento é a característica de apresentação da doença cardíaca.

Deficiências imunológicas

Podem também apresentar-se com sintomas pulmonares e/ou falha de crescimento.

Doenças imunológicas

O vírus da imunodeficiência humana (HIV) é associado com falha do crescimento. Mecanismos incluem anorexia, má absorção, diarreia, infecções severas, e a falha de um ou mais sistemas de órgãos. As deficiências do crescimento também podem ocorrer com outras deficiências imunológicas, tais como imunodeficiência comum variável ou síndrome de imunodeficiência combinada grave. Tal como acontece com a infecção pelo HIV, vários fatores são envolvidos.

Doenças metabólicas

O atraso do crescimento é comum em crianças e adolescentes com muitos dos distúrbios inatos do metabolismo. Entre as doenças metabólicas adquiridas, a mais comum é o diabete melito tipo 1 mal controlado.

Algumas formas de raquitismos hipofosfatêmicos podem levar ao desenvolvimento anormal das epífises ósseas, com encurvamento dos ossos dos membros inferiores.

Terapia de glicocorticoides

Os glicocorticoides são utilizados para o tratamento de uma variedade de doenças, que têm em comum a falha de crescimento em crianças. O fracasso de crescimento pode desenvolver com ou sem outros sintomas de excesso de glicocorticoides. Eles podem suprimir o crescimento através de vários mecanismos diferentes, incluindo interferências com secreção endógena de hormônio de crescimento e sua ação na formação óssea, e formação do colágeno. Os efeitos do crescimento de glicocorticoides estão relacionados com o tipo, a dose e a duração da exposição.

Causas endócrinas do crescimento deficiente

Doenças endócrinas primárias com efeitos sobre o crescimento são incomuns, mas são importantes para identificar, porque elas podem ser tratadas.

As causas endócrinas correspondem entre 5 e 10% dos casos de baixa estatura.

Síndrome de Cushing

É causada por excesso de glicocorticoides e caracteriza-se pela combinação de ganho de peso e atraso de crescimento, resultando em excessiva desproporção de peso em relação à altura. A maior causa se deve à administração de glicocorticoides exógenos. As causas endógenas mais comuns são tumores adrenais produtores de cortisol ou tumores hipofisários produtores de ACTH. O quadro clínico, além da diminuição da velocidade de crescimento e atraso da idade óssea, inclui obesidade central, estrias abdominais, hirsutismo e acne.

Hipotireoidismo

O atraso do crescimento é uma consequência bem reconhecida de hipotireoidismo durante a infância. A idade óssea é geralmente atrasada. Muitas crianças com hipotireoidismo podem ter uma recuperação do crescimento, desde que diagnóstico e tratamento sejam precocemente instituídos.

Deficiência de hormônio de crescimento

A deficiência de hormônio de crescimento (GH) pode ser idiopática, e geralmente resulta do hormônio liberador do crescimento (GHRH). Ela também pode ser causada por tumores hipofisários (por exemplo, craniofaringioma) que destroem a própria glândula pituitária, caso em que pode haver várias deficiências hormonais produzidas pela hipófise anterior.

Crianças com deficiência de GH podem ter uma boa recuperação do crescimento com terapia de reposição hormonal com hormônio de crescimento sintético.

Em caso de presença de micropênis nos meninos, uma das causas é a deficiência do hormônio de crescimento que aparece no período neonatal ou nos primeiros meses de vida. Esses pacientes também podem apresentar icterícia prolongada, hepatomegalia e hipoglicemia.

Puberdade precoce

Várias condições estão associadas com aumento da secreção de esteroides sexuais (estradiol em meninas e testosterona em meninos), que têm duas consequências. Uma delas é a precocidade sexual. A outra é o acelerado desenvolvimento epifisário com aumento da velocidade de crescimento e avanço da idade óssea. Como resultado, a idade altura é avançada em comparação com a idade cronológica. Se o crescimento não for interrompido, haverá prejuízo na altura final devido ao fechamento precoce das epífises[16-27].

COMO INICIAR A AVALIAÇÃO CLÍNICA DO CRESCIMENTO DEFICIENTE?

A anamnese é uma das partes fundamentais na avaliação da baixa estatura. Ela deve ser minuciosa e detalhada.

É importante identificar a partir de quando houve alteração no crescimento. Muitas vezes nos deparamos com a situação que não temos dados anteriores do crescimento, porém, no período pré-escolar e escolar começam comparações com seus pares de mesma idade. Muitas vezes há uma expectativa familiar maior do que esperado, levando em conta a altura familiar.

Recomenda-se perguntar:
1. **Dados de gestação:** tempo e evolução da gestação (pesquisar infecções durante a gravidez, consumo de álcool, cigarros e outras drogas, bem como ganho de peso, hipertensão, toxemia e hemorragia durante a gravidez[21]), tipo de parto, idade materna ao nascimento do recém-nascido, intercorrências neonatais, resultado do exame de triagem neonatal (quando possível).
2. **Evolução do crescimento:** peso e altura anteriores.
3. **Desenvolvimento neuropsicomotor (DNPM):** o crescimento deficiente pode ou não evoluir com atraso do DNPM, com ênfase na deficiência mental, presente nas doenças genéticas, no hipotireoidismo congênito e nas doenças do sistema nervoso central.
4. **Antecedentes individuais:** verificar a presença de doenças crônicas anteriores que possam levar a alteração do crescimento – respiratórias, alérgicas, imunes, cardíacas, pulmonares, renais, digestivas, reumáticas. Uso de medicamentos crônicos, como os corticosteroides.
5. **Antecedentes alimentares:** tempo de amamentação, histórico de alergias alimentares, alimentação atual e pregressa, com o objetivo de verificar a presença de alterações nutricionais que possam influir no crescimento.
6. **Antecedentes familiares:** estatura dos pais, início da puberdade dos pais (idade da menarca da mãe e quando o pai entrou em estirão com desenvolvimento dos caracteres sexuais – quando possível). Com relação aos irmãos – se púberes, quando entraram em puberdade e se há presença de doenças crônicas ou genéticas.

COMO O EXAME FÍSICO PODE AUXILIAR NA AVALIAÇÃO DA BAIXA ESTATURA?

O exame físico completo tem como objetivo avaliar as condições gerais da saúde da criança e identificar sinais que possam indicar alguma doença sistêmica que poderia ser responsável pela alteração do crescimento[5].

A exemplo da anamnese, alguns aspectos são peculiares:
- **Inspeção geral da criança:** interesse especial para as alterações da forma do corpo como um todo e para o exame da fisionomia da criança. Deve-se procurar os sinais

das três mais frequentes distrofias por carência que podem acometer o crescimento (desnutrição, raquitismo e anemia)[9].
- **Avaliação do desenvolvimento pubertário:** no sexo masculino engloba o exame de genitais, pelos pubianos, axilares e faciais; volume testicular e timbre da voz; no sexo feminino, mamas, pelos pubianos e axilares[9]. O exame dos genitais é indispensável, pois sabe-se que quanto mais tarde o aparecimento da puberdade, maiores as oportunidades de estatura final normal, assim, a idade genital atrasada melhora o prognóstico de crianças portadoras de crescimento deficiente, porém capazes de usufruir do estirão da puberdade[5].

Para auxílio da avaliação do desenvolvimento pubertário é recomendável o uso do sistema de classificação de estádio pubertário de Tanner (ver Capítulo 12).

Antropometria

As medidas mais utilizadas para avaliação do crescimento são: peso, comprimento ou altura, perímetros cefálico e torácico. As proporções corporais também são avaliadas por meio de medida de segmentos e suas relações: envergadura, segmento superior e inferior, bem como por meio de distância entre regiões semelhantes como intercantal e intermamilar. A precisão das medidas é um componente-chave da avaliação do crescimento[2,5,6].

Proporções corpóreas

As proporções corporais seguem uma sequência previsível de mudanças durante o crescimento. A cabeça e o tronco são proporcionalmente grandes ao nascer, e essa proporção vai se reduzindo com o alongamento progressivo dos membros, particularmente durante a puberdade[11]. A proporção entre o segmento superior (SS – diferença entre estatura e o segmento inferior) e o segmento inferior (SI – medida desde a sínfise púbica até o chão) é uma característica marcante do desenvolvimento infantil.

A Tabela 2.2 mostra a relação SS/SI nas várias idades[28].

A Tabela 2.3 apresenta as alterações esqueléticas decorrentes das modificações nas relações SS/SI.

Tabela 2.2. Relação SS/SI nas várias faixas etárias

Idade	Relação SS/SI
Nascimento	1,7
~ 3 anos	1,3
8-10 anos	1
Puberdade	0,7

Fonte: Needlman RD, 2000[28].

Tabela 2.3. Classificação de alteração da relação SS/SI

Relação SS/SI	Alteração
Normal	Sem doença esquelética
Anormal	Provável doença esquelética
Diminuída	Encurtamento da coluna
Aumentada	Micromelia – encurtamento dos membros inferiores Rizomélica – comprometimento das raízes dos membros

Fonte: adaptada de Travassos ACC e Sucupira ACSL, 2010[6].

QUAIS EXAMES LABORATORIAIS PODEM AUXILIAR NA AVALIAÇÃO DO CRESCIMENTO DEFICIENTE?

Crianças que crescem com velocidade de crescimento adequada e com baixa estatura familiar geralmente dispensam exames, porém, além dos dados anteriores, recomenda-se a realização dos seguintes exames que podem complementar a investigação clínica[2,5,6,9]:

- **Hemograma:** avaliação de doença hematológica.
- **Ferro, transferrina, eletroforese de proteínas:** avaliação do estado nutricional.
- **Sódio, potássio, ureia, creatinina, gasometria:** pesquisa de alterações renais e acidose tubular renal.
- **Cálcio, fósforo, fosfatase alcalina, vitamina D:** pesquisa de raquitismo carencial e familiar.
- **TGO (AST), TGP (ALT), Gama GT:** avaliação hepática.
- **Anticorpo antiendomísio e anti-transglutaminase (IgA):** avaliação da doença celíaca.
- **Cariótipo com banda G:** principalmente em meninas com baixa estatura. Recomenda-se a contagem de pelo menos 30 células, pois, além do cariótipo padrão 45X, 10% das pacientes com síndrome de Turner apresentam mosaico, por exemplo, 45X/46XX, e este de número de células contadas reduz a possibilidade de não se identificar paciente com mosaico (TS).
- **T3, T4 livre, TSH:** diagnóstico do hipotireoidismo.
- **IGF-1, IGFBP-3:** triagem para avaliação de pacientes com provável deficiência de GH. O IGF-1 pode estar diminuído na desnutrição. A dosagem de IGFBP-3 é mais específica que a dosagem do IGF-1 na avaliação da deficiência de GH (DGH). A dosagem isolada do GH não é recomendada no diagnóstico da DGH, pois sua secreção é variável, tendo picos de secreção maiores à noite. A confirmação da DGH é realizada através de testes de estimulação hormonal, cuja indicação é feita após avaliação com especialista.
- **Exames de imagem:**
  - **Idade óssea:** a idade óssea é calculada através da radiografia da mão e punho esquerdo utilizando como referência o Atlas de Greulich Pyle. É um método simples que serve de triagem[6]. A idade óssea serve para avaliação do crescimento normal e também para o diagnóstico e seguimento de doenças que interferem no crescimento, e geralmente está atrasada. Em lactentes, considera-se normal um desvio em relação à média de seis meses e, para crianças maiores, de até 12 meses[29]. É importante lembrar que, na baixa estatura familiar, a idade óssea é igual à cronológica, e no atraso constitucional do crescimento e da puberdade, a idade óssea está atrasada em relação à cronológica[1].
  - **Tomografia e ressonância magnética de crânio:** serve para diagnóstico de tumores cranianos que podem afetar o crescimento.
  - **Raio X de esqueleto e tórax:** quando o quadro clínico e a suspeita diagnóstica assim o exigir.

QUAL O TRATAMENTO PARA A BAIXA ESTATURA?

De modo geral, o tratamento vai depender da causa.

Nos casos de hipotireoidismo, reposição hormonal com L-Tiroxina.

Em situação de puberdade precoce central, indica-se o uso do análogo do LHRH.

Quando possível, procura-se fazer retirada do uso de glucocorticoides assim que as condições clínicas permitirem.

A reposição hormonal com hormônio de crescimento está indicada em crianças, nas seguintes indicações[30]:
- deficiência de GH;
- insuficiência renal crônica;
- síndrome de Turner;
- deficiência do gene *SHOX*;
- pequenos para a idade gestacional;
- baixa estatura idiopática;
- síndrome de Noonan.

Cabe ressaltar que o uso do GH é aprovado até o momento para tratamento da baixa estatura idiopática pelo FDA (agência americana de regulação de drogas e alimentos), porém ainda não é liberada pela sua equivalente europeia (EMA).

É importante salientar que o mais importante é fazer o acompanhamento do crescimento da criança desde o nascimento até o fim da adolescência, e que, se houver qualquer alteração, começar a investigar e encaminhar quando necessário.

CASO CLÍNICO

Paciente do sexo masculino, comparece em consulta com a idade de 6 anos e 3 meses com a seguinte queixa: "ele vinha bem, mas na época da pré-escola, frequentando o jardim, achávamos que ele era um dos mais baixos da classe, mas ele era muito bem aceito, era simpático. Mas agora chamou a atenção, pois notamos que ele é agora o mais baixo da sala e fica em primeiro lugar na fila".

Ao examinar os arquivos, observou-se que ele foi seu paciente com visitas regulares até os três anos de idade, deixou de frequentar as visitas regulares pois "ele estava bem".

Comentário

Esta é situação razoavelmente frequente na prática pediátrica em que muitas vezes o paciente deixa de fazer as consultas regulares ao pediatra. Isto pode comprometer a sua análise em relação à velocidade de crescimento, que ajudaria no raciocínio diagnóstico.

Dados da ficha do paciente

- Gestação: 39 semanas, sem intercorrências;
- Peso ao nascimento: 3.300 g;
- Altura: 49,5 cm;
- Período neonatal: sem intercorrências.
- Triagem neonatal: normal;
- Exame físico ao nascimento: sem alterações.

Comentário

Estes dados já afastariam, em princípio, hipótese diagnóstica de restrição de crescimento intrauterino, e quadros sindrômicos – síndrome de Prader-Willi (nascem hipotônicos), síndrome de Noonan, entre outras.

- Antecedentes individuais: amamentação até os seis meses; introdução de alimentos sem intercorrências; desenvolvimento pondo-estatural adequado, embora entre dois anos e meio observou-se uma discreta diminuição no ganho estatural, porém nada que chamasse a atenção; desenvolvimento neuropsicomotor adequado.
- Doenças anteriores: apenas quadros respiratórios sintomáticos.
- Antecedentes familiares: pais saudáveis, não consanguíneos. Altura do pai: 175 cm; altura da mãe: 163 cm.

Dados da consulta atual

Anamnese

Conforme roteiro no capítulo, começaremos a investigação diagnóstica com:
- Doenças anteriores: nega quadros respiratórios e alérgicos (asma, rinite, sinusites, otites de repetição e pneumonias), nega alterações cardíacas (palpitação, cansaço aos esforços), nega alterações gastrointestinais (nega diarreia, obstipações, cólicas alimentares), nega alterações renais (infecções urinárias de repetição, edemas, ou diminuição das diureses), nega alterações articulares (artralgias ou edemas articulares), nega alterações de visão e/ou audição, nega cefaleias constantes, nega uso contínuo ou prolongado de medicações.

Comentário

Esses dados permitem afastar, em princípio, doenças crônicas orgânicas como causa da baixa estatura do paciente.

- Alimentação: alimentação pregressa variada, porém, agora um pouco mais seletiva – redução de ingestão de verduras e frutas, sem eliminá-las totalmente. Ingestão de leite adequada para a idade.
- Hábitos e escolaridade: está no primeiro ano escolar com bom acompanhamento. Esportes recreativos para a idade. Sono: tranquilo, das 21h30 até 6h30, durante a semana no período escolar.
- Antecedentes familiares: complementam-se os dados anteriores, além da altura dos pais, menarca da mãe: 12 anos; puberdade do pai: iniciada entre 13 e 14 anos. Nega casos de baixa estatura entre os familiares próximos (avós e tios).

Exame físico do paciente

- Peso: 17,2 kg (p 5 z: −1,57);
- Altura: 106,5 cm (p 2 z: −2,18);
- SI: 83 cm;
- Estádio puberal: P1G1;
- PA: 90×60 mmHg;
- Índice de massa corpórea: 15,2 kg/m² (p 44 z: −0,13).

Comentário

Trata-se de um menino com baixa estatura proporcionada, sem antecedentes mórbidos importantes. Seu alvo familiar é de 175 cm e, se o menino continuar com queda no crescimento (embora não se tenham dados recentes da estatura), sua altura-alvo estará abaixo do alvo familiar.

Exames laboratoriais

Foram solicitados exames laboratoriais, embora o raciocínio diagnóstico prescinda de uma série de exames laboratoriais.

a) Hemograma, ferro sérico, cálcio, fósforo, fosfatase alcalina, vitamina D, ureia, creatinina, TGO, TGP, gama-GT, proteínas totais e frações, anticorpo antiendomísio e antitransglutaminase (com IgA), T3, T4 livre, TSH – todos os resultados foram normais.
b) Solicitado raio X de mão e punho esquerdos para avaliação da idade óssea. Resultado: idade óssea de 3 anos e 6 meses.

Comentário

Idade óssea atrasada ~ 3 anos em relação à idade cronológica (6 anos e 3 meses).

Conduta

O paciente é encaminhado ao especialista.

O especialista envia relatório informando que foi prosseguida a investigação diagnóstica com testes de estimulação hormonal para liberação de hormônio de crescimento, cujos resultados deram pico máximo de 2,1 ng/mL (abaixo do valor normalmente aceito menor que 5 ng/mL, conforme o método laboratorial utilizado). A ressonância magnética da hipófise mostrou diminuição discreta do volume da adeno-hipófise.

Comentário

Trata-se de um menino com quadro clínico de baixa estatura por deficiência de GH, tendo sido recomendado a reposição hormonal com hormônio de crescimento.

REFERÊNCIAS

1. Keane V. Avaliação de Crescimento. In: Kliegman RM et al., editores. Tratado de Pediatria. 18. ed. Rio de Janeiro: Elsevier; 2009. p.70-3.
2. Korbinger MEBA, Puccini RF, Strufaldi MWL. Crescimento. In: Sucupira ACSL et al. Pediatria em consultório. 5. ed. São Paulo: Sarvier; 2010. p.35-48.
3. Saito MI, Silva LEV, Leal MM. Adolescência: Prevenção e Risco. 3. ed. São Paulo: Atheneu; 2014. p.49.
4. Coutinho MFG, Freitas ICF. Crescimento e Puberdade. In: Lopez FA, Junior DC, organizadores. Tratado de Pediatria: Sociedade Brasileira de Pediatria. São Paulo: Manole; 2010. p.423-35.
5. Bricks LF, Leone C. Distúrbios do crescimento: baixa estatura. In: Issler H, Leone C, Marcondes E, organizadores. Pediatria na atenção primária. São Paulo: Sarvier; 1999. p.326-32.
6. Travassos ACC, Sucupira ACSL. Baixa estatura. In: Sucupira ACSL et al., editores. Pediatria em consultório. 5. ed. São Paulo: Sarvier; 2010. p.193-203.
7. Longui CA. Previsão da estatura final – acertando no "alvo"? Arq Bras Endocrinol Metab 2003;47(6).
8. Setian N, Kuperman H, Della Manna T, Damiani D, Dichtchekenian V. Análise crítica da previsão da altura final. Arq Bras Endocrinol Metab 2003; 47(6):695-700.
9. Hoineff C, Collet-Solberg PF. Crescimento normal e alterado. Lopes FA, Junior DC, organizadores. Tratado de pediatria. Sociedade Brasileira de Pediatria. São Paulo: Manole; 2010. p.768-79.
10. Longui CA. Crescimento eficiente. In: Monti O, Calliari LEP, Longui CA, editores. Endocrinologia para o pediatra. 2. ed. São Paulo: Atheneu; 1998. p.11-8.
11. Wit JM, Clayton PE, Rogol AD, Savage MO, Saenger PH, Cohen P. Idiopathic short stature: definition, epidemiology, and diagnostic evaluation. Growth Horm IGF Res 2008;18(2):89.
12. Oostdijk W, Grote FK, de Muinck Keizer-Schrama SM, Wit JM. Diagnostic approach in children with short stature. Horm Res 2009;72:206-17.
13. Saenger P, Wikland KA, Conway GS, Davenport M, Gravholt CH, Hintz R. Recommendations for the diagnosis and management of Turner syndrome. J Clin Endocrol Metab 2001;86: 3061-9.
14. Jin DK. Systematic review of the clinical and genetic aspects of Prader-Willi syndrome. Korean J Pediatr 2011;54:55-63.
15. Agarwal P, Philip R, Gutch M, Gupta KK. The other side of Turner's: Noonan's syndrome. Indian J Endocrinol Metab 2013;17:794-8.
16. Lifshitz F, Moses N. Nutritional dwarfing: growth, dieting, and fear of obesity. J Am Coll Nutr 1988;7:367.
17. Kanof ME, Lake AM, Bayless TM. Decreased height velocity in children and adolescents before the diagnosis of Crohn's disease. Gastroenterology 1988;95:1523.
18. Hernández M, Argente J, Navarro A, Caballo N, Barrios V, Hervás F et al. Growth in malnutrition related to gastrointestinal diseases: coeliac disease. Horm Res 1992;38(Suppl 1):79-84.
19. Bechtold S, Roth J. Natural history of growth and body composition in juvenile idiopathic arthritis. Horm Res 2009;72(Suppl 1):13.
20. Nandagopal R, Laverdière C, Mulrooney D. Hudson MM, Meacham L. Endocrine late effects of childhood cancer therapy: a report from the Children's Oncology Group. Horm Res 2008;69(2):65-74.
21. Clayton PE, Shalet SM, Morris-Jones PH, Price DA. Growth in children treated for acute lymphoblastic leukaemia. Lancet 1988;1:460.
22. Karlberg J, Kjellmer I, Kristiansson B. Linear growth in children with cystic fibrosis. I. Birth to 8 years of age. Acta Paediatr Scand 1991;80:508.

23. Allen DB. Growth suppression by glucocorticoid therapy. Endocrinol Metab Clin North Am 1996;25:699.
24. Rosenfeld RG, Albertsson-Wikland K, Cassorla F, Frasier SD, Hasegawa Y, Hintz RL et al. Diagnostic controversy: the diagnosis of childhood growth hormone deficiency revisited. J Clin Endocrinol Metab 1995;80:1532-40.
25. Joshi SM, Hewitt RJ, Storr HL, Rezajooi K, Ellamushi H, Grossman AB et al. Cushing's disease in children and adolescents: 20 years of experience in a single neurosurgical center. Neurosurgery 2005;57:281-5.
26. Zantleifer D, Awadalla S, Brauner R. Growth response to growth hormone during the first year as a diagnosis criterion of growth hormone deficiency. Horm Res 1993;40:123-7.
27. Kaplan SL, Grumbach MM. Clinical review 14: Pathophysiology and treatment of sexual precocity. J Clin Endocrinol Metab 1990;71:785.
28. Needlman RD. Assessment of growth. In: Behrman RE, Kliegman RM, Jenson HB, editors. Nelson Textbook of Pediatrics. Philadelphia: WB Saunders; 2000. p.57-61.
29. Silva PA. A criança com baixa estatura. In: Murahovisch J, editor. A criança com baixa estatura. São Paulo: Sarvier; 2003. p.93-100.
30. Richmond E, Rogol AD. Current indications for growth hormone therapy for children and adolescents. Endocr Dev 2010;18:92-108.

CAPÍTULO 3

Alta estatura

Alcinda Aranha Nigri

QUANDO O PEDIATRA DEVE CONSIDERAR UMA CRIANÇA COM ALTA ESTATURA?

O crescimento do ser humano é o resultado de processos complexos e multifatoriais. Fatores tais como o genético, o constitucional, o nutricional, o endocrinológico e psicossocial estão envolvidos no processo de crescimento[1,2].

A alta estatura (AE) definida pelo critério antropométrico de escore z de estatura para idade (zE/I) > 2[1]. Apesar de ser uma queixa principal pouco frequente nos ambulatórios de endocrinologia pediátrica – 0,8% na casuística de Alves e Lima[3] – é um distúrbio a ser investigado sistematicamente.

A AE é definida como a condição na qual a estatura do indivíduo está 2 DP (desvios-padrão) acima da média para a idade e sexo de um grupo populacional.

A avaliação da altura dos pais é importante na investigação da AE, pois 50 a 90% da variação do crescimento se devem a fatores genéticos[4].

Usualmente um ou ambos os pais são altos, portanto, os fatores genéticos e familiais têm papel importante na etiologia.

Crianças que crescem acima do canal de crescimento correspondente à sua altura-alvo, que tenham velocidade de crescimento excessiva ou que apresentem dismorfismos são aquelas nas quais há mais probabilidade de uma doença subjacente[5].

COMO SE CLASSIFICA A ALTA ESTATURA?

Drop et al.[6] classificam a AE como primária, secundária e idiopática.

As desordens *primárias* são causadas por defeitos intrínsecos nos ossos ou no tecido conjuntivo. Muitas vezes são de origem genética, podendo estar associadas a anomalias cromossômicas, desordens monogênicas ou síndromes de causa desconhecida. Nesses casos, a AE geralmente tem início no período pré-natal, caracterizando-se por crescimento desproporcional e presença de dismorfismos.

As causas *secundárias* são, em geral, de origem endocrinológica, ocorridas por mudanças na velocidade de crescimento consequência de puberdade precoce, hipertireoidismo, gigantismo por excesso de hormônio de crescimento (GH), entre outras.

No grupo das *idiopáticas* estão incluídas a constitucional e a familial, que representam as causas mais comuns de AE[7].

QUANDO DEVO ENCAMINHAR UM CASO DE ALTA ESTATURA OU CONSIDERÁ-LA PATOLÓGICA?

Alta estatura primária de início pré-natal

Síndrome de Beckwith-Wiedemann

Além da hipoglicemia a criança costuma apresentar macroglossia (97%), gigantismo (88%), defeito de parede abdominal (80%), pregas na orelha (76%), hipoglicemia (63%), nevos faciais (62%), displasia multicística ou nefromegalia (59%) e hemi-hipertrofia (24%). A incidência é de aproximadamente 1:13.700 nascidos. As taxas de crescimento geralmente desaceleram por volta dos 7 a 8 anos. Existe uma predisposição a tumores embrionários, em 7%. Os mais comuns são: tumor de Wilms (50%) e o hepatoblastoma, com menos frequência o rabdomiossarcoma, carcinoma adrenocortical e neuroblastomas, com risco 30% maior em pacientes com hemi-hipertrofia. Existe um crescimento aumentado durante a segunda metade da gravidez. Alguns autores descrevem polidrâmnio e placentomegalia[8]. O diagnóstico é baseado nos aspectos biogenéticos, associados à clínica do paciente e o tratamento, basicamente, é de suporte.

Síndrome de Sotos

Face típica, crescimento acelerado, idade óssea avançada e atraso no desenvolvimento neuropsicomotor. A incidência é de 1:14.000 nascidos vivos e com respeito à etiologia, é causada por uma haploinsuficiência gerada por microdeleções ou mutações de ponto no gene *NSD1*, localizado no cromossomo 5q35. Essa síndrome cursa com uma gama de sintomas, tendo em vista que esse gene é expresso nos mais variados tecidos, como cerebral, renal, muscular, esquelético, baço e timo. As crianças são grandes ao nascer, com o perímetro cefálico grande, crescem muito no primeiro ano de vida, apresentam hipotonia muscular e comprometimento cognitivo. É também chamada de gigantismo cerebral ou gigantismo de Sotos. A maioria dos casos é esporádica e a ocorrência da idade paterna avançada é consistente com mutações autossômicas dominantes. O diagnóstico pode ser clínico e auxiliado por neuroimagem, e o tratamento é basicamente de suporte[9].

Síndrome de Weaver

As principais características desta síndrome são o crescimento acelerado, alta estatura, comprometimento intelectual variável, aparência facial característica (hipertelorismo ocular, fendas palpebrais oblíquas para baixo, retrognatia), idade óssea avançada, pregas cutâneas, camptodactilia em dedos das mãos e pés, hérnia umbilical e hipotonia. Esta síndrome de hipercrescimento é causada por mutações em heterozigose no gene *EZH2*, compatível com o padrão de herança autossômico dominante.

Síndrome de Bannayan-Riley-Ruvalcaba

As principais características desta síndrome são macrocefalia, hipotonia, retardo mental, manchas café com leite na glande do pênis, hemangiomas, lipomas e pólipos hamartomatosos. Também pode cursar com alterações oftalmológicas. É causada por mutação ou deleção no gene *PTEN*, que codifica uma fosfatase supressora de tumor. O padrão de herança é autossômico dominante[10].

Síndrome de Simpson-Golabi-Behmel

Caracteriza-se por crescimento acelerado pré e pós-natal, atraso neuropsicomotor, aspecto facial "rústico", macroglossia, sulco mediano no lábio inferior ou na língua, lábios e palato fendidos, hipoglicemia, mamilos supranumerários e anomalias viscerais e esqueléticas, risco de tumores embrionários. A síndrome é causada por deleção ou mutação no gene *GPL-3*, localizado no braço longo do cromossomo X. Este gene faz parte dos controladores do crescimento e desenvolvimento[11].

Síndrome de nevo

As principais características desta síndrome são anomalias cardíacas e urinárias, frouxidão articular, cifose, dedos em forma de fuso, queda de pulso e edema volar, além de compartilhar algumas características com a síndrome de Sotos. Quanto à sua etiologia, cursa com alterações no gene *NDS1*, sugerindo que esta síndrome poderia ser alélica com a síndrome de Sotos e com alterações no gene *PLOD1*[12].

Síndrome de Proteus

Do deus grego *Proteus*, o polimorfo, aquele que mudava de forma para escapar da captura. É caracterizada por crescimento acelerado e assimétrico de várias regiões do corpo, envolvendo principalmente o esqueleto, tecido adiposo e estruturas vasculares. Vale ressaltar que tal crescimento tende a estacionar após a adolescência. Atualmente, a base genética mais aceita para a síndrome de Proteus é a hipótese do mosaicismo somático. Outra hipótese também aceita é a deleção do gene *PTEN*. Sua herança é esporádica.

Alta estatura de início pós-natal

Síndrome de Klinefelter (meninos 47, XXY e variantes)

Cursa com AE, pode ter criptorquidia e hipogonadismo hipergonadotrófico. Os pacientes podem precisar de tratamento de reposição hormonal durante e após a puberdade. Afeta apenas homens, incidência de 1:500 a 1:1.000 nascidos. Geralmente se caracteriza por desproporção SS/SI com aumento da envergadura. A ginecomastia aparece na puberdade, os testículos são pequenos e endurecidos, e em geral com quociente intelectual reduzido.

Síndrome de Marfan

Associado à AE, os pacientes apresentam braços muito longos, hiperextensibilidade das articulações, luxação do cristalino. Prevalência de 10 por 100.000 indivíduos[11]. A expectativa de vida média tem aumentado significativamente desde 1972, aproximando-se da população geral[11,13]. Embora muitos sistemas sejam afetados, as características principais que definem o fenótipo clássico manifestam-se em quatro sistemas: musculoesquelético, oftalmológico, cardiovascular e sistema nervoso central.

Síndrome do X frágil (mutação do gene *FMR1*, localizado no cromossomo Xq27.3)

É a causa mais frequente de retardo mental herdado, com uma incidência estimada de 1/4.000 em homens e 1/6.000 em mulheres. Pode cursar com AE e déficit de atenção, contato ocular pobre e macroorquidismo.

Síndrome de Weaver

É caracterizada por alta estatura e comprometimento intelectual variável, aparência facial característica (hipertelorismo ocular, fendas palpebrais oblíquas para baixo, retrognatia), idade óssea avançada, pregas cutâneas, camptodactilia em dedos das mãos e pés, hérnia umbilical e hipotonia. Esta síndrome de hipercrescimento é causada por mutações em heterozigose no gene *EZH2*, compatível com padrão de herança autossômico dominante.

Homocistinúria

É definida como erro inato do metabolismo de transmissão autossômica recessiva, cuja principal causa é a deficiência da enzima cistationina beta-sintetase (CβS). Tem sido considerada importante fator na etiopatogenia da doença vascular, principalmente de grandes vasos[11]. Além da subluxação do cristalino, homocistinúria e síndrome de Marfan compartilham outros achados clínicos comuns, tais como supercrescimento de ossos longos, palato alto arqueado, dentição amontoada, e escoliose. Elas diferem substancialmente, entretanto, quanto a outras manifestações clínicas, tais como trombose venosa e arterial (presentes na homocistinúria), atraso no desenvolvimento e disfunção cognitiva (presentes na homocistinúria), e dilatação aórtica (presente na síndrome de Marfan)[13].

Alta estatura secundária ou adquirida

De início pré-natal

Hiperinsulinismo

Secundário ao diabetes materno ou alteração endócrina pancreática nos casos de nesidioblastose que, além da macrossomia, tem como principal sintoma a hipoglicemia persistente apesar das velocidades de infusão de glicose (VIG) elevadas. A hipoglicemia persistente por hiperinsulinismo acomete 1:50.000 nascidos, que geralmente são crianças que nascem macrossômicas e apresentam precocemente hipoglicemia que, se não tratadas adequadamente, acarretam em severo retardo mental.

De início pós-natal

Obesidade

Causa mais comum de AE adquirida, acelera a maturação óssea[10].

Puberdade precoce

Suspeitar de puberdade precoce quando houver VC acima de 2 DP da média e associado ao aparecimento de algum caractere sexual secundário – mamas ou pelos pubianos em meninas e macrogenitossomia associada ou não ao aparecimento de pelos pubianos e aumento ou não do volume testicular, em meninos (ver Capítulo 12).

Gigantismo

Causa muito rara de AE, que decorre da produção excessiva do hormônio de crescimento por um tumor na glândula hipófise, e é o que chamamos no adulto de acromegalia.

Hipertireoidismo

É outra causa de aceleração do crescimento acompanhado também da protrusão dos globos oculares (que ficam projetados para fora) ou apenas um olhar fixo e brilhante, aumento do volume da tireoide, sudorese excessiva, tremor das mãos, perda de peso, aumento da frequência de evacuações, irritabilidade, agitação, distúrbios no aprendizado com dificuldades de concentração em sala de aula e dificuldades de conciliar o sono.

QUAIS EXAMES O PEDIATRA PODERÁ SOLICITAR PARA DIAGNÓSTICO DA ALTA ESTATURA?

Para o pediatra é fundamental o acompanhamento de rotina do crescimento de todas as crianças e adolescentes, para oportunamente se detectar as situações de crescimento deficiente ou excessivo. Uma história familiar detalhada, assim como o momento em que o ritmo acelerado de crescimento se iniciou e os sinais e sintomas associados, são importantes para se estabelecer a investigação de um crescimento excessivo e reconhecer a sua causa.

Há exames que auxiliam a confirmar ou a descartar essa hipótese, conforme suspeita da causa do crescimento excessivo.

A investigação diagnóstica inclui, além da história e exame físico detalhado, as medidas de estatura, a estatura dos pais para cálculo da estatura-alvo, medida de envergadura, que poderá indicar desproporcionalidade, presença de sinais disgenéticos[14-16]. Inclui também determinação da idade óssea, previsão de estatura final, estudos metabólicos e bioquímicos (homocisteína), exames de imagem (tomografia computadorizada, ressonância magnética), dosagens hormonais especificas: GH, IGF-1, IGFBP-3, 17-alfa-hidroxiprogesterona, androstenediona, DHEA (desidroepiandrosterona) e seu sulfato, testosterona, T4 livre/TSH, cariótipo e estudo molecular, quando indicados[14,15] (Figura 3.1).

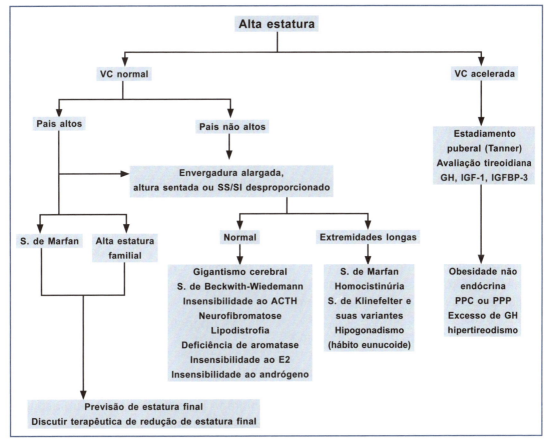

Figura 3.1. Fluxograma de avaliação da alta estatura.
ACTH: hormônio adrenocorticotrófico; PPC: puberdade precoce central; PPP: puberdade precoce periférica; VC: velocidade de crescimento.
Fonte: adaptada de Zuckerman-Levin N et al., 2007[16].

EM QUAIS SITUAÇÕES DEVEMOS TRATAR A ALTA ESTATURA?

O tratamento da AE constitucional está geralmente baseado em fatores psicológicos. O que comumente se encontra para dar razão ao tratamento é que essas crianças sentem-se diferentes de seus pares e que geralmente estão sujeitos a estigmas relacionados à sua altura. Como consequência, desenvolvem mecanismos como postura cifótica e isolamento social, chegando até à depressão, sem falar dos problemas comuns da adolescência e de adultos, como dificuldades com roupas e sapatos. Além destes, podem ocorrer também problemas ortopédicos, como cifose e escoliose. Do ponto de vista estritamente médico não existe razão para intervenção medicamentosa[17].

O tratamento da AE constitucional chega a ser controverso se levarmos em conta a acurácia dos métodos de previsão da estatura final, os efeitos colaterais em longo prazo e os problemas éticos de modificar o crescimento normal[17,18].

Na década de 1970, Zachmann et al.[18] concluíram que a AE em rapazes pode ser reduzida pelo uso de testosterona, e que os resultados serão melhores se o tratamento for iniciado no início da puberdade e que os efeitos supressores sobre a função testicular e pituitária são totalmente reversíveis. Uma vez que a indicação de tratamento é psicossocial, os pacientes devem ser cuidadosamente selecionados, levando em conta não só o crescimento, mas também fatores psicológicos e familiares.

O tratamento em meninos e meninas com AE com doses elevadas de esteroides sexuais, para redução da estatura final, é aprovado por muitos dos pacientes, principalmente pela visível redução na velocidade de crescimento, melhora da autoconfiança e autoimagem, no rendimento escolar e no esporte.

Os medicamentos utilizados nessa situação ou quando não há uma causa estabelecida (chamada de alta estatura idiopática) são os hormônios sexuais (estradiol ou testosterona), que avançam a maturação dos ossos e promovem o fechamento precoce da placa de crescimento.

O sucesso na redução da estatura final adulta parece estar na dependência da idade óssea, duração do tratamento e da dose do esteroide sexual. O limite da idade para intervenção, quando necessária, é de 9 a 9,5 anos para meninas e 9,5 a 10 anos para meninos[19,20].

Para os meninos o uso de derivados do éster de testosterona de longa duração, na dose de 500 mg/m²/mês está indicado via intramuscular. Na prática, 250 mg/semana. O tratamento deve se continuado até a idade óssea de aproximadamente 17 anos quando 99% da estatura final foi alcançada.

O tratamento em meninas consiste no emprego de estrogênios em doses que podem ser de 3 a 10 vezes a dose utilizada como substituição em caso de deficiência. A redução da altura depende da dose estrogênica e do potencial de crescimento no início do tratamento, podendo ir de 2,5 cm em uma menina com 14 anos de idade óssea a 14 cm, se a idade óssea estiver entre 10,5 e 11 anos[19,20].

O momento adequado de começar o tratamento deve ser cuidadosamente analisado e definido.

Outras opções terapêuticas

Tentou-se utilizar a bromocriptina para reduzir o crescimento, porém, ela não avança a idade óssea, portanto seu emprego para reduzir a estatura adulta é desaconselhado[4,19].

O uso de análogo da somatostatina (octreotida) também não reduz a estatura final o suficiente para justificar o seu emprego[4,19,21-23].

A epifisiodese percutânea bilateral dos joelhos pode reduzir a estatura adulta (1,2 a 13,8 cm) além de normalizar as proporções corporais[4,19].

Nos casos em que a AE decorre de uma doença específica, como nos casos endocrinológicos, cada situação tem sua maneira de ser acompanhada e tratada. Uma avaliação criteriosa é essencial para diagnosticar se a criança e o adolescente apresentam ritmo acelerado ou normal de crescimento e se é preciso ou não tratar.

Quais efeitos colaterais indesejáveis podem ocorrer?

Eventos fisiológicos adversos associados ao tratamento com doses elevadas de estrógeno costumam ser moderados, tais como: náusea, cefaleia, ganho de peso, amenorreia pós-terapêutica, até eventos potencialmente mais sérios, como hipertensão moderada, doença benigna das mamas, cistos ovarianos e raros eventos de tromboembolismo.

Apesar de não haver publicações de malignidade em meninas tratadas, o potencial efeito estrogênico sobre a carcinogênese é mencionado em uma série de estudos, reduzindo o entusiasmo inicial pela terapêutica estrogênica para a AE[17-19].

Os efeitos adversos durante o tratamento são moderados: acne mais acentuada nos meninos, ganho de peso, edema, ginecomastia, e redução do volume testicular, que é descrito como reversível. Até o momento, não há evidência demonstrada de efeitos colaterais em longo prazo com altas doses de esteroide sexual[4,19].

CASO CLÍNICO

Criança do sexo masculino acompanhada no ambulatório de endocrinologia pediátrica por hipotireoidismo adquirido e miocardiopatia dilatada. É filho único de pais consanguíneos (primos de primeiro grau). Pré-natal sem intercorrências. Parto cesáreo; peso: 3.625 g; e comprimento: 50 cm. Internação por pneumonia com um mês de vida, por 9 dias; em uso de Puran T4 (88 mcg e 100 mcg em dias alternados), Lasix (40 mg, meio cp cedo, 1/4 cp à tarde), Captopril (25 mg, meio cp de 12/12 h), Aldactone (25 mg, 1 cp, 1 x/dia), Carvedilol (3,125 mg/cp, 1 cp de 12/12 h).

Aos quatro anos e meio verificou-se, em consulta de rotina, que a criança estava acelerando o seu crescimento com estatura acima do P97 (a estatura-alvo no P75). Apresentava acne, ausência de pelos pubianos e o pênis medindo 7,5 cm de comprimento (acima do P50) com volume testicular de 2 cm³.

A hipótese diagnóstica no momento foi de puberdade precoce periférica (volume testicular pré-puberal).

Idade óssea de 9 anos para cronológica de 4 anos e meio.

Tomografia computadorizada de abdome resultou em suprarrenais com topografia, dimensões, densidade e contornos normais.

As dosagens dos andrógenos foram: 17-alfa-hidroxiprogesterona: > 20 ng/mL (VR: 0,07 a 1,70); DHEA: 11,71 ng/mL (VR: 0,3 a 3,5); SDHEA: 110,3 mcg/dL (VR: 32,7 a 276); androstenediona: > 10 nmol/L (VR: < 0,5); TSH: 3,096 mUI/L e T4 livre: 1,57 ng/dL.

Com tais resultados, a causa da AE e da aceleração do crescimento foi consequência da puberdade precoce do tipo periférica, no caso hiperplasia congênita da suprarrenal. Iniciou-se o tratamento adequado à patologia, no caso com corticosteroide, dose substitutiva.

Como aprendizado deste caso concluímos que, mesmo não sendo a queixa materna a macrogenitossomia, devemos sempre avaliar ao exame físico os genitais da criança, e também é de fundamental importância acompanhar o crescimento com cálculo da VC e a utilização dos gráficos de referência para altura e peso.

REFERÊNCIAS

1. Rosenfeld RG, Cohen P. Disorders of growth hormone/insulin-like growth factor secretion and action excess growth and tall stature. In: Sperling MA, editor. Pediatric endocrinology. 2. ed. Philadelphia: Elsevier; 2002. p.272.
2. Mascie-Taylor CG. Biosocial influences on stature: a review. J Biosoc Sci 1991;23:113-28.
3. Alves C, Lima DS. Casuística de pacientes com queixa principal de alta estatura atendidos em serviço de referência em Salvador, Bahia. Rev Paul Pediatr 2008;26(4):329-35.
4. Drop SL, De Waal WJ, De Muinck Keizer-Schrama SM. Sex steroid treatment of constitutionally tall stature. Endocr Rev 1998;19:540-58.
5. Summers KM, West JA, Peterson MM, Stark D, McGill JJ, West MJ. Challenges in the diagnosis of Marfan syndrome. Med J Aust 2006;184:627-31.
6. Drop SL, Greggio N, Cappa M, Bernasconi S. Current concepts in tall stature and overgrowth syndromes. J Pediatr Endocrinol Metab 2001; 14(Suppl 2):975-84.
7. Kant SG, Wit JM, Breuning MH. Genetic analysis of tall stature. Horm Res 2005;64:49-56.
8. Buller Viqueira E, Ureba Rubio R, Cabello Pulido J. Síndrome de Beckwith-Wiedemann. Rev Clin Med Fam 2014;7(1):66-8.
9. Lapunzina P. Sindrome de Sotos. Protoc Diagn Ter Pediatr 2010;1:71-9.
10. Toralles MBP. Crescimento excessivo. In: Monte O, Longui CA, Calliari LE, Kochi C, editores. Endocrinologia para o pediatra. 3. ed. São Paulo: Atheneu; 2006. p.85.
11. Robinson PN, Godfrey M. The molecular genetics of Marfan syndrome and related microfibrillopathies. J Med Genet 2000;37(1):9-25.
12. Kanemoto N, Kanemoto K, Nishimura G, Kamoda T, Visser R, Shimokawa O et al. Nevo syndrome with an NSD1 deletion: a variant of Sotos syndrome? Am J Med Genet 2006;140:80-3.
13. Lee JM, Howell JD. Tall girls the social shaping of a medical therapy. Arch Pediatr Adolesc Med 2006;160:1035-9.
14. Neves LB, Macedo DM, Lopes AC. Homocisteína. J Bras Patol Med Lab 2004;40(5):311-20.
15. Olajumoke O, Laurie S, Dennis JD, Marwan S. Increased homocysteine in a patient diagnosed with Marfan syndrome. Clin Chem 2010;56(11):1665-8.
16. Zuckerman-Levin N, Hochberg Z, Ritzén M. Tall stature. 2. ed. rev. In: Hochberg Z, editor. Practical algorithms in pediatric endocrinology. Basel: Karger; 2007.
17. Drop SL, De Waal WJ, Wouter J, De Muinck Keizer-Schrama SM. Sex steroid treatment of constitutionally tall stature. Endocrine Rev 1998;19(5):540-58.
18. Zachmann M, Ferrandez A, Murset G, Gnehm HE, Prader A. Testosterone treatment of excessively tall boys. J Pediatr 1976;88(1):116-23.
19. De Waal WJ, Tom M, De Muinck Keizer-Schrama SM, Aarsen SR, Drop SL. Long term sequelae of sex steroid treatment in the management of constitutionally tall stature. Arch Dis Childhood 1995;73:311-5.
20. Nasrat GH, Al-Alwan I. Medical intervention in a constitutionally tall child. BMJ Case Rep 2012 Oct 12;2012.
21. Dietz HC. Marfan syndrome. In: Pagon A, Adam MP, Ardinger HH, Wallace SE, Amemiya A, Bean L et al., editors. GeneReviews. Seatle (WA): University of Washington; 1993-2015.
22. Argente J, Sotos JF. Hipercrecimientos. Protoc Diagn Ter Pediatr 2011;1:87-103.
23. Noordam C, van Daalen S, Otten BJ. Treatment of tall stature in boys with somatostatin analogue 201-995: effect on final height. Eur J Endocrinol 2006;154:253-7.

CAPÍTULO 4

Restrição de crescimento intrauterino e comprometimento estatural

Carlos Alberto Longui
Cristiane Kochi

QUAL A DEFINIÇÃO DE PEQUENO PARA IDADE GESTACIONAL (PIG)?

O critério utilizado para definir uma criança como pequena para idade gestacional (PIG) é a detecção do peso e/ou comprimento de nascimento abaixo de -2 desvios-padrão (DP) para o sexo e idade gestacional. Este critério é indicativo de risco evolutivo para a baixa estatura na vida adulta. O critério clássico utilizado por neonatologistas é o de que peso abaixo do percentil 10 indica maior risco perinatal de complicações respiratórias, metabólicas e infecciosas. Existem vários padrões gráficos para diagnosticar tais recém-nascidos, sendo o atualmente recomendado aquele revisado por Fenton[1], o qual permite a classificação de prematuros a partir de 22 semanas de idade gestacional.

Os recém-nascidos (RN) pequenos para idade gestacional podem ser subdivididos em pequenos de acordo com o peso de nascimento, de acordo com o comprimento de nascimento ou ambos. Além disso, é importante reconhecer as crianças que apresentaram redução do perímetro cefálico ao nascimento. Essa subdivisão pode ser útil na compreensão dos mecanismos determinantes da redução do tamanho ao nascimento[2,3].

QUAL A DEFINIÇÃO DE RESTRIÇÃO DE CRESCIMENTO INTRAUTERINO (RCIU)?

RCIU não é sinônimo de PIG, devendo ser utilizado quando foi possível documentar a redução da velocidade de crescimento durante a gestação. Tais medidas dependem da realização de ultrassonografias seriadas e indicam causas patológicas para a inibição do crescimento intrauterino, refletindo um processo patológico de restrição ao crescimento fetal. É importante ressaltar que algumas crianças podem ter RCIU, mas não serem PIG, e outras podem ser PIG, mas não tiveram RCIU. No entanto, as crianças que tiveram restrição de crescimento intrauterino sempre devem ser acompanhadas em longo prazo, independentemente do peso de nascimento.

A identificação de crianças com RCIU e/ou PIG é importante, pois essas crianças apresentam maior risco de morbidade perinatal e, em longo prazo, baixa estatura e alterações metabólicas.

QUAIS SÃO AS PRINCIPAIS ETIOLOGIAS DETERMINANTES DO NASCIMENTO DE CRIANÇAS PIG?

Podem ser divididas em causas maternas, placentárias e fetais. As causas maternas são as mais frequentes. Dentre elas podemos citar: tabagismo, alcoolismo, uso de drogas ilícitas, hipertensão arterial, anemia falciforme e desnutrição.

As principais causas placentárias são as insuficiências placentárias e, dentre as causas fetais, estão as infecções congênitas, alterações cromossômicas e genéticas e a gemelaridade.

QUAIS REPERCUSSÕES ESTATURAIS SÃO OBSERVADAS EM LONGO PRAZO NAS CRIANÇAS NASCIDAS PIG?

Cerca de 10 a 15% das crianças que nascem PIG terão comprometimento estatural, ficando abaixo do padrão familiar, e destas, 50% ficará com a estatura final abaixo de -2 DP em relação à população geral.

A recuperação do crescimento começa imediatamente após o nascimento, sendo que os maiores incrementos da estatura são observados até os seis meses de idade. Geralmente, a recuperação estatural total ocorre até os dois anos de idade[4,5]. Crianças com redução do peso de nascimento têm um risco 5,2 vezes maior de se tornarem adultos com baixa estatura, enquanto nos casos em que o comprimento de nascimento foi reduzido, o risco se eleva para 7,1 vezes[5].

A prematuridade é um fator associado, que não apenas interfere no diagnóstico, mas também no padrão de recuperação do crescimento. Nos RN pré-termo (PT) pode ocorrer uma restrição do crescimento pós-natal, que determina redução da capacidade de recuperação do crescimento e perda estatural. Crianças nascidas PT-PIG apresentam recuperação mais lenta que as nascidas a termo PIG (T-PIG), podendo a recuperação se completar apenas ao redor dos quatro anos de vida. A possibilidade de recuperação da estatura em RN PT-PIG é menor do que nos T-PIG, ficando ao redor de 45%[6].

A prematuridade por si só tem sido apontada como um fator de risco para a baixa estatura.

COMO AVALIAR O CRESCIMENTO DAS CRIANÇAS PIG?

As causas da falta de recuperação pós-natal da estatura permanecem pouco esclarecidas. Considerando-se que a deficiência de GH não seja um fator preponderante nas crianças com RCIU, a avaliação da secreção de GH por meio de testes de estímulo torna-se de pouca utilidade na identificação das crianças que irão se beneficiar do tratamento. Além disso, valores basais de GH ou o pico de GH após testes de estímulo não são fatores preditivos de melhor resposta durante o tratamento.

Crianças PIG geralmente possuem idade óssea atrasada, mas que não se correlaciona com a estatura final. Esse fato pode sugerir um processo anormal de maturação óssea ou ao fato da idade óssea não se relacionar ao momento de início puberal. Portanto, a idade óssea não deve ser usada na previsão de estatura final em crianças nascidas PIG.

Frequentemente, e apesar de idades ósseas atrasadas, a puberdade se inicia antes da mediana normal (< 10 anos em meninas e < 12 anos em meninos), sendo, às vezes, nos limites inferiores do normal para a população geral.

COMO EVOLUI A PUBERDADE NESSES PACIENTES?

As crianças PIG entram em puberdade em idade normal, mas na metade inferior da normalidade, também conhecida como puberdade antecipada. A partir do início puberal o avanço da idade óssea é mais rápido, assim como a evolução puberal. O estirão puberal é de menor amplitude e mais precoce determinando redução do crescimento puberal total[7].

Em estudo avaliando a estatura final de 170 crianças PIG, que receberam tratamento com hormônio de crescimento, foi observado que o crescimento das crianças PIG durante a puberdade é diferente das crianças nascidas adequadas para a idade gestacional (AIG). O ganho estatural que ocorre durante todo o período puberal é menor nas crianças PIG do que nas AIG, principalmente no sexo feminino, sendo essa redução mais acentuada a partir da metade da puberdade, quando foi observada diminuição da velocidade de crescimento nas PIG[8].

COMO TRATAR AS CRIANÇAS NASCIDAS PIG COM BAIXA ESTATURA?

Crianças PIG que não apresentaram recuperação da sua estatura para o padrão populacional ou para o padrão estatural familiar até os primeiros 2 a 4 anos de vida podem se beneficiar do tratamento com GH. Antes que o tratamento seja iniciado, as doenças pediátricas associadas ao crescimento deficiente devem ser afastadas, confirmando que a baixa estatura seja apenas secundária ao padrão de crescimento fetal, sem nenhum outro fator pós-natal determinante da parada do crescimento. A indicação do GH nestes pacientes se consolidou após os resultados observados na estatura final e consequente aprovação pelos órgãos internacionais que regulamentam o uso de medicamentos, como o FDA em 2001 e a Agência Europeia em 2003 (CPMP – Committee on Proprietary Medicinal Products). A Tabela 4.1 mostra os critérios para introdução de GH de acordo com as duas agências. No Brasil, a ANVISA também aprovou o uso do GH em crianças PIG.

Tabela 4.1. Critérios para introdução de GH de acordo com o FDA e a Agência Europeia

		EUA (FDA)	Europa
Ao início da terapia	IC (anos)	2	4
	zE	Não menciona	-2,5 DP e > 1 DP abaixo do zTH
	VC	Sem *catch up*	< 0 DP da VC
Dose (mg/kg/dia)		0,07	0,035

IC: idade cronológica; zE: escore-z de estatura; zTH: escore-z da estatura-alvo; VC: velocidade de crescimento.
Fonte: Clayton PE et al., 2007[3].

Em 613 crianças com RCIU, Ranke et al.[9] relataram que 52% da variação da resposta no primeiro ano de tratamento foi explicada pela dose do GH, idade cronológica, peso ao início do tratamento e estatura-alvo familial. A dose de GH teve o maior valor preditivo. Além disso, a resposta ao primeiro ano de tratamento foi o melhor preditor de resposta no segundo ano[9].

Acredita-se que o início do GH deva ser precoce. Os estudos mostram que as crianças tratadas antes dos quatro anos apresentam maior recuperação do crescimento. Além da idade de início de GH, o tempo de tratamento também é importante, sendo demonstrado que as crianças com maior tempo de uso de GH apresentam melhores resultados de estatura final.

A dose do GH utilizada também tem influência na determinação da estatura final, sendo demonstrado que doses baixas têm menor impacto na estatura final[10,11].

Pacientes que iniciaram tratamento próximo ou durante a puberdade apresentaram incremento da estatura de apenas 0,6 DP em relação ao grupo-controle, enquanto pacientes tratados mais precocemente obtiveram um ganho estatural de até 2 DP na estatura final. Portanto, deve-se obter recuperação estatural próximo ao alvo genético antes do início da puberdade[11].

QUAIS EFEITOS COLATERAIS PODEM OCORRER COM O TRATAMENTO COM GH?

Com relação à segurança do GH, os estudos mostram que o GH é bem tolerado pelas crianças com RCIU. Recomenda-se manter as concentrações de IGF-1 e IGFBP-3 dentro dos valores normais, de preferência nos limites superiores. O uso do GH reduz o índice aterogênico, melhora a composição corporal dessas crianças, aumentando a massa magra e reduzindo a massa gorda. O aumento da insulinemia observada durante o tratamento volta ao normal em até 6 meses após o término do GH[12].

Como o GH tem ação no metabolismo de carboidrato, deve-se monitorar o paciente durante e após o tratamento com dosagens de glicemia, hemoglobina glicada, especialmente nas crianças com fatores de risco como obesidade e história familiar positiva para diabete melito tipo 2[13].

Estudo recente com 55.000 crianças em tratamento com GH mostrou que o tratamento em crianças PIG tem baixa taxa de efeitos colaterais[14].

Estudo realizado em nosso meio em crianças prematuras PIG, com início do GH entre 2 e 4 anos mostrou melhora do escore z de estatura nos dois primeiros anos de tratamento, sem efeito colateral observado nesse grupo[15].

CASO CLÍNICO

Paciente do sexo masculino, oito anos de idade, branco, natural e procedente de São Paulo, veio encaminhado por baixa estatura.

Mãe refere que criança sempre foi pequena, não notou nenhum período de desaceleração de crescimento. Nega doenças crônicas ou uso prolongado de medicamento. Nega queixas atuais.

Nascido a termo, com peso de nascimento: 2.100 g; comprimento de nascimento: 43 cm, perímetro cefálico: 31 cm, sem intercorrências neonatais. Recebeu aleitamento materno exclusivo até os quatro meses e complementado até o final do primeiro ano de vida. Atualmente, tem alimentação adequada do ponto de vista qualitativo, mas a mãe acha que come em pequena quantidade. Frequenta o 3º ano do ensino fundamental, com bom desempenho. A mãe é GII PII A0, sendo que o segundo filho, de seis anos, nasceu com peso adequado e está com a estatura dentro do normal. A mãe tem 163 cm (p50) e o pai, 177 cm (p50). Ao exame físico, a criança não apresenta estigmas, sem alterações do exame físico geral, com peso: 20 kg, estatura: 115 cm (abaixo do p3).

Foram realizados exames gerais, como hemograma, cálcio, fósforo, fosfatase alcalina, ureia, creatinina, urocultura, pesquisa de anticorpo antiendomísio, todos com resultados normais. Tem idade óssea compatível com seis anos.

Optou-se por realizar dosagens de TSH, T4 livre e teste de estímulo para GH. Todos os exames também apresentaram resultados normais.

É importante lembrar que, na criança nascida PIG e que não recuperou a estatura, devemos afastar outras causas pediátricas que possam comprometer o crescimento.

No PIG, geralmente, não há deficiência de hormônio de crescimento e o pico de GH no teste de estímulo não é preditivo de resposta ao tratamento.

Essa criança deve ser tratada com hormônio de crescimento e esse tratamento poderia ter sido iniciado mais precocemente, pois a idade de início do tratamento é preditivo da estatura final.

Cuidado na interpretação da idade óssea, pois nas crianças nascidas PIG, não é possível fazer predição de estatura final a partir da idade óssea.

Após o início do tratamento, devemos sempre avaliar a criança do ponto de vista antropométrico, puberal e com dosagens de IGF-1 (para monitorar eficácia e segurança do tratamento).

O tratamento com GH deve ser mantido até o final do crescimento (idade óssea < 14 anos em meninas e < 16 anos em meninos e/ou velocidade de crescimento < 2 cm/ano).

REFERÊNCIAS

1. Fenton TR, Kim JH. A systematic review and meta-analysis to revise the Fenton growth chart for preterm infants. BMC Pediatrics 2013 Apr 20;13:59.
2. Lee PA, Chernausek SD, Hokken-Koelega AC, Czernichow P. International Small for Gestational Age Advisory Board consensus development conference statement: management of the short child born small for gestational age. Pediatrics 2001;111:1253-61.
3. Clayton PE, Cianfarani S, Czernichow P, Johannsson G, Rapaport R, Rogol A. Consensus Statement: Management of the Child Born Small for Gestational Age through to Adulthood: a Consensus Statement of the International Societies of Pediatric Endocrinology and the Growth Hormone Research Society. J Clin Endocrinol Metab 2007;92:804-10.
4. Karlberg J, Albertsson-Wikland K. Growth in full term small-for-gestational-age infants: from birth to final height. Pediatr Res 1995;38:733-9.
5. Hokken-Koelega AC, De Ridder MA, Lemmen RJ, Den Hartog H, De Muinck Keizer-Schrama SM, Drop SL. Children born small for gestational age: do they catch up? Pediatr Res 1995;38:267-71.
6. Euser AM, de Wit CC, Finken MJJ, Rijken M, Wit JM. Growth of preterm born children. Horm Res 2008;70:319-28.
7. Verkauskiene R, Petraitiene I, Wikland KA. Puberty in children born small for gestational age. Horm Res Paediatr 2013;80:69-77.
8. Renes JS, Willemsen RH, Mulder JC, Bakker-van Waarde WM, Rotteveel J, Oostdijk W et al. New insights into factors influencing adult height in short SGA children: Results of a large multicentre growth hormone trial. Clinical Endocrinology 2015;82:854-61.
9. Ranke MB, Lindberg A, Cowell CT, Wikland KA, Reiter EO, Wilton P et al. Prediction of response to growth hormone treatment in short children born small for gestational age: analysis of data from KIGS (Pharmacia International Growth Database). J Clin Endocrinol Metab 2003;88:125-31.
10. Simon D, Léger J, Carel JC. Optimal use of growth hormone therapy for maximizing adult height in children born small for gestational age. Best Pract Res Clin Endocrinol Metab 2008;22(3):525-37.
11. van Pareren Y, Mulder P, Houdijk M, Jansen M, Reeser M, Hokken-Koelega A. Adult height after long-term, continuous growth hormone

(GH) treatment in short children born small for gestational age: results of a randomized, double-blind, dose-response GH trial. J Clin Endocrinol Metab 2003;88:3584-90.

12. de Zegher F, Ong K, van Helvoirt M, Mohn A, Woods K, Dunger D. High-dose growth hormone (GH) treatment in non-GH-deficient children born small for gestational age induces growth responses related to pretreatment GH secretion and associated with a reversible decrease in insulin sensitivity. J Clin Endocrinol Metab 2002;87:148-51.

13. Hwang IT. Efficacy and safety of growth hormone treatment for children born small for gestational age. Korean J Pediatr 2014;57(9):379-83.

14. Bell J, Parker KL, Swinford RD, Hoffman AR, Maneatis T, Lippe B. Long-term safety of recombinant human growth hormone in children. J Clin Endocrinol Metab 2010;95:167-77.

15. Garcia RA, Longui CA, Kochi C, Arruda M, Faria CD, Calliari LE et al. First two years' response to growth hormone treatment in very young preterm small for gestational age children. Horm Res 2009;72(5):275-80.

Seção 3

Quando o Pediatra Deve Encaminhar?
Nas Patologias Tireoidianas

CAPÍTULO 5

Hipotireoidismo congênito

José Rodrigues Coelho Neto

O QUE É HIPOTIREOIDISMO?

O hipotireoidismo é o estado clínico decorrente da falta de produção dos hormônios tireoidianos ou, mais raramente, resistência aos hormônios tireoidianos decorrente de alterações de seus receptores intranucleares.

Como pode ser classificado?

Pode ser classificado de acordo com a época de seu surgimento, como congênito ou adquirido, assim como se originar de defeitos da secreção em qualquer nível do eixo hipotálamo-hipófise-tireoide e, assim, classificado em:
- **Primário:** quando a má produção dos hormônios tireoidianos ocorrem por alterações do tecido tireoidiano.
- **Central:** dividido em secundário, por deficiência de produção de TSH pela hipófise, ou terciário, por deficiência de produção de TRH pelo hipotálamo.

O HIPOTIREOIDISMO CONGÊNITO É FREQUENTE?

O hipotireoidismo congênito é a principal causa evitável de deficiência mental. O hipotireoidismo congênito primário incide em 1:3.000 a 1:4.000 recém-nascidos e, em razão da importância do início precoce de seu tratamento, é identificado pelos testes de triagem neonatal.

QUAIS AS CAUSAS DO HIPOTIREOIDISMO CONGÊNITO?

O hipotireoidismo congênito é causado principalmente por disgenesias tireoidianas que respondem por 80 a 90% de todos os casos, divididas em ausência da glândula (atireose), ectopia tireoidiana e hipoplasia.

Além das disgenesias, os defeitos de síntese do hormônio tireoidiano são responsáveis por 10 a 20% dos casos, e geralmente de herança autossômica recessiva.

Mais raramente, o hipotireoidismo congênito pode ser de origem central, causado por defeitos de linha média ou outras malformações da região hipotálamo-hipofisária, e geralmente associado a outras deficiências hormonais (pan-hipopituitarismo).

QUAIS SÃO OS SINTOMAS E SINAIS DO RECÉM-NASCIDO COM HIPOTIREOIDISMO CONGÊNITO?

De acordo com a gravidade da deficiência de hormônios tireoidianos, podemos observar desde a ausência de sintomas até o quadro clássico de hipotireoidismo congênito: icterícia prolongada, sonolência, constipação, choro rouco, pele fria e seca, dificuldade para mamar, fontanelas amplas, hérnia umbilical e, nos pacientes portadores de síntese dos hormônios tireoidianos, presença de bócio.

Em razão da pouca especificidade dos sintomas e dificuldade no diagnóstico clínico, foi instituída a triagem neonatal para hipotireoidismo congênito no Brasil em 1986 pela APAE-São Paulo, e hoje é obrigatória em todo território nacional.

O QUE ACONTECE QUANDO A CRIANÇA PORTADORA DE HIPOTIREOIDISMO CONGÊNITO NÃO FAZ A TRIAGEM NEONATAL, NÃO É DIAGNOSTICADA E, PORTANTO, NÃO É TRATADA?

Nestes casos, a criança portadora de hipotireoidismo congênito evolui com atraso no desenvolvimento neuropsicomotor, baixo ritmo de crescimento, anemia, fácies mixedematoso, bradicardia, abafamento das bulhas cardíacas por mixedema ou derrame pericárdico e retardo mental.

QUAL A MELHOR MANEIRA DE FAZER O DIAGNÓSTICO DO HIPOTIREOIDISMO CONGÊNITO?

Pela importância do início precoce do tratamento e da pouca especificidade dos sintomas nos recém-nascidos, a melhor maneira de diagnosticar o hipotireoidismo congênito é por meio da triagem neonatal.

Como é feita a triagem neonatal?

A triagem neonatal é feita por meio da dosagem de TSH através de amostras de sangue coletadas em papel filtro, entre o terceiro e quinto dia de vida, por punção do calcanhar, armazenadas e enviadas para os Centros de Triagem Neonatal.

Qual é a melhor época para fazer a coleta para a triagem neonatal?

A coleta deve ser feita entre o terceiro e o quinto dia de vida do recém-nascido, pois, se for feita antes do terceiro dia, pode causar resultados alterados por causa do pico de secreção fisiológica do TSH nos recém-nascidos e, se feita após o quinto dia, pode causar atraso no início do tratamento dos pacientes afetados.

A partir de qual valor de TSH os recém-nascidos são reconvocados?

O valor de corte do TSH para reconvocação dos recém-nascidos varia entre 15 e 20 mcU/mL, de acordo com o laboratório que executa a triagem.

Quais exames o recém-nascido deverá fazer caso seja reconvocado?

Nestes casos, deverá ser feita nova coleta de sangue para dosagem de TSH, T4 ou T4 livre no soro, e não mais em papel filtro.

Como interpretar os resultados dessa nova coleta?

Nesta nova coleta, caso os resultados sejam: TSH > 9 mcU/mL e/ou T4 < 6 mcg/dL, iniciar tratamento com levotiroxina (Figura 5.1).

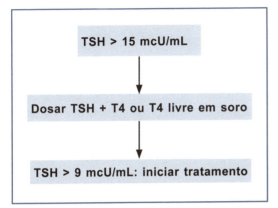

Figura 5.1. Triagem neonatal realizada com TSH.
Fonte: Coelho Neto JR e Nascimento ML, 2014.

A triagem neonatal consegue identificar todas as crianças portadoras de hipotireoidismo congênito?

É importante salientar que cerca de 5% das crianças portadoras de hipotireoidismo congênito apresentam elevação tardia do TSH e não são detectadas pela triagem neonatal e, por isso, caso o recém-nascido apresente sinais clínicos sugestivos, deverá ser solicitada dosagem de TSH e T4 em soro, e não por meio de coleta em papel filtro.

A triagem neonatal para hipotireoidismo congênito é feita apenas com a dosagem de TSH?

Alguns laboratórios privados fazem dosagem simultânea de TSH e T4 em papel filtro.

A vantagem de dosar os dois hormônios é que, assim, é possível identificar pacientes portadores de hipotireoidismo central, embora parte deles ainda possa apresentar resultados normais à triagem neonatal.

Como se apresentam os resultados da triagem nos casos de hipotireoidismo central?

Os pacientes portadores de hipotireoidismo central geralmente apresentam TSH normal, porém, com T4 baixo.

Quais exames deverão ser solicitados nesses casos?

A confirmação deverá ser feita por meio de dosagem sorológica de T4 livre, T4 e TSH. Caso continue a apresentar T4 e T4 livre baixos e TSH normal, a investigação deverá ser continuada com realização de ressonância magnética da região hipotálamo-hipofisária para pesquisa de malformações dessa região, além da pesquisa de deficiência de outros hormônios hipofisários.

Em quais outras situações podemos encontrar resultados de TSH normais e T4 baixo?

Estes resultados obtidos pela triagem também podem ser encontrados em recém-nascidos gravemente enfermos ou prematuros quem têm como característica apresentar TSH normal com T4 e T4 livre baixos. Esses recém-nascidos evoluirão para normalização espontânea e, nesses casos, não há indicação de tratamento.

Como interpretar quando repetimos no soro e encontramos TSH normal, T4 baixo e T4 livre normal?

Estes resultados são característicos da deficiência da proteína TBG (hipoTBG), ou melhor, deficiência da proteína, carreadora do T4. Por isso o T4 livre é normal e o T4 total é baixo, sempre com resultado de TSH normal.

Esta é uma característica de herança ligada ao cromossomo X e, portanto, encontrada em recém-nascidos do sexo masculino.

Para sua confirmação definitiva, é possível dosar a proteína TBG no soro.

O que fazer nos casos dos pacientes portadores de hipoTBG?

Estes recém-nascidos não precisam de tratamento, pois o hormônio biologicamente ativo é o T4 livre que, nestes casos, está normal.

COMO E QUANDO SOLICITAR A PESQUISA ETIOLÓGICA DO HIPOTIREOIDISMO CONGÊNITO?

A pesquisa etiológica do hipotireoidismo congênito primário pode ser feita ao diagnóstico, porém, em razão da possibilidade de demora no início do tratamento, geralmente é feita após os três anos de idade, quando é possível suspender o tratamento por quatro semanas, sem risco para o desenvolvimento cerebral do paciente.

A pesquisa é feita através da cintilografia da tireoide com Tecnécio-99 ou Iodo-123 e complementada, nos casos de bócio, por teste do perclorato.

Nesta ocasião deverão ser dosados TSH, T4 ou T4 livre simultaneamente à cintilografia.

É POSSÍVEL FAZER ULTRASSOM DE TIREOIDE NO RECÉM-NASCIDO?

Sim, é possível fazer ultrassonografia da tireoide no período neonatal, porém essa condição esbarra na falta de padronização e de experiência do ultrassonografista em exame de tireoide nessa faixa etária. Esse exame poderia ajudar a identificar presença ou não de tireoide na sua localização habitual, além da presença de bócio, mas não é essencial para o diagnóstico do hipotireoidismo congênito.

ALGUM MEDICAMENTO UTILIZADO PELA MÃE DURANTE A GESTAÇÃO PODE ALTERAR O RESULTADO DA TRIAGEM NEONATAL?

Certos medicamentos como propiltiouracil, metimazol, amiodarona e xaropes à base de iodeto de potássio se ingeridos durante a gestação podem causar hipotireoidismo transitório.

E o que fazer nesses casos?

Aguardar o resultado da triagem neonatal, pois não há necessidade de colher exames antes do terceiro dia de vida, quando é feita a coleta para triagem.

Estes pacientes geralmente não necessitam de tratamento. Pacientes com hipotireoidismo transitório sintomáticos, que mantém TSH elevado na repetição do exame no soro, podem ser tratados por 1 a 2 meses e depois interromper o tratamento.

E se a mãe é portadora de hipertireoidismo e não tomou a medicação corretamente durante a gestação?

É importante saber que mães portadoras de hipertireoidismo durante a gestação podem ter filhos com hipotireoidismo transitório por passagem da propiltiouracil ou de metimazol pela placenta, mas também podem apresentar hipertireoidismo neonatal em decorrência de mau controle do hipertireoidismo materno ou por passagem de anticorpos estimuladores do receptor de TSH pela placenta.

Nestes casos, os recém-nascidos geralmente apresentam baixo peso, irritabilidade intensa, taquicardia, hepatoesplenomegalia e dificuldade em ganhar peso, entre outros sintomas, e devem fazer a coleta em soro a partir do terceiro dia de vida para confirmar o diagnóstico, pois provavelmente precisarão tomar medicação para o hipertireoidismo neonatal.

E o contrário, ou seja, se a mãe tem hipotireoidismo e faz tratamento com levotiroxina?

A levotiroxina utilizada pela mãe portadora de hipotireoidismo não interfere no funcionamento tireoidiano do recém-nascido além do hipotireoidismo materno, por tireoidite de Hashimoto, não aumentar a possibilidade de a criança nascer com hipotireoidismo congênito.

Portanto, não há motivo para se dosar hormônios tireoidianos no recém-nascido de mãe hipotireóidea logo após o parto como vemos com frequência nas maternidades. Nesta situação, a recomendação ainda é coletar material para triagem neonatal em papel filtro e aguardar calmamente seu resultado.

A única exceção para se fazer coleta em soro no terceiro dia de vida de um recém-nascido de mãe hipotireóidea seria a mãe ter hipotireoidismo congênito por defeito de síntese de hormônios tireoidianos e não por tireoidite de Hashimoto, que pode aumentar a possibilidade de o recém-nascido nascer com hipotireoidismo, principalmente se os pais forem consanguíneos. Embora seja raridade, há casos identificados pela triagem neonatal da APAE-São Paulo.

COMO TRATAR O HIPOTIREOIDISMO CONGÊNITO?

O tratamento se baseia na reposição de levotiroxina, na dose de 10 a 15 mcg/dia, o mais breve possível, preferencialmente até a segunda semana de vida ou, pelo menos, dentro do primeiro mês de vida (Tabela 5.1).

Em valores muito elevados de TSH, ou seja, TSH > 40 mcU/mL, o tratamento deverá ser iniciado assim que for coletada nova amostra de sangue para confirmação diagnóstica, de preferência no mesmo dia da consulta ou, no máximo, no dia seguinte, para que não ocorra demora no início do tratamento.

O comprimido de levotiroxina deverá ser macerado com um pouco de água, dado em jejum com uma colherinha e aguardar cerca de 30 minutos para iniciar a alimentação matinal. Caso a criança re-

Tabela 5.1. Doses recomendadas de levotiroxina

Idade	Dose de L-t4 (mcg/kg)	Dose total
0 a 3 meses	10-15	37,5-50
3 a 6 meses	8-10	37,5-50
6 a 12 meses	6-8	50-75
1 a 5 anos	4-6	75-100
6 a 12 anos	3-4	100-150
> 12 anos	2-4	100-200

Fonte: Coelho Neto JR e Nascimento ML, 2014.

gurgite o medicamento ou vomite até 15 minutos após a administração, ele poderá ser oferecido novamente.

Para facilitar a administração do medicamento é possível mandar manipular a levotiroxina para apresentação em gotas, uma vez que só existe levotiroxina em comprimidos nas farmácias?

Devido à instabilidade da medicação, sensível ao calor e luz, não é possível manipulação e armazenamento em formas líquidas.

Como fazer o controle do tratamento?

Deve-se colher novas dosagens de TSH e T4 ou T4 livre duas a quatro semanas após o início do tratamento, a cada dois meses no primeiro ano de vida, a cada três meses entre 1 e 3 anos de vida e, depois disso, a cada seis meses.

Pacientes com TSH muito elevados na triagem neonatal podem demorar cerca de um mês até sua normalização, embora o T4 já se encontre normalizado.

Infelizmente não é raro haver interrupção do tratamento por parte dos familiares, uma vez que eles não observam nenhuma alteração na criança. Por isso, as dosagens também servem para observar a aderência ao tratamento.

Quais são os parâmetros que devemos utilizar para o tratamento com levotiroxina?

O objetivo do tratamento é manter o TSH entre 0,3 e 5 mcU/mL, T4 entre 10 e 14 mcg/dL ou T4 livre entre 0,8 e 1,5 ng/dL. Nos casos de hipotireoidismo central, devemos manter T4 ou T4 livre nos mesmos valores do hipotireoidismo primário.

A coleta de sangue deverá ser feita pela manhã antes de o paciente tomar a medicação para não apresentar falsa elevação dos resultados de T4 ou T4 livre.

CASO CLÍNICO

Paciente do sexo masculino, 25 dias de vida, encaminhado pela triagem neonatal por apresentar TSH = 250,9 mcU/mL.

Antecedentes: nascido de parto cesárea com peso de 3.240 g e 49 cm de comprimento, Apgar 9 e 10, sem nenhuma intercorrência, teve alta com 3 dias de vida.

Ao exame físico apresentava 3.700 g, 53,5 cm de comprimento e, apresentava icterícia zona III e hidrocele à esquerda no exame físico.

A mãe nega constipação e refere que o recém-nascido é tranquilo e que suga bem.

Foi solicitada dosagem de TSH e T4 no soro e, após coleta, iniciar imediatamente tratamento com tiroxina na dose de 37,5 mcg/dia.

Resultado da nova coleta, em soro, antes de iniciar tratamento: TSH = 319 mcU/mL e T4 = 3,4 mcg/dL.

Primeiro retorno, com um mês e 26 dias de vida:
- Peso: 4.950 g; Comprimento: 57,5 cm.
- Controle laboratorial: TSH = 8,4 mcU/mL; T4 = 14,8 mcg/dL

Ao exame físico não apresentava mais icterícia, mantinha hidrocele, e surgiu hérnia inguinal à direita.

A conduta na ocasião, além de encaminhar para correção cirúrgica da hérnia, foi de ajustar a dose de levotiroxina para 50 mcg/dia.

A partir de então foram mantidos controles laboratoriais a cada dois meses e ajustes da dose de levotiroxina conforme resultados dos exames laboratoriais.

Aos três anos e meio foi suspenso o tratamento com levotiroxina por um mês para investigação etiológica, e os resultados foram:

- TSH: 289 mcU/mL; T4: 1 mcg/dL.
- Cintilografia de tireoide: tecido captante em localização sublingual, caracterizando tireoide sublingual, ou seja, tireoide ectópica.

O desenvolvimento neuropsicomotor desta criança foi normal e hoje, aos 12 anos, tem ótimo rendimento escolar e toma 125 mcg de levotiroxina por dia.

REFERÊNCIAS

1. American Academy of Pediatrics, Rose SR; Section on Endocrinology and Committee of Genetics, American Thyroid Association, Brown RS; Public Health Committee, Lawson Wilkins Pediatric Endocrine Society, Foley T, Kaplowitz PB, Kaye CI, Sundararajan S, Varma SK. Update of newborn screening and therapy for congenital hypothyroidism. Pediatrics 2006 Jun;117(6):2290-303.
2. Bona G, Prodam F, Monzani A. Subclinical hypothyroidism in children: natural history and when to treat. J Clin Res Pediatr Endocrinol 2013;5(Suppl 1): 23-8.
3. Coelho Neto JR, Nascimento ML. Doenças da Tireoide. In: Campos Jr D, Burns DAR, Lopez FA, editores. Tratado de pediatria. Sociedade Brasileira de Pediatria. 3. ed. Barueri: Manole; 2014. p. 985-90.
4. Gibson PA, Newton RW, Selby K, Price DA, Leyland K, Addison GM. Longitudinal study of thyroid function in Down's syndrome in the first two decades. Arch Dis Chil 2005 Jun;90(6):574-8.
5. LaFranchi SH. Thyroiditis and acquired hypothroidism. Pediatric Ann 1992;21(1):32-9.
6. Nebesio TD, McKenna MP, Nabhan ZM, Eugster EA. Newborn screening results in children with central hypothyroidism. J Pediatr 2010 Jun;156(6):990-3.
7. Rastogi MV, LaFranchi SH. Congenital hypothroidis. Orphanet J Rare Dis 2010 Jun;5:17.

CAPÍTULO 6

Hipotireoidismo adquirido

Albertina Gomes Rodrigues
Fabíola Esgrignoli Garcia

QUANDO DEVEMOS PENSAR EM HIPOTIREOIDISMO ADQUIRIDO?

O hipotireoidismo adquirido, também chamado juvenil, geralmente se apresenta após o período neonatal. São inúmeras as causas que podem levar à sua ocorrência[1], indicadas a seguir.

Tireoidite de Hashimoto

Também chamada de tireoidite linfocítica crônica, é a causa mais comum de bócio e hipotireoidismo adquirido em crianças e adolescentes em áreas não endêmicas. Sua prevalência se dá em torno de 0,15% para o sexo feminino, com uma relação de 2,8 meninas:1 menino[2]. Esta alta incidência no sexo feminino pode estar relacionada à participação de genes dominantes mutantes no cromossomo X, ou ainda pela ausência do cromossomo Y, com mudança na suscetibilidade genética, que poderia estar vinculada aos cromossomos X e 21 (talvez isso justifique a alta incidência nos pacientes com síndrome de Down e Turner)[3].

A tireoidite linfocítica pode associar-se a outras doenças autoimunes: 20% dos pacientes com diabete tipo 1 apresentam anticorpos antitireoidianos e cerca de 3 a 8% evoluem para hipotireoidismo pela tireoidite[4].

Cerca de 30 a 40% dos pacientes com tireoidite apresentam história familiar positiva da doença. Há evidências de mecanismos autoimunes envolvidos, resultando na incapacidade dos linfócitos T supressores em destruir clones de linfócitos sensibilizados por antígenos tireoidianos, com consequente citotoxicidade mediada por células *natural killer* e interação de linfócitos T *helper* com linfócitos B, produzindo anticorpos contra componentes tireoidianos. Os autoanticorpos (antiperoxidase e antitireoglobulina) produzidos nessa doença são mensuráveis. Para a maioria dos autores há uma tendência a aceitar o anticorpo antiperoxidase como o mais significativo para o diagnóstico.

Uma pequena porcentagem das crianças apresenta-se com sintomas de hipertireoidismo. Isso se dá por degranulação espontânea de T4 pela progressiva infiltração linfocítica ou por presença de imunoglobulinas estimuladoras do receptor do TSH. Esta fase é chamada de hashitoxicose.

Tireoidite subaguda

Rara na infância, ocorre geralmente após infecção viral. Inicialmente, o paciente apresenta sinais compatíveis com processo inflamatório, como dor local e febre, podendo apresentar sinais de hipertireoidismo. Isso se dá por uma liberação autônoma do hormônio tireoidiano, em decorrência do processo inflamatório. Após cerca de uma semana se instala um quadro de eutireoidismo. Esta segunda fase dura cerca de uma semana também. A seguir, dá-se uma fase de hipotireoidismo. Com a evolução de alguns dias, o paciente volta à função tireoidiana normal.

Hipotireoidismo por déficit de iodo

A falta de iodo pode se dar por carência nutricional desse mineral. Essa possibilidade deve ser cogitada em situações nas quais a família utiliza sal sem marca registrada, sal grosso (uso veterinário), bem como no uso sistemático de substâncias bociogênicas.

Substâncias bociogênicas

Os alimentos mandioca, repolho, batata doce, couve-flor e brócolis são associados a hipotireoidismo por levarem a um aumento na concentração de tiocianato. Este inibe a captação de iodo pela tireoide. Já a soja também é relacionada a uma menor captação de iodo pelo tecido tireoidiano, por mecanismos ainda não totalmente esclarecidos. O consumo da soja também estaria associado a um aumento na incidência de tireoidite[5].

Outras causas de hipotireoidismo adquirido

- **Hipotireoidismo por doenças infiltrativas:** cistinose e histiocitose são doenças nas quais pode haver infiltração ou destruição da glândula tireoide, levando ao hipotireoidismo.
- **Hipotireoidismo pós-exerese da tireoide.**
- **Hipotireoidismo por irradiação da tireoide e região hipotálamo-hipofisária:** cerca de 40 a 60% das crianças sobreviventes de neoplasias apresentam sequelas endócrinas. A irradiação em cérebro, tumores de face e linfomas pode levar tanto a um hipotireoidismo secundário (por hipofunção hipotálamo-hipofisária), quanto primário (por hipofunção tireoidiana)[6].
- **Hipotireoidismo induzido por drogas:** lítio, amiodarona, excesso de iodo (xaropes). O lítio diminui a produção e liberação do hormônio tireoidiano, provavelmente por uma ação sinérgica com o iodeto. Já a amiodarona e outros medicamentos contendo iodo levariam ao fenômeno de Wolff-Chaikoff, por diminuição na ação da enzima tireoperoxidase, teríamos uma diminuição da produção do hormônio tireoidiano[7].
- **Tiocianato e perclorato:** inibem a captação do iodo pela tireoide.
- **Propiltiuracil e metimazole:** inibem a tireoperoxidase, diminuindo a organificação do iodeto e, consequentemente, a síntese do hormônio tireoidiano.

QUAIS SÃO AS CARACTERÍSTICAS CLÍNICAS DO HIPOTIREOIDISMO ADQUIRIDO?

O paciente com hipotireoidismo adquirido apresenta clínica de progressão insidiosa, chamando a atenção da família, inicialmente, com a diminuição no ritmo de crescimento, presença de bócio (em parte dos casos), adinamia, pele seca, obstipação.

Quanto aos sinais clínicos, podemos observar: queda no ritmo de crescimento, alteração em fâneros: pele seca, unhas e cabelos quebradiços. A evolução do quadro pode determinar anemia, bradicardia e mixedema.

COMO DIAGNOSTICAR?

A suspeita de um quadro de hipotireoidismo adquirido é confirmada pelas dosagens laboratoriais de TSH e T4 livre. Concentrações de T4 livre baixas para a idade com TSH elevado indicam hipotireoidismo primário. Alguns pacientes podem apresentar TSH elevado com T4 livre normal e considera-se que eles apresentam "hipotireoidismo subclínico", merecendo cuidadosa avaliação clínica e acompanhamento.

Quando há suspeita de tireoidite de Hashimoto, é importante a dosagem dos anticorpos antiperoxidase e antitireoglobulina. Esses anticorpos podem estar ausentes na infância, mas, quando positivos, confirmam o quadro.

Os exames de imagem da tireoide são dispensáveis, tendo apenas como indicação os casos de palpação de nódulo.

Na maioria dos casos de hipotireoidismo a idade óssea encontra-se atrasada em relação à idade cronológica.

COMO TRATAR?

O tratamento do hipotireoidismo adquirido é feito por meio da administração da levotiroxina sódica, 100 mcg/m^2/dia, ou de acordo com a idade:
- 1 a 5 anos: 4 a 6 mcg/kg/dia.
- 6 a 10 anos: 3 a 4 mcg/kg/dia.
- Maiores de 11 anos: 2 a 3 mcg/kg/dia.

O ajuste inicial da dose de tireoxina deve ser feito a cada seis a oito semanas, orientado pela monitorização da função tiroidiana através do T4 livre e do TSH. Após a normalização da função, os controles são realizados a cada seis meses. Quando houver supressão das concentrações de TSH, a dose de tireoxina deve ser reduzida. As alterações da dose podem ser em média de 12 a 25 mcg/dia.

EM QUAIS SITUAÇÕES RASTREAR O HIPOTIREOIDISMO ADQUIRIDO?[8]

- Pacientes com síndrome de Down: segundo as diretrizes de atenção à pessoa com síndrome de Down, os pacientes que apresentem a síndrome devem ser monitorados quanto ao nível do TSH aos seis meses de vida, com um ano de vida e, após este, anualmente[9].
- Pacientes com síndrome de Turner: devem ser monitoradas quanto ao TSH anualmente.
- Pacientes com diabete tipo 1: devem ser monitoradas quanto ao TSH anualmente.
- Pacientes com dislipidemia: como a dislipidemia pode ser secundária a um hipotireoidismo, em vigência desta, o diagnóstico de hipotireoidismo deve ser afastado.
- Anemia: como a anemia pode ser secundária a um hipotireoidismo, em vigência desta, o diagnóstico de hipotireoidismo deve ser afastado.
- História pessoal de doença autoimune (vitiligo, lúpus, artrite reumatoide).
- Uso de medicamentos ou alimentos bociogênicos.

CASO CLÍNICO

Menina de 9 anos e 8 meses encaminhada pelo pediatra com queixa de obesidade e baixa estatura. Referia ganho de peso a partir dos 7 anos, mesmo seguindo uma dieta balanceada. Relatava obesidade na família paterna e avó materna com hipotireoidismo. Trazia medidas prévias de estatura mostrando velocidade de crescimento de 2,5 cm no último ano.

Ao exame físico apresentava peso entre percentil 90 e 97, estatura abaixo do percentil 3 e índice de massa corpórea (IMC) acima do percentil 97. A tireoide era palpável com consistência discretamente aumentada, Tanner M1P1 e pele áspera e ressecada.

Exames complementares: TSH 80 (VR 0,5 a 4,5 mU/mL); T4L 0,6 (VR 0,9 a 1,7 ng/dL); anticorpo antiperoxidase > 1.000 (VR < 35 U/L); anticorpo antitereoglobulina 245 (VR < 115 U/L); colesterol total 256; HDL 41; LDL 184; triglicérides 196. Ultrassom: tireoide de dimensões reduzidas e textura heterogênea. Idade óssea compatível com 7 anos e 10 meses (idade cronológica de 9 anos e 6 meses).

Trata-se de um caso de hipotireoidismo por tireoidite de Hashimoto que, após introdução de levotiroxina sódica, houve normalização da velocidade de crescimento e dos lipídios. A desaceleração do crescimento com sobrepeso ou obesidade sugere doenças associadas, e neste caso era o hipotireoidismo adquirido.

REFERÊNCIAS

1. Souza MARS, Beserra ICR, Guimarães MM. Hipotireoidismo na criança. Pediatria Moderna 2013 Nov;46(11):416-26.
2. Hunter L, Greene AS, MacDonald TM, Morris AD. Prevalence and aetiology of hypothyroidism in the young. Arch Dis Child 2000;83:207-10.
3. Setian N. Hipotireoidismo na criança: diagnóstico e tratamento. J Pediatr (Rio de Janeiro) 2007;83(5):S209-15.
4. Kordonouri O, Maguire AM, Knip M, Shober E, Lorini R, Holl RW. Other complications and associated conditions with diabetes in children and adolescents. Pediatr Diabetes 2009;10(12):204-10.
5. Tran L, Hammuda M, Wood C, Xiao CW. Soy extracts supressed iodine uptake and stimulated the production of autoimmunogen in rat. Exp Biol Med 2013 Jun;238(6):623-30.
6. Chemaitilly W, Sklar CA. Endocrine complications in long-term survivors of childhood cancers. Endocr Relat Cancer 2010 Jun;17(3):R141-59.
7. Vargas-Uricoechea H, Sierra-Torres CH. Thyroid hormones and the heart. Hormon Mol Biol Clin Investig 2014 Apr;18(1):15-26.
8. Brenta G, Vaisman M, Sgarbi JA, Bergoglio LM, Andrada NC, Bravo PP et al. Diretrizes clínicas práticas para o manejo do hipotireoidismo. Arq Bras Endocrinol Metabol 2013;57(4):265-99.
9. Brasil. Ministério da Saúde (MS). Diretrizes de atenção à pessoa com síndrome de Down. Ministério da Saúde, Secretaria de Atenção à Saúde, Departamento de Ações Programáticas Estratégicas. Série F. Comunicação e Educação em Saúde. Brasília: Ministério da Saúde; 2012. 60p.

CAPÍTULO 7

Hipertireoidismo

Suzana Bastos Castillo Gonçalves
Carla Maria Ramos Germano

O QUE CARACTERIZA O HIPERTIREOIDISMO?

O hipertireoidismo se caracteriza pelo excesso de produção e liberação dos hormônios tireoidianos pela glândula tireoide. A tireotoxicose, termo muitas vezes usado como sinônimo, também se caracteriza pelo excesso de hormônios tireoidianos na circulação, porém pode estar relacionada a fontes extratireoidianas, como na ingestão exógena desses hormônios[1].

QUAL A PREVALÊNCIA DE HIPERTIREOIDISMO EM CRIANÇAS?

O hipertireoidismo não é frequente na infância. Um estudo realizado na Dinamarca demonstrou uma incidência de hipertireoidismo de oito casos por ano para cada 1.000.000 em indivíduos com idades entre 0 a 15 anos e de 1 para cada 1.000.000 em crianças menores de quatro anos[2]. Nos Estados Unidos, a incidência varia de 0,1 a 3 para cada 100.000 crianças e a prevalência é de 1:10.000[3].

QUANDO SUSPEITAR DE HIPERTIREOIDISMO NA CRIANÇA?

As crianças apresentam uma ampla variedade dos sintomas que podem ser sutis ou até mesmo se manifestar de forma grave afetando diferentes órgãos. Crianças pré-púberes mais comumente se apresentam com sintomas atípicos (hiperatividade, labilidade emocional, nervosismo)[2].

Os sinais e sintomas de hipertireoidismo em crianças estão resumidos no Quadro 7.1.

Quadro 7.1. Sinais e sintomas de hipertireoidismo em crianças

Sinais	Sintomas
• Aumento da pressão sistólica e da pressão de pulso • Bócio* • Manifestações oculares: mais leves que nos adultos (retração palpebral, edema conjuntival, dor, lacrimejamento, exoftalmia) • Pele quente e úmida • Perda de peso • Queda de cabelo • Taquicardia • Tremores finos	• Baixo rendimento escolar • Fadiga • Fraqueza muscular proximal • Hiperatividade • Intolerância ao calor • Labilidade emocional • Nervosismo • Palpitações • Sudorese excessiva

* Peso da glândula tireoide por idade: 3 a 4 anos: 4±2 g; 10 a 14 anos: 10±6 g; 15 a 19 anos: 14±5 g; adultos: 20±5 g.
Fonte: adaptado de John M et al., 2015[2].

QUAIS AS CAUSAS DE HIPERTIREOIDISMO NA POPULAÇÃO PEDIÁTRICA?

A doença de Graves (DG) é a causa mais comum, correspondendo a mais de 95% dos casos de hipertireoidismo em crianças. Entre todas as doenças tireoidianas na infância, a DG corresponde a aproximadamente 15%, sendo mais frequente no sexo feminino na proporção de 5:1. Seu pico de incidência ocorre na adolescência. Tireoidite aguda ou subaguda, tireoidite linfocítica crônica (tireoidite de Hashimoto) e ingestão de hormônios tireoidianos e/ou iodetos podem resultar em hipertireoidismo transitório. Outras etiologias menos comuns de hipertireoidismo são síndrome de McCune-Albright, nódulos tireoidianos hiperfuncionantes, tumores hipofisários secretores de TSH, mutações ativadoras do receptor do TSH e resistência aos hormônios tireoidianos[4].

COMO REALIZAR A CONFIRMAÇÃO LABORATORIAL DO HIPERTIREOIDISMO?

O perfil laboratorial característico do hipertireoidismo é de supressão dos valores de TSH acompanhada por T4 e T3 aumentados. Como a dosagem de hormônios tireoidianos totais pode ser influenciada por alterações nas proteínas carreadoras, a medida de sua fração livre é mais indicada[5].

QUAL A FISIOPATOLOGIA DA DOENÇA DE GRAVES?

A fisiopatologia da DG não esta bem estabelecida, mas a doença parece resultar da interação entre o substrato genético (hereditariedade), fatores ambientais e sistema imune. A DG é uma doença autoimune na qual há uma infiltração linfocitária e resposta imune mediada pelas células T auxiliares que resulta em produção e liberação de citocinas, inflamação local e remodelação tecidual. As citocinas estimulam as células B a produzirem anticorpos antirreceptores de TSH. A imunoglobulina estimulante liga-se ao receptor de TSH na membrana celular da célula folicular, resultando em seu crescimento, aumento da vascularização da glândula e secreção excessiva de hormônios tireoidianos. Anticorpos bloqueadores do receptor do TSH também podem ser produzidos e o curso clínico da doença resulta do balanço entre os efeitos inibidores e estimuladores dos autoanticorpos. Os genes relacionados a uma maior suscetibilidade à DG são *CTLA4*, *PTPN22* e alguns haplótipos do sistema antígeno leucocitário humano (HLA) que codificam proteínas envolvidas na função imunológica e estão associados a outras doenças autoimunes. Fatores ambientais também podem estar envolvidos na fisiopatologia da doença, como fumo e algumas infecções[6,7].

COMO É A EVOLUÇÃO CLÍNICA DA DG NA FAIXA ETÁRIA PEDIÁTRICA?

Na DG pediátrica o curso insidioso dos sintomas pode levar a uma demora no diagnóstico, que não só prolonga o curso da doença, como também determina um maior risco ao paciente, dependendo da severidade dos sintomas, além de um aumento nos custos da assistência à saúde. As consequências do diagnóstico tardio incluem prejuízo no desenvolvimento neuropsicomotor, alteração na maturação óssea com avanço da idade óssea e baixo rendimento escolar[8]. Em uma coorte de crianças e adolescentes com DG identificou-se como características clínicas mais comuns ao diagnóstico: bócio, taquicardia, perda de peso e alterações oftalmológicas. Dermatopatia infiltrativa (mixedema pré-tibial) e oftalmopatia grave, presentes em adultos, são achados extremamente raros em crianças[6].

O HIPERTOREOIDISMO PODE SE MANIFESTAR NO PERÍODO NEONATAL?

Sim. O hipertireoidismo transitório é a manifestação mais comum no período neonatal e ocorre em 1 a 2% dos recém-nascidos de mães com DG, pela passagem transplacentária de hormônios tireoidianos ou de anticorpos estimuladores maternos. O tratamento adequado da gestante com DG é muito importante para a prevenção da doença neonatal[9].

COMO A TIREOIDITE DE HASHIMOTO PODE CURSAR COM HIPERTIREOIDISMO?

A tireoidite de Hashimoto pode se manifestar transitoriamente sob a forma de hipertireoidismo, que é conhecida como hashitoxicose. Nessa fase, a lesão da glândula resulta numa maior liberação de hormônios tireoidianos pré-formados na circulação. Os exames laboratoriais permitem a distinção entre essa patologia e a DG. Na DG, o anticorpo antirreceptor do TSH (TRAb) pode ser detectado em 95% dos casos não tratados e os anticorpos anti-TG e anti-TPO, embora sejam detectáveis na maioria dos casos, apresentam valores menores do que aqueles encontrados na tireoidite de Hashimoto. A cintilografia de tireoide mostra uma captação aumentada na DG e diminuída na tireoidite[5].

QUANDO SUSPEITAR QUE A CRIANÇA ESTÁ EM CRISE TIREOTÓXICA?

A crise tireotóxica ou tempestade tireoidiana é uma forma grave de tireotoxicose que é rara em crianças e é geralmente desencadeada por um evento precipitante. Na faixa etária pediátrica esse evento é representado principalmente por traumas, cirurgias, infecções, uso não adequado ou interrupção de medicação antitireoidiana e radioiodoterapia. A crise tireotóxica, mesmo tratada, tem uma mortalidade geral acima de 10%. Critérios clínicos para diagnóstico de crise tireotóxica foram definidos por Burch e Wartofsky[10] (Tabela 7.1) e

Tabela 7.1. Critérios clínicos de Burch e Wartofsky para diagnóstico de crise tireotóxica

Disfunção termorregulatória (°C)	Pontos
32,7-37,7	5
37,8-38,2	10
38,3-38,8	15
38,9-39,4	20
39,4-39,9	25
> 40	30
Efeitos sobre o sistema nervoso central	
Leve: agitação	10
Moderado: delírio, psicose, letargia extrema	20
Grave: convulsões, coma	30
Disfunção gastrointestinal e hepática	
Moderada: diarreia, náuseas, vômitos, dor abdominal	10
Grave: icterícia não explicada	20
Taquicardia	
99-109	5
110-119	10
120-129	15
130-139	20
> 140	25
Fibrilação atrial	10
Insuficiência cardíaca	
Leve: edema de membros inferiores	5
Moderada: estertores crepitantes em bases pulmonares	10
Grave: edema pulmonar	15
História de fator desencadeante	
Negativa	0
Positiva	10

Após soma de pontos de cada item: soma total de pontos > 45 é altamente sugestivo de crise tireotóxica; 25-45 é sugestivo de crise tireotóxica; < 25 pontos diagnóstico improvável.
Fonte: adaptada de Léger J et al., 2014[6].

incluem disfunção termorregulatória, taquicardia, fibrilação atrial, insuficiência cardíaca, disfunção gastrointestinal e hepática, distúrbios do sistema nervoso central (SNC) e história de evento precipitante. Não existem critérios específicos para a população pediátrica[11,12].

QUANDO ENCAMINHAR O PACIENTE COM HIPERTIREOIDISMO?

O pediatra precisa estar atento para os sinais e sintomas de hipertireoidismo e, como em crianças os sintomas podem ser inespecíficos, é necessária atenção redobrada. Estudo retrospectivo mostrou que crianças têm uma maior demora no diagnóstico do hipertireoidismo em relação aos adultos, sendo encaminhadas inicialmente a outros especialistas em 25% dos casos. O profissional deve encaminhar a criança ao endocrinologista pediátrico assim que o diagnóstico laboratorial de hipertireoidismo for confirmado através da dosagem de TSH e dos hormônios tireoidianos[13].

QUAIS AS OPÇÕES TERAPÊUTICAS PARA A CRIANÇA COM HIPERTIREOIDISMO?

O tratamento se baseia no uso de drogas antitireoidianas (DAT), radioiodoterapia e cirurgia. A escolha da melhor opção de tratamento deve ser individualizada e o especialista é a pessoa mais indicada para tomar essa decisão em conjunto com o paciente e sua família. As DAT costumam ser a primeira opção na infância e reduzem a síntese dos hormônios tireoidianos, principalmente por inibir a organificação do iodeto e o acoplamento das iodotironinas. Os betabloqueadores podem ser utilizados para controlar os sintomas beta-adrenérgicos relacionados ao hipertireoidismo[13,14].

Quais as DAT utilizadas no tratamento, sua ação e efeitos colaterais mais frequentes?

Atualmente, a medicação mais utilizada é o metimazol (MMZ), na dose de 0,5 a 1 mg/kg/dia em tomada única diária ou fracionada. O propiltiouracil (PTU) está relacionado a efeitos colaterais mais frequentes e graves, devendo ser evitado na faixa etária pediátrica. O risco de falência hepática induzida pelo PTU, resultando em necessidade de transplante hepático, é estimado em 1 para cada 2.000 crianças que utilizam a medicação. Os principais efeitos colaterais das DAT incluem efeitos adversos maiores, como agranulocitose, hepatite medicamentosa grave, anafilaxia, entre outros. Em ordem decrescente de frequência: aumento discreto das enzimas hepáticas (28%), leucopenia leve (25%), *rash* cutâneo (9%), granulocitopenia (4,5%), artrites (2,4%), náusea (1,1%) e hepatite leve (0,4%)[15,16].

Qual a taxa de remissão da DG em crianças?

Em crianças que utilizaram DAT por 1 a 2 anos, as taxas de remissão encontradas foram de 20 a 30%. Por outro lado, a chance de remissão é menor se os pacientes forem não caucasianos com idade < 12 anos, se a tireoide for maior do que 2,5 vezes o tamanho normal para a idade e se houver níveis muito aumentados de TRAb e T4 livre[17].

O que fazer no caso de insucesso com DAT ou no caso de recidiva da DG?

A tireoidectomia e a radioiodoterapia são opções disponíveis. Estudos demonstram que a escolha pela radioterapia vem aumentando e ocupando o segundo lugar como opção de tratamento, com taxa de cura acima de 95% e menor recidiva. Deve-

-se ressaltar que, em menores de cinco anos, a terapia com iodo deve ser evitada até que estudos conclusivos confirmem sua segurança nessa faixa etária[7,18].

Qual a cirurgia mais indicada para DG e quais os riscos para o paciente pediátrico?

A cirurgia foi o primeiro tratamento instituído para DG na faixa etária pediátrica, sendo atualmente a tireoidectomia total a técnica mais utilizada. O hipotireoidismo decorrente da cirurgia é facilmente controlado, porém o procedimento requer um cirurgião experiente. Os riscos são aqueles inerentes ao procedimento anestésico, assim como hematoma, hipocalcemia e paresia do nervo laríngeo recorrente na fase pós-operatória aguda. A cirurgia também pode acarretar hipoparatireoidismo definitivo por lesão das glândulas paratireoides ou resultar em lesão permanente do nervo laríngeo[19].

Quais os riscos em longo prazo da radioiodoterapia?

Até o momento não há evidências conclusivas de risco aumentado de mortalidade e de câncer em adultos e crianças submetidos a esta terapia, mesmo após seguimento prolongado[20].

CASO CLÍNICO

Paciente de 7 anos e 8 meses, sexo feminino, branca, comparece ao ambulatório de endocrinologia pediátrica com história de que há nove meses iniciou quadro de taquicardia, nervosismo e sudorese excessiva, tendo procurado atendimento na unidade básica de saúde (UBS), onde foi avaliada e encaminhada ao cardiologista. A mãe relata que a criança foi examinada e recebeu alta ambulatorial, pois nada cardiológico foi encontrado, apesar de ter sido detectado que a criança apresentava discreta perda de peso. Retornou à sua UBS três meses depois, com queixa de "aumento do pescoço". Foram solicitados exames e a criança foi encaminhada ao endocrinologista pediátrico devido à função tireoidiana alterada.

Ao exame físico, a criança apresentava-se com peso de 25 kg e estatura de 127 cm (percentil 25 e 50, respectivamente), taquicardia (FC 120), pele quente e úmida, discreta exoftalmia com retração palpebral, leve tremor de extremidades e tireoide aumentada difusamente (2 xx) sem nódulos palpáveis, Tanner M1P1. O restante do exame físico era normal.

Exames laboratoriais: TSH 0,01 (VR 0,4 a 4,5 mU/L), T4L 4,2 (VR 0,7 a 1,8 ng/dL), T3 486 (VR 60-180 ng/dL), TRAb 280 (VR < 10).

Trata-se de um caso ilustrativo de hipertireodismo por doença de Graves, com sintomas/sinais clínicos e perfil laboratorial característico.

REFERÊNCIAS

1. Devereaux D, Tewelde SZ. Hyperthyroidism and thyrotoxicosis. Emergency Medicine Clinics of North America 2014;32:277-92.
2. Ho YH, Chung EC, Park SA. A 3-year-old girl with Graves' disease with literature review. Ann Pediatr Endocrinol Metab 2014;19:154-8.
3. John M, Sundrarajan R, Gomadam SS. Antithyroid drugs in pediatric Graves' disease. Indian J Endocrinol Metab 2015;19:340-6.
4. Léger J, Carel JC. Hyperthyroidism in childhood: causes, when and how to treat. J Clin Res Pediatr Endocrinol 2013;5:50-6.
5. Franklyn JA, Boelaert K. Thyrotoxicosis. Lancet 2012;379:1155-66.
6. Léger J, Kaguelidou F, Alberti C, Carel JC. Graves' disease in children. Best Pract Res Clin Endocrinol Metab 2014;28:233-43.
7. Maia AL, Scheffel RS, Meyer ELS, Mazeto GMFS, Carvalho GAD, Graf H et al. Consenso brasileiro para o diagnóstico e tratamento do hipertireoidismo: recomendações do Departamento de Tireoide da Sociedade Brasileira

de Endocrinologia e Metabologia. Arq Bras Endocrinol Metab 2013;57:205-32.
8. Sims EK, Eugster EA, Nebesio TD. Detours on the road to diagnosis of Graves disease. Clinical Pediatrics 2012;51:160-4.
9. Péter F, Muzsnai A. Congenital disorders of the thyroid: hypo/hyper. Endocrinol Metab Clin North Am 2009;38:491-507.
10. Burch HB, Wartofsky L. Life-threatening thyrotoxicosis. Thyroid storm. Endocrinol Metab Clin North Am 1993;22:263-77.
11. Akamizu T, Satoh T, Isozaki O, Suzuki A, Wakino S et al. Diagnostic criteria, clinical features, and incidence of tyroid storm based on nationwide surveys. Thyroid 2012;22:661-79.
12. Warnock AL, Cooper DS, Burch HB. Life-threatening thyrotoxicosis: thyroid storm and adverse effects of antithyroid drugs. In: Matfin G, editor. Endocrine and Metabolic Medical Emergencies: A Clinician's Guide. Washington, DC: Endocrine Society; 2014. p.110-26.
13. Birrell G, Cheetham T. Juvenile thyrotoxicosis; can we do better? Arch Dis Child 2004;89:745-50.
14. Muldoon BT, Mai VQ, Burch HB. Management of Graves' disease: an overview and comparison of clinical practice guidelines with actual practice trends. Endocrinol Metab Clin North Am 2014; 43:495-516.
15. Cooper DS. Antithyroid drugs. N Engl J Med 2005;352:905-17.
16. Rivkees SA, Mattison DR. Propylthiouracil (PTU) hepatoxicity in children and recommendations for discontinuation of use. Int J Pediatr Endocrinol 2009;2009:132041.
17. Kaguelidou F, Alberti C, Castanet M, Guitteny MA, Czernichow P, Léger J. Predictors of autoimmune hyperthyroidism relapse in children after discontinuation of antithyroid drug treatment. J Clin Endocrinol Metab 2008;93:3817-26.
18. Bauer AJ. Approach to the pediatric patient with Graves' disease: When is definitive therapy warranted? J Clin Endocrinol Metab 2011; 96:580-8.
19. Peroni E, Angiolini M, Vigone M, Mari G, Chiumello G, Beretta E, Weber G. Surgical management of pediatric Graves' disease: an effective definitive treatment. Pediatr Surg Int 2012;28:609-14.
20. Chao M, Jiawei X, Guoming W, Jianbin L, Wanxia L, Driedger A et al. Radioiodine treatment for pediatric hyperthyroid Grave's disease. Eur J Pediatr 2009;168:1165-9.

CAPÍTULO 8

Nódulos tireoidianos

Cyntia Watanabe

O QUE SÃO NÓDULOS TIREOIDIANOS?

Nódulos tireoidianos são definidos como uma ou mais formações nodulares com conteúdo sólido ou cístico, de comportamento clínico discreto, em uma glândula de tamanho normal ou difusamente aumentada[1,2].

QUAL A PREVALÊNCIA DOS NÓDULOS TIREOIDIANOS?

A avaliação da tireoide faz parte do exame físico completo de uma criança e do adolescente, portanto, todo pediatra e/ou hebiatra deve realizá-la. Estudos *post mortem* e avaliações ultrassonográficas sugerem que aproximadamente 0,5 a 1,8% das crianças e até 13% de adolescentes e adultos jovens possuem nódulos tireoidianos[3-5], sendo identificados pela queixa que o paciente apresenta ou como achados de exame físico ou de ultrassonografia (USG) da região cervical. A avaliação ultrassonográfica da tireoide tem sido cada vez mais solicitada e associada ao melhor desempenho dos aparelhos de ultrassonografia, permitem que os nódulos tireoidianos sejam identificados mais facilmente, sendo esse método mais sensível que a palpação para identificar nódulos menores que 1 cm.

COMO INICIAR A AVALIAÇÃO DO NÓDULO TIREOIDIANO?

Diante de um paciente com nódulo tireoidiano, devem ser obtidos anamnese e exame físico detalhados. Mesmo que não sejam sensíveis ou específicos, alguns dados podem estar associados a maior risco de malignidade. De modo complementar e de extrema importância, exames laboratoriais e de imagem devem ser solicitados para finalizar esse diagnóstico[6-11].

Quais informações clínicas devem ser obtidas?

Diante do paciente com nódulo tireoidiano, devem ser obtidos dados de anamnese e exame físico que possam identificar sinais e sintomas de hipo ou hipertireoidismo ou outros dados, que apesar de inespecíficos, associam-se a maior risco de malignidade, como deficiência de iodo[2,5,6]; exposição prévia a radiação, inclusive em crianças sobreviventes de neoplasias da infância tratadas com radioterapia, como linfoma de Hodgkin, leucemias e tumores de sistema nervoso central[2,3,6,12-14]; história familiar de câncer de tireoide; síndromes hereditárias como neoplasia endócrina múltipla tipo 2 (NEM2) e algumas síndromes genéticas e, por fim, nódulos de crescimento rápido e volumoso, com sintomas compressivos[2,5-8,11-14]. Tendo em vista esses dados, a American Thyroid Association (ATA) recomenda que um exame físico anual seja realizado em pacientes com alto risco de neoplasia de tireoide e exames de imagem adicionais devem ser realizados se houver nódulos palpáveis, assimetrias tireoidianas ou linfoadenopatias cervicais[6].

Em crianças e adolescentes, a probabilidade do nódulo ser maligno é de 22 a 26%[6-8,13], diferentemente do adulto, cuja prevalência de malignidade nos nódulos é de 5%[9-12].

O carcinoma diferenciado de tireoide (CDT) corresponde de 8 a 10% dos cânceres na infância, sendo mais comum em meninas que meninos (2 a 2,5:1) e costuma ter um aspecto mais agressivo em relação à invasão de tecidos linfonodos e metástases pulmonares, porém, com um melhor prognóstico que nos adultos[8,13,15].

Quais exames laboratoriais devem ser solicitados?

A avaliação laboratorial deve se basear principalmente nos valores de TSH, mas podem ser complementadas com T4 livre e anticorpos antitireoidianos[2,6,8-12]. A maioria dos nódulos não apresenta alteração na produção de hormônios tireoidianos, porém a presença de TSH suprimido sugere que o nódulo seja autônomo e indica a necessidade de avaliação com cintilografia para que se confirme como um nódulo hipercaptante, com tratamento específico para esse quadro, como será discutido posteriormente.

A presença de autoanticorpos antitireoidianos, associados a nódulo palpável ou assimetria da glândula e linfonodos cervicais palpáveis, indicam a necessidade de avaliação ultrassonográfica da região cervical[6,8,16].

A dosagem de calcitonina sérica não é indicada de rotina, a não ser na presença de história familiar de carcinoma medular de tireoide[6,11,12].

Quais exames de imagens devem ser solicitados inicialmente?

A presença de nódulo tireoidiano palpável em crianças e adolescentes indica uma avaliação ultrassonográfica da região cervical, realizada por profissional experiente. As características observadas à USG são: tamanho do nódulo e suas dimensões tridimensionais (longitudinal, anteroposterior e laterolateral), posição, ecogenicidade (anecoico, hipo-, iso- ou hiperecoico), composição (cisto, sólido ou misto), presença de microcalcificações, presença de halo, características das margens, fluxo sanguíneo (central ou periférico) e presença de linfonodos aumentados próximos. Nódulos com características sugestivas de malignidade à USG geralmente apresentam-se com alguma dessas características: sólidos, hipoecogênicos, grandes ou de crescimento rápido, altura maior que largura, com presença de halo periférico, margens irregulares, presença de micro ou macrocalcificações e podem ser acompanhados de aumento de linfonodos cervicais[6,8-13,15-17]. A avaliação da elasticidade do nódulo (elastografia), demonstrando maior rigidez nas lesões malignas, não substitui a USG convencional, mas, quando combinadas podem aumentar a sensibilidade e especificidade[15,18].

Conforme mencionado anteriormente, a cintilografia de tireoide com ^{123}I ou ^{99m}Tc deve ser realizada em pacientes com TSH suprimido para identificar um nódulo autônomo funcionante.

Como proceder após a avaliação ultrassonográfica da região cervical?

A ATA recomenda que biópsia feita por punção aspirativa com agulha fina (PAAF) seja indicada de acordo com as características clínicas e ecográficas suspeitas para malignidade do nódulo, como hipoecogenicidade, margens irregulares, aumento do fluxo central intranodular, presença de microcalcificações e de linfonodos cervicais anormais, independentemente do tamanho do nódulo, pois esse critério, diferentemente do adulto, é problemático em crianças, devido às mudanças de volume da tireoide durante a infância e a dificuldade em predizer malignidade de acordo com o tamanho do nódulo. Outra recomendação é que a PAAF deve sempre ser guiada por USG em crianças e adolescentes[6] devido à elevada proporção de malignidade e a dificuldade em obter amostras repetidas nessa faixa etária.

A presença de um lobo ou toda a tireoide aumentada difusamente, com microcalcificações, associada a linfonodos cervicais palpáveis, também indica a PAAF, pois uma característica diferente e importante do carcinoma papilífero da tireoide (CPT), é que ele pode se apresentar difuso na glândula, em vez de formar um nódulo[6-9,11-13].

Caso o nódulo não apresente características suspeitas para malignidade à USG realizada por um profissional experiente, deve ser seguido clínica e laboratorialmente, avaliando mudanças no comportamento e tamanho.

O manejo do nódulo tireoidiano detectado por palpação ou por exames de imagem pode ser visto na Figura 8.1.

Quais resultados podem ser esperados ao realizar a PAAF?

Os achados citopatológicos da PAAF são categorizados de acordo com o Sistema Bethesda para laudos citopatológicos de tireoide[6-9,11-13,17] (Tabela 8.1)[19].

A citologia maligna para CDT segue os mesmos critérios que nos adultos, sendo que o CPT corresponde a 90% dos casos, seguido pelo carcinoma folicular da tireoide (CFT) e raramente se encontram carcinoma medular da tireoide (CMT), carcinoma da tireoide pouco diferenciado ou indiferenciado (anaplásico)[2,6-8,13,17,20].

COMO TRATAR NÓDULOS BENIGNOS?

O achado de nódulo com características benignas à ecografia e citologia apresenta baixa possibilidade de falso negativo[3-6], exceto se o nódulo for muito grande, pois nesse caso há um aumento de erro na amostragem obtida devido à extensão do nódulo[13,21].

Não há consenso no uso de levotiroxina (LT4) para reduzir o tamanho de nódulos benignos em crianças, como ocorre em adultos[6].

A cirurgia (lobectomia) pode ser considerada em nódulos grandes, com sintomas compressivos, por razões estéticas ou por escolha do paciente/pais. Também deve ser considerada em nódulos sólidos > 4 cm, mesmo com citologia aparentemente benigna, que tiveram um significante crescimento, ou na presença de suspeita clínica para malignidade[6].

Deve-se fazer seguimento com USG seriada e repetir a PAAF se houver aparecimento de características suspeitas ou se o nódulo continuar a crescer.

Como já foi comentado, pacientes TSH suprimido, associado a nódulo tireoidiano, devem ser submetidos à cintilografia e se o nódulo for hipercaptante, os pacientes devem ser submetidos à cirurgia, geralmente lobectomia, devido a relatos de que 1/3 deles apresentam-se associados à CDT[21].

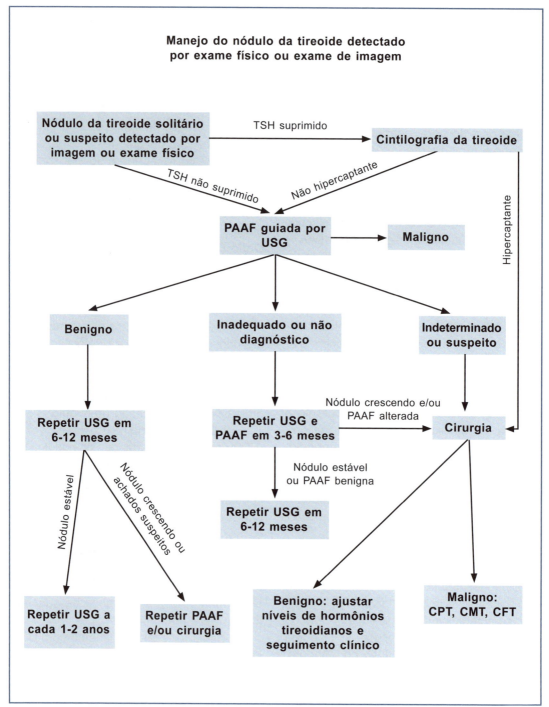

Figura 8.1. Algoritmo para avaliação de pacientes com um ou mais nódulos de tireoide.
CPT: carcinoma papilífero da tireoide; CMT: carcinoma medular da tireoide; CFT: carcinoma folicular da tireoide; PAAF: punção aspirativa com agulha fina; USG: ultrassonografia.
Fonte: adaptada de Francis G et al., 2015[6].

Tabela 8.1. Sistema Bethesda para laudos citopatológicos de tireoide

Categoria diagnóstica	Significado
I	Amostra não diagnóstica
II	Benigno
III	Atipias/Lesão folicular de significado indeterminado
IV	Suspeito para neoplasia folicular/Hürthle ou Neoplasia folicular/Hürthle
V	Suspeito para malignidade
VI	Maligno

Fonte: Cibas ES e Ali SZ, 2009[19].

COMO PROCEDER COM NÓDULO COM CITOLOGIA NÃO DIAGNÓSTICA OU INDETERMINADA?

Pode-se repetir a PAAF em 3 a 6 meses, sempre guiada por USG, mas lembrando que, se a USG mostrar características potencialmente malignas, a cirurgia deve ser sempre considerada.

COMO TRATAR NÓDULOS MALIGNOS?

Primeiro é necessário fazer um minucioso estudo com USG da região cervical, avaliando o acometimento de linfonodos e, se necessário, solicitar outros exames de imagem, como ressonância nuclear magnética (RNM) ou tomografia computadorizada (TC) com contraste, para pacientes com massas tireoidianas grandes ou fixas, com paralisia de cordas vocais ou linfoadenopatias volumosas, para otimizar o planejamento cirúrgico[2,4,6,8,9,11-13,17,22].

Para a maioria das crianças e adolescentes está indicada a tireoidectomia total, com esvaziamento ganglionar central, devido à alta incidência de doença bilateral e multifocal, aumentando a sobrevida sem doença[6,12,13]. Vários estudos mostram uma sobrevida de 10 anos de 100% dos pacientes pediátricos com esse câncer, porém a extensão da cirurgia parece ter um grande impacto no sucesso do tratamento, devendo ser avaliados cuidadosamente os riscos e benefícios de uma cirurgia muito agressiva[6,11-13,20].

A ressecção profilática de gânglios da região central do pescoço é considerada por alguns autores como coadjuvante no sucesso do tratamento, enquanto outros sugerem que se deva realizá-la somente durante a cirurgia de acordo com os achados intraoperatórios[6,11-13,23].

A cirurgia deve ser realizada em hospital com capacidade para atender pacientes dessa faixa etária, com uma equipe multidisciplinar compreendendo endocrinologista pediátrico, cirurgião com grande experiência em cirurgias da tireoide, anestesista e intensivistas pediátricos.

Deve-se atentar para as complicações mais comuns de tireoidectomia, como hipoparatireoidismo transitório (5 a 15%) ou permanente (< 2,5%), lesão do nervo laríngeo recorrente, síndrome de Horner. Para o hipoparatireoidismo, a introdução de cálcio e calcitriol em pacientes com alto risco para hipocalcemia pode diminuir o risco de hipocalcemias sintomáticas[6].

Utiliza-se o sistema TNM para classificação dos tumores da tireoide (Tabela 8.2)[24], que descreve a extensão da doença, porém não define risco de mortalidade, mas identifica pacientes de risco para persistência da doença em região cervical e ajuda a determinar pacientes pediátricos que devem ser triados para pesquisa de metástases a distância, dividindo-os em três grupos[6]:

Tabela 8.2. Classificação sistema TNM para carcinoma diferenciado da tireoide

T (Tumor)	N (Metástases linfonodais)	M (Metástases distantes)
T1 < 2 cm (T1 <1 cm T1b 1-2 cm)	N0 ausentes	M0 ausentes
T2 2-4 cm	N1a metástases no nível VI	M1 metástases distantes
T3 > 4 cm limitado à tireoide ou com invasão extratireoidiana mínima	N1b metástases cervicais (laterais) ou em mediastino superior	
T4a invasão de subcutâneo, laringe, traqueia, esôfago ou recorrente laríngeo		
T4b invasão de fáscia pré-vertebral ou envolvimento de carótida ou vasos mediastinais		
Tx tamanho desconhecido sem invasão extratireoidiana	Nx linfonodos não avaliados	Mx não avaliado

Fonte: American Joint Committee on Cancer (AJCC), 2010[24].

1. **Baixo risco:** doença grosseiramente confinada à tireoide com N0 ou Nx ou pacientes com metástase incidental N1a, na qual "incidental" é definida pela presença de metástases microscópicas e pequeno número de linfonodos do compartimento cervical central. Estes pacientes parecem ser de baixo risco para metástase a distância mas continuam com risco para doença residual cervical, especialmente se a cirurgia inicial não incluiu o esvaziamento ganglionar do compartimento cervical central. Aqui ainda inclui o grupo de pacientes com doença confinada à tireoide, assim como as que mostram evidência microscópica de lesão em linfonodo da região central do pescoço.
2. **Risco intermediário:** doença extensiva N1a ou mínima N1b. Estes pacientes parecem ter baixo risco para metástases a distância, mas com aumento de risco para incompleta ressecção de linfonodos e para doença cervical persistente.
3. **Alto risco:** doença extensiva regional (N1b extenso) ou doença invasiva local (T4), com ou sem metástases a distância. Pacientes neste grupo têm elevado risco para ressecção incompleta, doença persistente e metástases a distância.

Como proceder após a cirurgia?

O estadiamento pós-cirurgia começa a ser realizado geralmente após 12 semanas, o que oferece tempo para o paciente se recuperar da cirurgia, assim como evita atraso na instituição de tratamento adicional. Esse estadiamento permite identificar pacientes que se beneficiariam com terapia ablativa com ^{131}I por permanecerem com doença local ou com suspeitas de metástases a distância.

Pacientes considerados de baixo risco devem ter avaliada a tireoglobulina (Tg) com tratamento de supressão do TSH com levotiroxina, introduzida após a cirurgia. A Tg é uma glicoproteína específica sintetizada e secretada pela tireoide normal e por carcinomas diferenciados e, portanto, serve como um marcador sensível de doença residual ou recorrente[6,9,11,12,23]; a magnitude de soro elevação da Tg parece correlacionar-se com o(s) sítio(s) de doença metastática e com o subtipo do tumor[25,26].

Alguns estudos demonstraram que a Tg é mais sensível para detecção de doença residual que a pesquisa de corpo inteiro (PCI) em adultos, porém, existem dúvidas sobre os valores considerados como indicadores de doença residual, que poderiam ser mais elevados nas crianças[6,11,12,27,28].

Quais crianças podem se beneficiar com tratamento com ^{131}I?

A terapia de ablação com ^{131}I está indicada para tratamento de resto de doença local ou linfonodal que não seja possível retirar cirurgicamente, ou para metástases a distância conhecidas ou presumidas. Alguns estudos mostram que metástases pulmonares ávidas por iodo podem até ter remissão completa da doença, principalmente quando são microscópicas e de pequeno volume[27-29] e algumas vezes outras doses podem ser necessárias.

Alguns cuidados devem ser tomados antes de fazer a terapia de ablação com iodo para que haja uma boa captação do radioisótopo e garantir sua maior efetividade: não estar fazendo uso de levotiroxina por 14 dias ou mais e manter o TSH > 30 mUI ou, caso a criança tenha restrições clínicas para deixa-la em hipotireoidismo, pode-se usar o TSH recombinante humano. Além disso, é necessário fazer uma dieta com baixo teor de iodo e durante a terapia é necessário manter uma hidratação adequada para facilitar o *clearance* do radioisótopo.

A dose de ^{131}I deve ser calculada para cada paciente, individualmente, por profissionais com experiência em crianças e adolescentes, levando em conta seu tamanho, *clearance* do iodo, etc.

Quais os riscos do tratamento com ^{131}I para crianças e adolescentes?

Existem benefícios e riscos conhecidos pela administração do radioisótopo, que devem ser avaliados para decidir em quais pacientes os benefícios superam os risco, e suas famílias devem ser informadas e solicitadas a dar suas opiniões para determinar a realização desse tratamento.

Como efeitos colaterais precoces, as crianças e adolescentes podem apresentar lesões em tecidos que incorporam o iodo, com sialoadenites, xerostomia, cáries, xeroftalmia, obstrução do ducto nasolacrimal[30,31], que geralmente são transitórios, mas a hidratação adequada e uso de suco de limão 24 horas após a administração do ^{131}I podem evitar sialoadenites permanentes.

Lesões gonadais foram descritas após o tratamento com radioiodo, tanto em mulheres quanto em homens, sendo que nos homens a espermatogênese é mais afetada que a produção de testosterona. Alguns autores, inclusive, encontraram maior susceptibilidade em testículos pós--púberes que pré-púberes. Pacientes que têm a possibilidade de receber doses cumulativas maiores que 400 mCi, devem ser aconselhados a procurar banco de esperma. Os consensos atuais sugerem que os homens devam evitar procriação por no mínimo quatro meses após a radioterapia[6,11].

Em mulheres, alguns trabalhos demonstram amenorreia ou irregularidade menstrual transitória; não se têm demonstrado infertilidade ou malformações fetais, mas é unanimidade a recomendação de evitar a concepção por pelo menos um ano após o término da terapia[6,11-13,27].

Alguns pacientes podem apresentar supressão da medula óssea, com leucopenia, plaquetopenias e, menos frequentemente, anemia, que se resolvem em dois meses. Raros casos de supressão prolongada foram feitos, porém, foram relatados casos de leucemia em pacientes que receberam várias doses de ^{131}I em curto intervalo, por isso é importante permitir uma recuperação da medula óssea entre doses terapêuticas do radioiodo[32].

Quais os exames que devem ser solicitados antes e imediatamente após a terapia ablativa?

Dosagens séricas de Tg e anticorpo antitireoglobulina (AcTg) devem ser solicitadas imediatamente antes da administração do ^{131}I pelo valor prognóstico da medida de Tg e para comparação com dosagens posteriores. A PCI deve ser realizada 4 a 7 dias após o tratamento com ^{131}I, aproveitando a alta sensibilidade associada à alta dose de iodo administrada, e essa PCI pode mostrar as supostas metástases, assim como outras que não apareceram na primeira investigação, porém, não é possível predizer através dela qual o prognóstico ou futura abordagem. No caso de encontrar novas metástases, pode ser necessário realizar outros exames complementares para melhor avaliar a doença residual[6,12,33,34]. Caso a concentração cervical se mostre alta, uma reabordagem cirúrgica local deve ser sempre discutida, procurando restos de tecido tireoidianos ou outros linfonodos acometidos, melhorando os resultados do tratamento.

Qual o seguimento para pacientes que não receberam terapia ablativa com [131]I?

Nos pacientes não tratados com ^{131}I, recomenda-se a avaliação da Tg, AcTg e USG cervical seis meses após a tireoidectomia. Pacientes que apresentam níveis séricos de Tg ≤ 1 ng/mL, AcTg e USG negativos são considerados livres de doença, sendo dispensável a estimulação da Tg nesses casos.

O AcTg pode estar presente em 20 a 25% dos pacientes com CDT, e sua presença resulta em alterações nas dosagens de Tg, promovendo valores falsamente negativos. Muitos estudos mostram que o surgimento de AcTg de novo[33] ou a persistência ou elevação de seus níveis no período pós-operatório são fatores de risco para persistência ou recorrência da doença, assim como o declínio de seus níveis indicam melhora da doença, mas esses valores podem demorar em média três anos para desaparecer após a cura do CDT[34].

Quais pacientes devem ser seguidos com nova PCI?

Novas PCI podem ser necessárias no seguimento de pacientes de alto risco (segundo critérios da ATA), previamente tratados com ^{131}I ou que apresentaram metástases ávidas por iodo, de acordo com valores elevados de Tg ou com alterações em exames de imagens de controle, portanto, esses pacientes devem permanecer em seguimento clínico rigoroso[6,11,13,20,23].

Enfim, frente ao achado de nódulo tireoidiano em crianças e adolescentes, o pediatra deve encaminhar esse paciente para um endocrinologista pediátrico que tenha experiência no assunto e que esteja ligado a um serviço que possa realizar todo o seguimento desse paciente, desde avaliações diagnósticas, tratamento cirúrgico e ablativo com ^{131}I e acompanhamento evolutivo da doença.

CASO CLÍNICO

Paciente do sexo feminino, 12 anos, foi levada ao endocrinologista pediátrico, encaminhada por seu pediatra, por apresentar um aumento de volume na região anterior do pescoço. Em sua história negou a presença de sintomas de hipo ou hipertireoidismo, assim como antecedentes familiares de carcinoma de tireoide ou de ter sido submetida a radiações para tratamento de neoplasias. Ao exame físico apresentava-se em bom estado geral, com peso e estatura adequados para idade e padrão familiar, estadiamento puberal de M4 P4, frequência cardíaca e respiratórias adequadas para idade e restante do exame sem alterações. A palpação da região cervical apresentou uma tireoide de tamanho discretamente aumentada, com consistência fibroelástica, com um nódulo pequeno de aproximadamente 0,9 cm de diâmetro, em região inferior de lobo direito, não doloroso. Apresentava também, alguns gânglios cervicais anteriores, bilaterais, pequenos, móveis, não coalescentes e indolores.

Para avaliação inicial foram solicitados: TSH, T4 livre, AcTg e anticorpo antitiroperoxidase, e USG cervical, com dopplerfluxometria. Os resultados mostraram função tireoidiana normal, ausência de anticorpos antitireoidianos, mas o exame ultrassonográfico mostrou tireoide com discreto aumento de tamanho, com ecogenicidade homogênea e presença de nódulo hipoecogênico na região inferior de lobo direito, cujas dimensões eram 0,8 × 0,7 × 0,5 cm, com margens irregulares e com microcalcificações em seu interior; a dopplerfluxometria revelou um aumento do fluxo na região central. Foram identificados linfonodos cervicais pequenos em cadeias cervicais anteriores de aspecto normal. Como houve presença de características suspeitas para malignidade à USG, foi indicada a PAAF guiada por USG, que obteve material adequado e identificou como lesão maligna (categoria V de Bethesda).

O caso foi discutido com um cirurgião de cabeça e pescoço experiente. Foi realizada a tireoidectomia total, com esvaziamento ganglionar central, sendo retirados 14 linfonodos, sem intercorrências no pós-operatório. A análise do material confirmou o diagnóstico de CPT com margens regulares e encontrou doença em 4 dos 14 linfonodos retirados. A paciente foi classificada como de risco intermediário, segundo critérios da ATA para crianças.

A terapia com levotiroxina foi iniciada após a cirurgia e mantida por cerca de 10 semanas, quando foi retirada por duas semanas para promover a elevação do TSH e avaliação da PCI e dosagens de Tg e AcTg sob estímulo. As análises mostraram Tg = 0,5 ng/mL, ausência de AcTg e PCI sem concentração anômala do ^{131}I, sugerindo ausência de doença, não indicando a necessidade de outras abordagens terapêuticas.

A paciente foi mantida com levotiroxina em doses a manter o TSH levemente suprimido, e foram solicitadas avaliações periódicas de Tg. Após cinco anos, como sempre se manteve com Tg indetectável e AcTg negativa, a paciente foi considerada curada, mantendo o tratamento de reposição com levotiroxina, porém, com objetivo de manter TSH dentro de valores normais para idade.

REFERÊNCIAS

1. Sociedade Brasileira de Endocrinologia e Metabologia (SBEM) [homepage na internet]. Entendendo a Tireoide: Nódulos. Rio de Janeiro: SBEM; 2015. [citado em 1 Maio 2015]. Disponível em: <http://www.endocrino.org.br/entendendo-tireoide-nodulos>.

2. Alves C, Silva MSD, Pinto LM, Toralles MBP, Freitas ICF, Sacramento M. Aspectos clínicos e diagnósticos de nódulos tireoidianos em crianças e adolescentes. Rev Paul Pediatria 2006;24(4):298-302.
3. Rallison ML, Dobyns BM, Keating FR Jr, Rall JE, Tyler FH. Thyroid nodularity in children. JAMA 1975;233:1069-72.
4. LaFranchi S. Thyroid nodules and cancer in children. Waltham, MA: UpToDate; 2015. [cited 2015 Apr 10]. Available from: http://www.uptodate.com/contents/thyroid-nodules-and-cancer-in-children.
5. D'Arbo AML, Duarte GC, Navarro AM, Tomimori EK. Avaliação ultrassonográfica da tireoide, determinação da iodúria e concentração de iodo em sal de cozinha utilizado por escolares de Ribeirão Preto, São Paulo, Brasil. Arq Bras Endocrinol Metab 2010;54(9):813-8.
6. Francis G, Waguespack SG, Bauer AJ, Angelos P, Benvenga B, Cerutti JM et al.; The American Thyroid Association Guidelines Task Force on Pediatric Thyroid Cancer. Management guidelines for children with thyroid nodules and differentiated thyroid cancer. Thyroid 2015;25(7):716-59.
7. Zimmerman DA. Thyroid carcinoma in children and adolescents: diagnostic implications of analysis of the tumor genome. Curr Opin Pediatr 2013;25(4):528-31.
8. Gupta A, Ly S, Castroneves LA, Frates MC, Benson CB, Feldman HA et al. A standardized assessment of thyroid nodules in children confirms higher cancer prevalence than in adults. J Clin Endocrinol Metab 2013;98:3238-45.
9. Camargo R, Corigliano S, Friguglietti C, Gauna A, Harach R, Tomimori E et al. Latin American Thyroid Society recommendations for the management of thyroid nodules. Arq Bras Endocrinol Metab 2009;53(9):1167-75.
10. Hegedu L, Steen S, Bonnema J, Finn A, Bennesdbaek N. Management of Simple Nodular Goiter: Current Status and Future Perspectives Department of Endocrinology and Metabolism. Endocrine Reviews 2003;24(1):102-32.
11. Rosário PW, Ward LS, Carvalho GA, Graf H, Maciel RMB, Vaisman M et al. Nódulo tireoidiano e câncer diferenciado de tireoide; atualização do conselho brasileiro. Arq Bras Endocrinol Metab 2013;57:4.
12. Cooper DS, Doherty GM, Haugen BR, Kloos RT, Lee SL, Mandel SJ et al. Revised American Thyroid Association Management Guidelines for Patients with Thyroid Nodules and Differentiated Thyroid Cancer The American Thyroid Association (ATA) Guidelines Taskforce on Thyroid Nodules and Differentiated Thyroid Cancer. Thyroid 2009;19(11).
13. Silva KAS, Coelho RC, Agostini AP, Pereira LAP, Dall'Agnol MM, Lago LD. Câncer de tireoide na infância e na adolescência: estudo de casos e revisão da literatura/Thyroid cancer in childhood and adolescence: case study and literature review. Rev AMRIGS 2010;54(2):169-73.
14. Guerra GJ. Dos desastres radioativos ao terrorismo atual: quem sofre mais são as crianças. Rev Paul Pediatria 2006;24(4):296-7.
15. Rivkees SA. Thyroid disorders in children and adolescents. In: Sperling MA. Pediatric endocrinology. 4. ed. Boston: Elsevier; 2014. p.443-60.
16. Corrias A, Cassio A, Weber G, Mussa A, Wasniewska M, Rapa A et al. Thyroid nodules and cancer in children and adolescents affected by autoimmune thyroiditis. Arch Ped & Adoles Med 2008;162:526-31.
17. Frates MC, Benson CB, Charboneau JW, Cibas ES, Clark OH, Coleman BG et al. Management of Thyroid Nodules Detected at US: Society of Radiologists in Ultrasound Consensus Conference Statement. Radiology 2005;237(3):794-800.
18. Sebag F, Lombard JV, Berbis J, Griset, JV, Petit HP, Oliver C. Shear wave. Elastography: a new ultrasound imaging mode for the differential diagnosis of benign and malignant thyroid nodules. J Clin Endocrinol Metab 2010 Dec;95(12):5281-8.
19. Cibas ES, Ali SZ; NCI Thyroid FNA State of the Science Conference. The Bethesda System For Reporting Thyroid Cytopathology. Am J Clin Pathol. 2009 Nov;132(5):658-65
20. Monte O, Calliari LEP, Kochi C, Scalisse NM, Marone M, Longui CA. Carcinoma de tireóide na infância e adolescência. Arq Bras Endocrinol Metab 2007;51:5.
21. Wharry LI, McCoy KL, Stang MT, Armstrong MJ, Lebeau SO, Yip L et al. Thyroid nodules (≥4 cm): can ultrasound and cytology reliably exclude cancer? World J Surg 2014;38:614-21.
22. Niedziela M, Breborowicz D, Trejster E, Korman E. Hot nodules in children and adolescents in western Poland from 1996 to 2000: clinical analysis of 31 patients. J Pediatr Endocrinol Metab 2002;15:823-30.
23. Stack BC, Ferris RL, Goldenberg D, Haymart M, Shaha A, Sheth S et al.; American Thyroid Association Surgical Affairs Committee. American Thyroid Association consensus review and statement regarding the anatomy, terminology, and rationale for lateral neck dissection in differentiated thyroid cancer. Thyroid 2012;22(5):501-8.

24. American Joint Committee on Cancer (AJCC) [homepage on the internet]. Chicago: AJCC; 2010. [cited 2015 May 1]. Available from: <https://cancerstaging.org/Pages/default.aspx>.
25. Mazzaferri EL, Robbins RJ, Spencer CA, Braverman LE, Pacini F, Wartofsky L et al. A consensus report of the role of serum thyroglobulin as a monitoring method for low-risk patients with papillary thyroid carcinoma. J Clin Endocrinol Metab 2003;88:1433-41.
26. Robbins RJ, Srivastava S, Shaha A, Ghossein R, Larson SM, Fleisher M et al. Factors influencing the basal and recombinant human thyrotropin-stimulated serum thyroglobulin in patients with metastatic thyroid carcinoma. J Clin Endocrinol Metabol 2004;89:6010-6.
27. Pawelczak M, David R, Franklin B, Kessler M, Lam L, Shah B. Outcomes of children and adolescents with well-differentiated thyroid carcinoma and pulmonary metastases following ^{131}I treatment: a systematic review. Thyroid 2010;20:1095-101.
28. Biko J, Reiners C, Kreissl MC, Verburg FA, Demidchik Y, Drozd V. Favourable course of disease after incomplete remission on ^{131}I therapy in children with pulmonary metastases of papillary thyroid carcinoma: 10 years follow-up. Euro J Nucl Med Mol Imaging 2011;38(4):651-5.
29. Nemec J, Rohling S, Zamrazil V, Pohunkova D. Comparison of the distribution of diagnostic and thyroablative I-131 in the evaluation of differentiated thyroid cancers. J Nucl Med 1979;20:92-7.
30. Kloos RT, Duvuuri V, Jhiang SM, Cahill KV, Foster JA, Burns JA. Nasolacrimal drainage system obstruction from radioactive iodine therapy for thyroid carcinoma. J Clin Endocrinol Metabol 2002;87:5817-20.
31. Grewal RK, Larson SM, Pentlow CE, Pentlow KS, Gonen M, Qualey R et al. Salivary gland side effects commonly develop several weeks after initial radioactive iodine ablation. J Nucl Med 2009;50:1605-10.
32. Van Nostrand D, Neutze J, Atkins F. Side effects of "rational dose" iodine-131 therapy for metastatic well-differentiated thyroid cancer. J Nucl Med 1986;27:1519-27.
33. Seo JH, Lee SW, Ahn BC, Lee J. Recurrence detection in differentiated thyroid cancer patients with elevated serum level of antithyroglobulin antibody: special emphasis on using (18)F-FDG PET/CT. Clin Endocrinol 2010;72:558-63.
34. Kim WG, Yoon JH, Kim WB, Kim TY, Kim EY, Kim JM et al. Change of serum antithyroglobulin antibody levels is useful for prediction of clinical recurrence in thyroglobulin-negative patients with differentiated thyroid carcinoma. J Clin Endocrinol Metabol 2008;93:4683-9.

Seção 4

Quando o Pediatra Deve Encaminhar? Nos Distúrbios Gonadais e Adrenais

CAPÍTULO 9

Distúrbios da diferenciação do sexo

Gil Guerra-Júnior

O QUE SÃO OS DISTÚRBIOS DA DIFERENCIAÇÃO DO SEXO (DDS) E COMO SE APRESENTAM NA FAIXA ETÁRIA PEDIÁTRICA?

Os DDS constituem um grupo de condições congênitas nas quais os sexos genético (cariótipo), gonadal (constituição gonadal ou hormonal) ou fenotípico (genitália interna e externa) de um indivíduo têm composição atípica ou possuem alguma incongruência entre si. A manifestação clínica mais precoce de um paciente com DDS ocorre através de anatomia genital externa atípica (ambiguidade genital), entretanto, 10 a 20% dos pacientes são reconhecidos tardiamente por conta de puberdade atrasada, atípica ou ausente, ou até mesmo somente na vida adulta por infertilidade[1].

COMO RECONHECER UMA AMBIGUIDADE GENITAL?

Muitas vezes o aspecto genital é francamente ambíguo, não havendo qualquer dificuldade em definir que existe alteração e que necessita de pronta investigação para definição do sexo. No entanto, em algumas situações, a genitália externa tem aparência masculina ou feminina, mas com alterações sutis que necessitam cuidados e critérios para definição da ambiguidade genital[1]. Em uma genitália de aparente aspecto feminino, deve-se considerar ambiguidade genital a presença de hipertrofia do clitóris (diâmetro > 6 mm ou clitóris – e não prepúcio – visível com as pernas totalmente fechadas em recém--nascido de termo e com peso adequado); ou qualquer grau de fusão dos grandes lábios (e não sinéquia de pequenos lábios);

ou ainda a presença de massa na região inguinal ou dos grandes lábios[1]. Numa genitália de aparente aspecto masculino, deve-se considerar ambiguidade genital a presença de:
- criptorquidia bilateral;
- micropênis (quando medido esticado não deve ser menor que 2,5 cm em um recém-nascido a termo; menor que 4 cm do 3º ao 6º ano de vida; ou menor que 5 cm na época da puberdade)[2];
- hipospádia grave (abertura uretral em qualquer posição desde a região perineal até o meio do pênis) ou qualquer grau de hipospádia (mesmo que leve) associada à criptorquidia unilateral;
- gônadas pequenas (< 8 mm); ou presença de massa inguinal em geral associada à criptorquidia[1].

Deve-se sempre investigar DDS quando houver a discordância do sexo fetal (por ultrassonografia ou exames citogenéticos) com a genitália externa do recém-nascido; ou ainda quando houver histórico familial (em geral em irmãos, primos, tios) de doença comprovada de herança mendeliana associada a DDS[1].

QUANDO PENSAR EM DDS NA PUBERDADE NUM PACIENTE QUE NÃO APRESENTOU AMBIGUIDADE GENITAL NO RECÉM-NASCIDO?

Em meninas que não apresentaram desenvolvimento das mamas até os 13 anos (com FSH aumentado); ou que não apresentaram a primeira menstruação (independentemente do aparecimento de mamas) até os 16 anos; ou que apresentaram sinais evidentes de virilização (aumento do clitóris, aumento da massa muscular, acne e pilificação, depois de afastados processos tumorais na adrenal ou no ovário). Em meninos que apresentaram puberdade atrasada ou incompleta com testículos pequenos (com FSH aumentado); ou que apresentaram ginecomastia importante não compatível com o grau de virilização dos genitais e da progressão da puberdade[3]. Também deve-se pensar em DDS em casos de tumores gonadais de células germinativas (gonadoblastoma, seminoma, disgerminoma, carcinoma *in situ*) qualquer que seja o sexo social.

QUAIS SÃO AS PRINCIPAIS CAUSAS DE DDS QUE CURSAM COM AMBIGUIDADE GENITAL?

Didaticamente[1,3], as etiologias dos DDS com ambiguidade genital são divididas pelos cariótipos em:
- Anormalidades cromossômicas (45,X/46,XY; 46,XX/46,XY;...) – corresponde a cerca de 20% das causas de DDS com ambiguidade genital:
  - Disgenesia gonadal mista: caracteriza-se pela presença do cariótipo 45,X/46,XY com a presença de testículos disgenéticos bilateralmente ou gônada disgenética e testículo disgenético, além de útero. Em geral, apresenta sinais da síndrome de Turner como baixa estatura, malformação cardíaca, renal ou outros dismorfismos.
  - DDS ovotesticular: pode ter qualquer constituição cromossômica (46,XX -+ frequente, ou 46,XY; ou 46,XX/46,XY ou 45,X/46,XY, ou outra) e caracteriza-se pela presença de testículo e ovário num mesmo paciente, podendo estar na mesma gônada (ovotestes).
- DDS 46,XX – corresponde a cerca de 30% das causas de DDS com ambiguidade genital:

- Hiperplasia adrenal congênita (HAC) – corresponde a mais de 90% das causas de DDS 46,XX com dois ovários, e a deficiência da 21-hidroxilase corresponde a mais de 90% das causas de HAC, sendo, portanto, a principal causa isolada de DDS com ambiguidade genital. A HAC cursa com deficiência glicocorticoide em todos os casos e, em cerca de 70% dos casos, com deficiência mineralocorticoide (perda de sal), que pode levar a desidratação hiponatrêmica, hipercalêmica, choque e morte se não diagnosticada nas primeiras semanas de vida.
- Deficiência da aromatase placentária e deficiência da P450 oxidorredutase: são formas raras de DDS 46,XX ovarianos com ambiguidade genital e, em geral, têm história de virilização da mãe durante a gestação.
- DDS ovotesticular (ver anteriormente).
• DDS 46,XY – corresponde a cerca de 50% dos casos de DDS com ambiguidade genital:
    - Hipogonadismo hipogonadotrófico: cursa com micropênis e criptorquidia, mas sem hipospádia. Pode ser isolado ou associado a outras deficiências hipofisárias/hipotalâmicas que, no período neonatal, já podem ser suspeitadas e diagnosticadas: TRH/TSH (icterícia neonatal prolongada); GHRH/GH (micropênis e hipoglicemia); CRH/ACTH (hipoglicemia).
    - Deficiência de 5-alfarredutase tipo 2: em geral apresenta ambiguidade genital grave, com genitália muito feminilizada e virilização importante na puberdade.
    - Insensibilidade parcial aos andrógenos: pode apresentar diferentes graus de ambiguidade genital, mas com sinais de subvirilização na puberdade, como ginecomastia.
    - DDS ovotesticular (ver anteriormente).
    - Síndrome de regressão testicular: pode apresentar desde fenótipo completamente feminino sem útero (agonadismo), passando por vários graus de hipospádia (síndrome dos testículos rudimentares), até genitália quase masculina com micropênis sem gônadas palpáveis (anorquia).
    - Disgenesia gonadal parcial: vários graus de ambiguidade genital em indivíduos com presença de útero e presença de gônadas disgenéticas, sem a linhagem 45,X.
    - Outras formas raras, como deficiência do receptor LH/hCG, deficiências da síntese de testosterona (com ou sem HAC), e persistência dos ductos de Müller, no qual a genitália é tipicamente masculina, com criptorquidia e massa inguinal, e nesta encontram-se útero e trompas.

Nos pacientes 46,XX e 46,XY pode ocorrer ambiguidade genital por uso de medicamentos que interferem na diferenciação sexual normal ou também associado a quadros malformativos complexos (sindrômicos), em geral acompanhados de malformações de coluna, vias urinárias e rins, trato intestinal, coração e/ou outros dismorfismos[3]. Os pacientes 46,XY com ambiguidade genital, testículos normais e que não se encontra uma etiologia definida, apresentam maior associação com retardo de crescimento intrauterino e/ou baixo peso ao nascer[4].

QUAIS AS PRINCIPAIS CAUSAS DE DDS QUE PODEM PASSAR DESPERCEBIDAS NO PERÍODO NEONATAL E SOMENTE SEREM DIAGNOSTICADAS NA PUBERDADE?

Algumas causas que cursam com ambiguidade genital, esta alteração pode ser tão sutil (pouco sinal de virilização numa genitália feminina ou pouco sinal de subvirilização numa genitália masculina) ou tão grave (genitália quase completamente feminina num paciente 46,XY ou quase completamente masculina num paciente 46,XX, por exemplo: DDS 46,XY por deficiência de 5-alfarredutase tipo 2, ou por hipogonadismo hipogonadotrófico ou até mesmo alguns casos de DDS ovotesticular ou disgenesia gonadal mista). No entanto, é importante destacar que existem etiologias de DDS que não causam ambiguidade genital, como:
- Anormalidades cromossômicas:
  - Síndrome de Turner (qualquer cariótipo com um cromossomo X normal e a perda parcial ou completa do segundo cromossomo sexual): baixa estatura, hipogonadismo hipergonadotrófico (aumento de FSH), puberdade atrasada, incompleta ou ausente, malformações cardíaca, renal ou vários dismorfismos e infertilidade. O quadro pode ser evidente ou muito sutil, praticamente sem dismorfismo ou malformação, mas quase sempre com baixa estatura e hipogonadismo hipergonadotrófico.
  - Síndrome de Klinefelter (47,XXY ou mosaico 46,XY/47,XXY): a puberdade é em geral atrasada ou incompleta, com ginecomastia, microrquidia (principal sinal), alta estatura e envergadura, hipogonadismo hipergonadotrófico (aumento de FSH) e infertilidade (azoospermia).
- DDS 46,XX:
  - DDS testicular: fenótipo semelhante ao da síndrome de Klinefelter. Em geral ocorre por translocação do gene *SRY* em um dos X ou em um autossomo. Excepcionalmente pode apresentar ambiguidade genital.
  - Disgenesia gonadal pura: fenótipo feminino completo, sem baixa estatura, mas com puberdade ausente, amenorreia primária e hipogonadismo hipergonadotrófico (aumento de FSH).
- DDS 46,XY:
  - Disgenesia gonadal pura: fenótipo igual ao da disgenesia gonadal pura XX, mas pode ter alta estatura e têm risco aumentado de tumor gonadal. Em alguns casos, por mutação no gene *WT1*, associa-se com insuficiência renal grave.
  - Insensibilidade total aos andrógenos: genitália externa feminina, sem útero, com desenvolvimento completo de mamas e poucos pelos na puberdade, e amenorreia primária.

QUAIS OS CONHECIMENTOS BÁSICOS DA DIFERENCIAÇÃO SEXUAL NORMAL QUE O PEDIATRA (EM ESPECIAL, O NEONATOLOGISTA) DEVE TER PARA PENSAR E DIAGNOSTICAR DDS COM AMBIGUIDADE GENITAL?

A diferenciação sexual inicia-se a partir da 6ª semana de vida embrionária, apesar de o sexo cromossômico já estar definido desde a concepção. Até então, o feto, sexualmente neutro, apresenta gônadas indiferenciadas bipotenciais e precursores dos genitais internos masculinos (ductos de Wolff) e femininos (ductos de Müller). A genitália externa é formada nessa época por um tubérculo genital e pelas saliências labioescrotais, pregas genitais e seio urogenital. O evento chave na determinação gonadal é a presença ou ausência do gene SRY, localizado no braço curto do cromossomo Y, embora diversos outros genes também interajam para o desenvolvimento sexual normal. Na presença do SRY (cariótipo 46,XY), a partir da 7ª semana de gestação ocorre a diferenciação das células epiteliais da gônada indiferenciada em células de Sertoli, que são responsáveis pela produção do hormônio antimülleriano (HAM). As células de Leydig podem ser observadas entre os túbulos já na 8ª semana e são responsáveis pela produção de testosterona. Uma vez diferenciado, o testículo torna-se responsável pela regressão dos ductos de Müller (via ação parácrina do HAM) e por estimular a diferenciação dos ductos de Wolff nos genitais internos (epidídimo, canal deferente, vesícula seminal e ductos ejaculatórios, via ação parácrina da testosterona). Cada testículo é responsável pela regressão dos ductos de Müller e desenvolvimento dos ductos de Wolff do seu lado. A diferenciação da genitália externa ocorre pela ação endócrina (sistêmica) da testosterona em seu metabólito mais potente, a di-hidrotestosterona (DHT), através da enzima 5-alfarredutase tipo 2. Tanto a ação da testosterona como da DHT dependem da ação do receptor de andrógenos. O estímulo da produção da testosterona pelas células de Leydig testicular nas primeiras 20 semanas de gestação é feito pela hCG placentária, e após esse período pelo LH da hipófise fetal. Até cerca de 16 semanas de gestação a genitália externa masculina já está completa com abertura da uretra na ponta do pênis. A partir dessa data ocorrerá apenas o crescimento peniano e a descida testicular[3].

Por outro lado, na ausência do gene SRY (cariótipo 46,XX), a diferenciação gonadal em ovários ocorrerá por volta da 10ª semana e caracteriza-se pela formação de células foliculares e, posteriormente, dos folículos primários. Trata-se de processo ativo que requer a expressão de genes específicos e de fatores que inibem a diferenciação testicular. Para a manutenção ovariana é necessária a presença de dois cromossomos X íntegros, do contrário ocorre disgenesia gonadal. Como não há produção de HAM, os ductos de Müller se desenvolvem para formar útero, trompas uterinas e porção superior da vagina. A ausência de altos níveis locais de testosterona determina a fragmentação dos ductos de Wolff. Pela ausência de testosterona e DHT o tubérculo genital dá origem ao clitóris, as pregas genitais aos pequenos lábios, as saliências labioescrotais aos grandes lábios, e o seio urogenital à porção inferior da vagina e à uretra feminina[3].

QUAIS OS CUIDADOS QUE O PEDIATRA (EM ESPECIAL, O NEONATOLOGISTA) DEVE TER NA AVALIAÇÃO DA HISTÓRIA E DO EXAME FÍSICO DE UM RECÉM-NASCIDO COM AMBIGUIDADE GENITAL?

Quanto à anamnese, deve-se avaliar os antecedentes gestacionais, como sinais de virilização materna e uso de medicamentos; antecedentes familiares, como consanguinidade entre os pais, casos semelhantes, casos de atraso ou avanço puberal, infertilidade, hipertensão arterial, ou mortes inexplicadas nos primeiros meses de vida[3,5-7]. Quanto ao exame físico, visto que *os achados no exame dos genitais não definem o diagnóstico etiológico, mas podem priorizar a realização de exames*, deve-se avaliar dismorfismos ou malformações, especialmente as anorretais e de coluna; na genitália externa, o tamanho do falo, a abertura uretral, vaginal ou de seio urogenital, a fusão, pigmentação e enrugamento das saliências labioescrotais, e a presença de massas inguinais, assim como a localização e tamanho das gônadas[3,5-7].

QUAL DEVE SER O COMPORTAMENTO DO PEDIATRA (EM ESPECIAL, DO NEONATOLOGISTA) FRENTE A UM RECÉM-NASCIDO COM AMBIGUIDADE GENITAL?

O acolhimento à família é a primeira e mais importante medida terapêutica a ser tomada. Por se tratar de situação de grande ansiedade, a definição correta do sexo de criação é caracterizada como uma emergência social. No entanto, enquanto a investigação está em andamento, é preciso cautela. É recomendado adiar o registro civil do paciente. Deve-se utilizar apenas termos neutros na descrição da genitália. O endocrinologista pediátrico deve ser chamado para prover informações à família, comandar a investigação e esclarecer as dúvidas e questionamentos para o processo de designação do sexo de criação. É recomendável, portanto, que se evite a emissão de opiniões pessoais ou de probabilidades nesse momento, tratando o caso com imparcialidade e objetividade[1,3,5-7].

QUAIS OS EXAMES QUE PODEM SER SOLICITADOS PELO PEDIATRA (EM ESPECIAL, O NEONATOLOGISTA) ATÉ A CHEGADA DO ENDOCRINOLOGISTA PEDIÁTRICO?

Uma vez identificada a ambiguidade genital, em todos os casos, deve ser solicitado o cariótipo (com contagem mínima de 32 metáfases ou idealmente 50, para afastar mosaicismo). Se a criança apresentar outras malformações, estas devem ser também investigadas, em especial coluna, coração, vias urinárias e rins, e trato intestinal. Se na avaliação da genitália externa não se palpar as gônadas, a ênfase deve ser para afastar a HAC por deficiência da 21-hidroxilase, com dosagem sérica de 17-OH progesterona e androstenediona e acompanhamento diário de sódio e potássio séricos. Se houver palpação de gônadas, a ênfase deve ser para a coleta imediata (ideal nas primeiras 72 horas de vida) de LH, FSH, testosterona e DHT[3].

CASO CLÍNICO

Recém-nascido a termo (Capurro 38 semanas), com peso de 3.200 g, comprimento de 49 cm, Apgar 9 e 10. Primeiro filho de casal jovem e não consanguíneo. Sem nenhum dado relevante na história familial ou na gestação. Exame físico normal, exceto não se palpar nenhuma das gônadas (Figura 9.1).

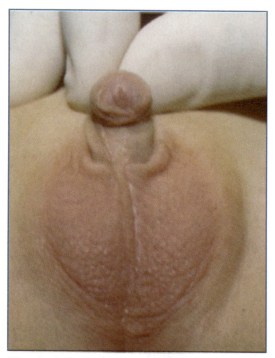

Figura 9.1. Genitália externa do recém-nascido do caso clínico.
Fonte: acervo do autor.

Perguntas e respostas

1. Qual o critério de definição de ambiguidade genital nesse caso?

Numa genitália de aparente aspecto masculino, a não palpação das gônadas.

2. Qual a hipótese diagnóstica para o caso?

Pela não palpação das gônadas, deve-se pensar que o cariótipo mais provável seja 46,XX e que, portanto, a hipótese diagnóstica mais provável seja HAC por deficiência da 21-hidroxilase.

3. Como deve ser iniciada a investigação?

Coleta do cariótipo e dosagem sérica de 17-OH progesterona e androstenediona, acompanhamento diário de sódio e potássio e pedido de avaliação do endocrinologista pediátrico.

Conclusão

Os resultados deste caso confirmaram cariótipo 46,XX (50 metáfases), 17-OH progesterona e androstenediona extremamente elevadas e a partir do 3º dia de vida a criança começou a apresentar aumento sérico do potássio e diminuição do sódio, confirmando o diagnóstico de HAC por deficiência da 21-hidroxilase forma perdedora de sal, sendo tratada com glico e mineralocorticoides com boa evolução e registro social no sexo feminino.

REFERÊNCIAS

1. Lee PA, Houk CP, Ahmed SF, Hughes IA. International Consensus Conference on Intersexorganized by the Lawson Wilkins Pediatric Endocrine Society and the European Society for Paediatric Endocrinology. Consensus statement on management of intersex disorders. International Consensus Conference on Intersex. Pediatrics 2006;118(2):e488-500.
2. Gabrich PN, Vasconcelos JS, Damião R, Silva EA. Penile anthropometry in Brazilian children and adolescents. J Pediatr (Rio de Janeiro) 2007;83(5):441-6.
3. Maciel-Guerra AT, Guerra-Junior G. Menino ou menina? Distúrbios da diferenciação do sexo. Rio de Janeiro: Rubio; 2010. 577p.
4. Machado-Neto FA, Morcillo AM, Maciel-Guerra AT, Guerra-Junior G. Idiopathic male pseudohermaphroditism is associated with prenatal growth retardation. Eur J Pediatr 2005;164(5):287-91.
5. Hiort O, Birnbaum W, Marshall L, Hiort O, Birnbaum W, Marshall L. Management of disorders of sex development. Nat Rev Endocrinol 2014; 10:520-9.
6. Romão RLP, Pippi Salle JL, Wherrett DK. Update on the management of disorders of sex development. Pediatr Clin N Am 2012;59: 853-69.
7. Ahmed SF, Rodie M. Investigation and initial management of ambiguous genitalia. Best Pract Res Clin Endocrinol Metab 2010;24:197-218.

CAPÍTULO 10

Hiperplasia suprarrenal congênita

Carolina Taddeo Mendes-dos-Santos
Sofia Helena Valente de Lemos-Marini

INTRODUÇÃO

Hiperplasia suprarrenal ou adrenal congênita (HAC) é um grupo de doenças autossômicas recessivas em que uma deficiência enzimática causa diminuição na produção de glicocorticoides, o que ocasiona excesso de hormônio adrenocorticotrófico (ACTH), com consequente aumento dos precursores adrenais pré--bloqueio enzimático[1].

A partir do colesterol são produzidos todos os esteroides adrenais, em cuja síntese estão envolvidas diversas enzimas. Qualquer desses sistemas enzimáticos pode apresentar falhas, levando a diversas formas de HAC (Figura 10.1).

Os sintomas das HAC são decorrentes tanto da falta dos produtos finais desta reação enzimática deficiente quanto do excesso de precursores acumulados.

A Tabela 10.1 resume as principais características da HAC[2].

QUAL DEFICIÊNCIA ENZIMÁTICA É A MAIS COMUM?

A deficiência da enzima 21-hidroxilase (HAC-21) é a mais frequente, representando mais de 90% dos casos[1].

QUAIS AS FORMAS CLÍNICAS DE APRESENTAÇÃO DA HAC-21?

A HAC-21 é dividida em forma clássica e não clássica. A forma clássica apresenta-se sob duas variantes clínicas: a virilizante simples e a perdedora de sal. Nas duas variantes há virilização pré-natal dos fetos femininos[1].

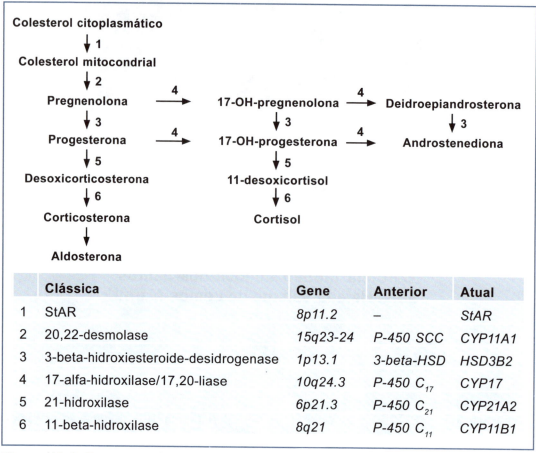

Figura 10.1. Esteroidogênese adrenal.
Fonte: adaptada de Maciel-Guerra AT e Guerra-Júnior G, 2010[2].

Tabela 10.1. Principais características das causas de HAC

Deficiência	Genitália externa Sexo feminino	Genitália externa Sexo masculino	Hipertensão	Perda de sal	Sódio	Potássio
StAR	N	Ambígua/F	-	+	↓	↑↑
HSD3B2	Ambígua	Ambígua/F	-	+	↓	↑
CYP17	N	Ambígua/F	+	-	↑	↓↓
CYP11B1	Ambígua	N	-/+	-	↑	↓
CYP21A2 - VS	Ambígua	N	-	-	N	N
CYP21A2 - PS	Ambígua	N	-	+	↓↓	↑↑

F: feminina; N: normal; PS: forma perdedora de sal; VS: forma virilizante simples; ↑: aumentado; ↑↑: muito aumentado; ↓: diminuído; ↓↓: muito diminuído; (-): ausente; (+): presente; /: ou;(-/+): pode ou não estar presente.
Fonte: adaptada de Maciel-Guerra AT e Guerra-Júnior G, 2010[2].

Se a variante é a perdedora de sal, há redução da produção de aldosterona, que resulta em hiponatremia e hipercalemia com baixo ganho de peso, vômitos e desidratação. Nas meninas, o diagnóstico é mais provável devido à ambiguidade genital; no sexo masculino, é muito frequente o diagnóstico não ser realizado e ocorrer o óbito[1].

Na variante virilizante simples, o hiperandrogenismo causa aceleração do crescimento e da idade óssea, pilificação pubiana e acne[1].

Na forma não clássica, a deficiência enzimática é mais leve, podendo cursar com graus variados de hiperandrogenismo pós-natal nos dois sexos, geralmente com pubarca precoce, acne, irregularidade menstrual ou infertilidade. No sexo masculino, e em raros casos no feminino, pode ser assintomática[3].

POR QUE ALGUNS PACIENTES COM HAC-21 TÊM A FORMA PERDEDORA DE SAL E ALGUNS NÃO?

Se a deficiência da 21-hidroxilase é parcial, o córtex adrenal consegue aumentar a secreção de aldosterona, compensando a perda de sal. Já no caso de deficiência enzimática total ou quase total, esse mecanismo não pode ser utilizado e ocorre, então, perda de sal[1].

QUAL A INCIDÊNCIA DA HAC-21 NO BRASIL?

A incidência de HAC-21 forma clássica varia de acordo com a região geográfica e a população avaliada. Mundialmente, a incidência pode variar de 1:280 (em população do Alasca) até 1:42.000 (em afro-americanos do Texas). Incidências muito altas podem refletir erros na distinção com a forma tardia da doença, mais frequente, ou avaliação de grupos populacionais muito pequenos[4].

No Brasil, dados do Programa de Triagem Neonatal de 2005 encontraram no estado de Goiás a incidência de 1:10.325[5]. Já em 2013, levantamentos dos Programas de Triagem Neonatal dos estados de Santa Catarina[6] e Minas Gerais[7] mostram incidência de 1:14.967 e 1:19.927, respectivamente.

A TRIAGEM NEONATAL PARA HAC-21 JÁ É UMA REALIDADE EM TODO TERRITÓRIO NACIONAL?

O Programa Nacional de Triagem Neonatal, regulamentado por meio de Portaria n. 822 do Ministério da Saúde em 6 de junho de 2001[8], estabelece normas para o diagnóstico e tratamento de doenças metabólicas do recém-nascido, cuja obrigatoriedade já havia sido definida pela Lei n. 8.069 de julho de 1990[9]. As doenças contempladas foram: fenilcetonúria e hipotireoidismo congênito, inseridas na chamada fase I, doenças falciformes e outras hemoglobinopatias acrescentadas na fase II, e fibrose cística, na fase III.

Em Portaria posterior, de 14 de dezembro de 2012 (GM/MS n. 2.829)[10], a HAC-21 e a deficiência de biotinidase foram incluídas na fase IV do programa. A previsão informada pelo Ministério da Saúde é de que todos os estados estariam na fase IV desde junho de 2015. Em balanço divulgado no site do Ministério da Saúde, 75 maternidades já receberam recursos para aquisição de equipamentos; destas, 39 já estão equipadas e realizando exames, 25 licitaram e aguardam entrega dos equipamentos, e 11 estão em licitação.

QUAL A IMPORTÂNCIA DA TRIAGEM NEONATAL DA HAC-21?

A triagem neonatal da HAC-21 (TNN HAC-21) tem como principal objetivo identificar precocemente os recém-nascidos com a forma perdedora de sal da doença, evitando o óbito neonatal e as sequelas da desnutrição e dos episódios de desidratação grave, que frequentemente ocorrem quando o diagnóstico é tardio. A TNN HAC-21 pode também impedir erro na determinação do sexo em meninas intensamente virilizadas, identificadas erroneamente como sendo do sexo masculino, além de tornar mais rápido o diagnóstico da doença em casos de recém-nascidos com ambiguidade genital[2].

QUAL O PONTO DE CORTE UTILIZADO PARA DIAGNÓSTICO DA HAC-21?

O diagnóstico da HAC-21 por meio do teste do pezinho é feito baseado na dosagem da 17-hidroxiprogesterona (17-OHP) (Figura 10.2)[11].

Os pontos de corte definidos em 2012 foram baseados na ampla experiência da Associação de Pais e Amigos dos Excepcionais (APAE) de São Paulo[12] e revistos em 2014, após análise deste primeiro período de implantação da fase IV. Atualmente, os valores de 17-OHP estão mostrados nas Tabelas 10.2 e 10.3 a seguir. Eles se baseiam na idade da criança no momento da coleta do exame e em seu peso de nascimento.

COMO E QUANDO DEVE SER FEITO O EXAME CONFIRMATÓRIO?

Crianças que apresentem valores de 17-OHP entre o percentil 99,8 e duas vezes o percentil 99,8 serão submetidas a nova coleta de sangue em papel filtro.

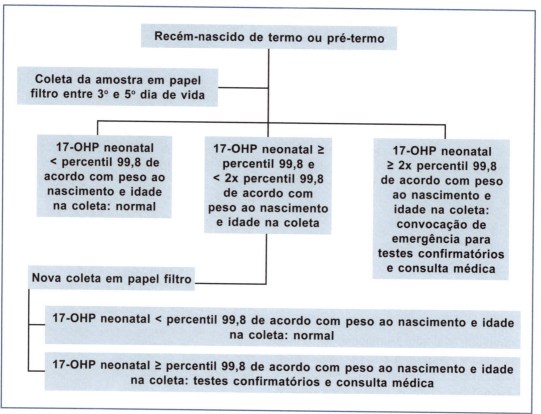

Figura 10.2. Fluxograma da triagem neonatal para HAC-21.
Fonte: baseada na Resolução SS-SP n. 74, 2015[11].

Tabela 10.2. Coleta entre 48 e 72 horas de vida

Peso de nascimento	Valores da 17-OHP (ng/mL)	
	Percentil 99,8	2x Percentil 99,8
≤ 1.500 g	80	160
1.501 a 2.000 g	75	150
2.001 a 2.500 g	37	74
> 2.500 g	20	40

Fonte: baseada na Resolução SS-SP n. 74, 2015[11].

Tabela 10.3. Coleta com mais de 72 horas de vida

Peso de nascimento	Valores da 17-OHP (ng/mL)	
	Percentil 99,8	2x Percentil 99,8
≤ 1.500 g	172	344
1.501 a 2.000 g	76	152
2.001 a 2.500 g	63	126
> 2.500 g	25	50

Fonte: baseada na Resolução SS-SP n. 74, 2015[11].

Crianças com valores acima de duas vezes o percentil 99,8 serão convocadas diretamente para consulta médica no serviço de referência de sua região para avaliação clínica e coleta dos exames confirmatórios em soro, pois apresentam maior chance de apresentarem HAC-21.

EXISTE RESULTADO FALSO-NEGATIVO E QUAIS AS CAUSAS?

Sim, o uso de corticosteroides pela mãe antes do parto e as transfusões sanguíneas que o recém-nascido tenha recebido podem ser causas de resultado falso-negativo. Nestes casos, deve-se realizar nova coleta no 16º dia de vida do recém-nascido, repetindo a dosagem da 17-OHP. Vale ressaltar que caso o resultado inicial já esteja alterado, a criança deverá ser convocada imediatamente para avaliação clínica e/ou confirmação laboratorial, dependendo do nível da 17-OHP.

EXISTE RESULTADO FALSO-POSITIVO E QUAIS AS CAUSAS?

Sim. As principais causas de resultado falso-positivo são: prematuridade, baixo peso ao nascer e estresse perinatal. Estas crianças repetirão o exame e serão acompanhadas clínica e laboratorialmente no serviço de referência até a normalização dos exames.

QUANDO SUSPEITAR DE HAC-21?

Em casos como: recém-nascidos com ambiguidade genital, recém-nascidos do sexo masculino sem gônadas palpáveis, lactente com baixo ganho ponderal, vômitos, desidratação; pré-escolares e escolares com alta estatura e pubarca precoce. Sempre que houver suspeita de HAC o ideal é encaminhar a criança para serviço especializado para agilização do diagnóstico e início do tratamento

SE SUSPEITAR DE HAC-21, QUAL DEVE SER A CONDUTA REALIZADA?

Na suspeita da forma clássica, se a criança estiver clinicamente estável, deve-se colher sangue para dosagem especialmente da 17-OHP, que é o exame laboratorial de escolha para o diagnóstico. Em caso de instabilidade hemodinâmica, a criança deverá ser internada para estabilização e investigação diagnóstica.

No caso da forma tardia, utiliza-se a dosagem de 17-OHP após estímulo com ACTH para definir o diagnóstico, já que as dosagens basais podem não estar aumentadas. Tem-se considerado normais valores de 17-OHP, após estímulo, menores que 10 ng/mL[13], e o valor de corte de 14 ng/mL mostrou-se o melhor para identificação da forma não clássica, em estudo com crianças com pubarca precoce[14].

COMO AVALIAR CLINICAMENTE E LABORATORIALMENTE SE O PACIENTE APRESENTA A FORMA PERDEDORA DE SAL?

Clinicamente, estes pacientes apresentam baixo ganho de peso, vômitos, desidratação, colapso vascular e choque, podendo evoluir para óbito. Laboratorialmente, apresentam hiponatremia, hipercalemia e aumento da atividade da renina plasmática. O diagnóstico diferencial deve ser feito com estenose hipertrófica do piloro, refluxo gastroesofágico, infecção urinária, septicemia, acidose tubular renal, intolerância à lactose e hipoplasia congênita das adrenais[2].

POR QUE PENSAR EM HAC-21 EM PACIENTES COM AMBIGUIDADE GENITAL?

Porque trata-se de uma das causas mais comuns de ambiguidade genital. Ela é responsável por 90% dos casos de distúrbios da diferenciação do sexo com cariótipo 46,XX[2]. É, portanto, uma doença relativamente comum e potencialmente fatal que requer diagnóstico e tratamento precoces[15].

QUAL O MELHOR TRATAMENTO DA HAC-21?

O tratamento da HAC-21 baseia-se na reposição de glico e mineralocorticoides, restabelecendo o balanço hídrico e eletrolítico e reduzindo a produção de ACTH, com consequente normalização da síntese de andrógenos e, portanto, do crescimento e da maturação sexual[16].

No caso da forma tardia, indivíduos assintomáticos não devem ser tratados. O uso de glicocorticoides fica reservado para aquelas crianças com sinais de pubarca precoce com inapropriado avanço da idade óssea, que poderão ter comprometimento de altura final. Sendo assim, crianças com aparecimento precoce de odor axilar ou pilificação devem ser cuidadosamente monitoradas. Além disso, também pode ser indicado tratamento para adolescentes com irregularidade menstrual, acne e hirsutismo[3], bem como para adultos em fases específicas da vida, como em caso de infertilidade[17].

QUAIS AS MEDICAÇÕES UTILIZADAS NO TRATAMENTO DA HAC-21?

O glicocorticoide de escolha para pacientes ainda em crescimento é a hidrocortisona em comprimidos, em doses próximas da fisiológica, em torno de 10 a 15 mg/m²/dia, divididos em três tomadas[3]. Pacientes recém-diagnosticados, especialmente no período neonatal, precisarão de doses substancialmente mais elevadas. Adultos e adolescentes já com fusão das epífises ósseas poderão utilizar glicocorticoides de meia-vida mais longa, prednisona e dexametasona.

Pacientes perdedores de sal também necessitarão de mineralocorticoide; a escolha é o acetato de fludrocortisona em doses entre 0,05 e 0,20 mg/dia. Seu uso em pacientes virilizantes simples frequentemente está indicado, geralmente naqueles com aumento de renina, por melhorar o controle da doença e possibilitar o uso de doses menores de glicocorticoide, diminuindo seu efeito deletério para o crescimento e para o ganho de peso[18].

Além disso, lactentes com a forma perdedora de sal deverão receber suplementação de sal. Deve-se preparar uma solução com um grama de sal em 100 mL de água e oferecer entre as mamadas. Crianças maiores devem ter fácil acesso ao sal[2].

É importante monitorar a pressão arterial destes pacientes, especialmente dos lactentes, que necessitam frequentemente de doses elevadas de fludrocortisona, devido à imaturidade dos túbulos renais, que apresentam menor capacidade de reabsorver o sódio[3].

O tratamento das formas não clássicas da HAC-21 deve ser realizado com o mesmo esquema de glicocorticoides, de acordo com a faixa etária, geralmente em doses menores e não havendo necessidade de reposição de mineralocorticoide[3].

QUAIS EXAMES SÃO NECESSÁRIOS NO ACOMPANHAMENTO DA HAC-21?

Os parâmetros laboratoriais ideais para controle do tratamento e adequação da dose de glicocorticoides ainda não estão bem estabelecidos. As dosagens de 17-OHP, androstenediona e testosterona são as mais comumente utilizadas. Entretanto, apresentam grande variabilidade de acordo, por exemplo, com o horário do dia em que a coleta foi realizada e o tempo desde a última tomada do glicocorticoide. Parâmetros clínicos, como velocidade de crescimento e maturação óssea, são citados como bons marcadores do controle da doença, embora somente nos possibilitem uma intervenção mais tardia, já que são avaliados em longo prazo[19]. Sugere-se realização de idade óssea anual a partir dos dois anos de idade[3].

QUAL A MELHOR CONDUTA A SER ADOTADA EM PACIENTES COM HAC-21 EM SITUAÇÕES DE ESTRESSE?

Em situações de estresse leve (processos infecciosos sem febre, vacinação), a dose de glicocorticoide pode ser aumentada em 50%. Se o estresse é moderado (processos infecciosos com febre acima de 38,5 °C, gastroenterites com desidratação), a dose deve ser dobrada durante toda duração do episódio e deve ser administrada por via intramuscular ou intravenosa, caso o paciente apresente vômitos. A dose de mineralocorticoide não deve ser aumentada. Também deve-se reforçar a ingesta de carboidratos pelo risco de hipoglicemia grave nestas situações[2,3].

Durante procedimentos cirúrgicos, a dose de glicocorticoide deve ser 5 a 10 vezes a dose de manutenção e administrada via parenteral durante as primeiras 24 a 48 horas[20].

Alguns autores sugerem que as famílias devem ter um kit de hidrocortisona injetável (25 mg para bebês, 50 mg para crianças e 100 mg para adultos) para situações de emergência, e que os pacientes devem usar um bracelete de identificação para que sejam facilmente reconhecidos como portadores da doença nestas situações[20].

Na HAC-21 forma tardia, a dose de glicocorticoide não deve ser alterada em situações de estresse.

QUANDO ENCAMINHAR O PACIENTE COM HAC-21 E SINAIS DE VIRILIZAÇÃO PARA CORREÇÃO CIRÚRGICA?

A correção cirúrgica da genitália ambígua deve ser realizada precocemente, nos dois primeiros anos de vida, e por cirurgião experiente em serviço multidisciplinar, evitando prejuízos psicossociais ao paciente e diminuindo a ansiedade dos pais[18]. Em alguns casos, nova intervenção é necessária no período puberal[2].

QUAL A DIFICULDADE ENCONTRADA PELO ENDOCRINOLOGISTA PEDIÁTRICO PARA QUE O PACIENTE CRESÇA CONFORME O ESPERADO E ATINJA SUA ALTURA-ALVO?

A maior dificuldade do tratamento da HAC-21 está em alcançar a dose ótima de corticosteroide que promova crescimento o mais próximo do normal. Além disso, nenhuma forma de reposição de glicocorticoide parece conseguir mimetizar de modo preciso o ritmo fisiológico de secreção do cortisol endógeno, com picos pela manhã e níveis mais baixos à noite[21].

O uso de doses inferiores às necessárias de glicocorticoide pode levar a aumento na concentração de esteroides sexuais, avanço da idade óssea e fechamento precoce das epífises ósseas. O paciente pode desenvolver puberdade precoce verdadeira secundária ao avanço da maturação óssea e ter seu crescimento interrompido precocemente. Este paciente apresentaria, então, alta estatura inicial, graças à aceleração da velocidade de crescimento pela puberdade precoce, mas tem sua altura final comprometida. Por outro lado, o excesso de glicocorticoide pode suprimir o crescimento. Sendo assim, tanto o hiperandrogenismo quanto o hipercortisolismo contribuem para a baixa estatura final observada nestes pacientes[22].

Os principais responsáveis por essa baixa estatura parecem ser, além da terapia inadequada, o diagnóstico e início de tratamento tardios[23].

QUAIS OS OBJETIVOS DO TRATAMENTO DA HAC-21?

Na faixa etária pediátrica, os objetivos principais são: diagnóstico precoce, que inclui a triagem neonatal, evitar as crises adrenais e, com a reposição de doses de glicocorticoide o mais próximo possível das fisiológicas, obter crescimento e desenvolvimento puberal adequados e melhor altura final e preservação da função gonadal[18,24].

CASO CLÍNICO

Paciente do sexo feminino, procedente de Campestre (MG). Encaminhada com 1 ano e 11 meses de idade, por pubarca precoce e clitoromegalia. Filha de casal não consanguíneo, nascida a termo: cesárea por idade materna (37 anos), com peso 3.700 g, estatura 49 cm e Apgar 9/10. Sem intercorrências gestacionais ou neonatais. Segundo os pais, nasceu com discreta clitoromegalia e sinéquia de pequenos lábios, que foi desfeita aos três meses pelo pediatra.

Primeira consulta

Idade: 1,9 anos: peso: 15.600 g (z = +2,24); comprimento: 94,5 cm (z = +2,65). No exame físico: M1P2 pelos finos e escuros em grandes lábios, falus 3 cm, ausência de fusão labial.

Hipótese diagnóstica

- Pubarca precoce com clitoromegalia e alta estatura.
- Tumor adrenal/ovariano.
- HAC.

Exames solicitados

- Ultrassonografia abdominal/pélvica: sem alterações em loja adrenal, útero 1 cm^3, ovário direito 0,4 cm^3 e ovário esquerdo 0,7 cm^3, sem alterações.
- Idade óssea: 5,1 anos (TW 20 ossos) – Idade cronológica 1,9 anos.
- 17-OHP: 206,8 ng/mL (normal < 2).
- Androstenediona: > 10 ng/mL (normal < 2).
- DHEA: 4,82 ng/mL (normal < 2,5).
- SDHEA: 144 mcg/dL (normal < 140).

Diagnóstico

HAC-21 variante não perdedora de sal, confirmado por estudo molecular que mostrou heterozigose composta (uma mutação *PS* e outra *NSP*).

Discussão

Trata-se de uma criança cuja avaliação adequada da genitália externa ao nascimento, evidenciando a clitoromegalia e a fusão labial poderia ter levantado a suspeita de hiperandrogenismo pré-natal, levando ao diagnóstico precoce de HAC-21 e evitando a virilização pós-natal e o avanço da idade óssea.

REFERÊNCIAS

1. Migeon CJ, Donohoue PA. Congenital adrenal hyperplasia caused by 21-hydroxylase deficiency. Its molecular basis and its remaining therapeutic problems. Endocrinol Metab Clin North Am 1991;20(2):277-96.
2. Maciel-Guerra AT, Guerra-Júnior G. Menino ou menina? Distúrbios da diferenciação do sexo. Rio de Janeiro: Rubio; 2010. 47p.
3. Speiser PW, Azziz R, Baskin LS, Ghizzoni L, Hensle TW, Merke DP et al. Congenital adrenal hyperplasia due to steroid 21-hydroxylase deficiency: an Endocrine Society clinical practice guideline. J Clin Endocrinol Metab 2010;95(9):4133-60.
4. Miller LM, Achermann JC, Fluck CE. The adrenal cortex and its disorders. In: Sperling M, organizer. Pediatric endocrinology. 4. ed. Philadelphia: Elsevier/Saunders; 2014. p.444-81.
5. Silveira EL, dos Santos EP, Bachega TAS, van der Linden Nader I, Gross JL, Elnecave RH. The actual incidence of congenital adrenal hyperplasia in Brazil may not be as high as inferred – an estimate based on a public neonatal screening program in the state of Goiás. J Pediatr Endocrinol Metab 2008;21(5):455-60.
6. Nascimento ML, Cristiano ANB, Campos T de, Ohira M, Cechinel E, Simoni G et al. Ten-year evaluation of a Neonatal Screening Program for congenital adrenal hyperplasia. Arq Bras Endocrinol Metabol 2014;58(7):765-71.
7. Pezzuti IL, Barra CB, Mantovani RM, Januário JN, Silva IN. A three-year follow-up of congenital adrenal hyperplasia newborn screening. J Pediatr (Rio de Janeiro) 2014;90(3):300-7.
8. Brasil. Ministério da Saúde [internet]. Portaria n. 822, de 06 de Junho de 2001. Brasília: Ministério da Saúde; 2001. [citado em 1 Nov 2015]. Disponível em: <http://bvsms.saude.gov.br/bvs/saudelegis/gm/2001/prt0822_06_06_2001.html>.
9. Brasil. Presidência da República. Casa Civil. Subchefia de assuntos jurídicos. Lei n. 8.069, de 13 de Julho de 1990 [internet]. [citado em 4 Nov 2015]. Disponível em: <http://www.planalto.gov.br/ccivil_03/LEIS/L8069.htm>.
10. Brasil. Ministério da Saúde [internet]. Portaria n. 2.829, de 14 de Dezembro de 2012. [citado

em 1 Nov 2015]. Disponível em: <http://bvsms.saude.gov.br/bvs/saudelegis/gm/2012/prt2829_14_12_2012.html>.
11. São Paulo. Secretaria de Estado da Saúde de São Paulo. Resolução SS-SP n. 74, de 29 de julho de 2015. São Paulo: Diário Oficial do Estado; Poder Executivo 30 Jul 2015;I:45-7.
12. Hayashi G, Faure C, Brondi MF, Vallejos C, Soares D, Oliveira E et al. Weight-adjusted neonatal 17OH-progesterone cutoff levels improve the efficiency of newborn screening for congenital adrenal hyperplasia. Arq Bras Endocrinol Metabol 2011;55(8):632-7.
13. Borges MF, Paula F, Nomeline MB, Tavares FS, Fonseca ER, Ferreira BP et al. Pubarca precoce: estudo retrospectivo clínico e laboratorial. Arq Bras Endocrinol Metabol 2000;44(5):405-12.
14. Ghizzoni L, Cappa M, Vottero A, Ubertini G, Carta D, Di Iorgi N et al. Relationship of CYP21A2 genotype and serum 17-hydroxyprogesterone and cortisol levels in a large cohort of Italian children with premature pubarche. Eur J Endocrinol Eur Fed Endocr Soc 2011;165(2):307-14.
15. White PC. Neonatal screening for congenital adrenal hyperplasia. Nat Rev Endocrinol 2009;5(9):490-8.
16. Auchus RJ. Congenital adrenal hyperplasia in adults. Curr Opin Endocrinol Diabetes Obes 2010;17(3):210-6.
17. Merke DP, Poppas DP. Management of adolescents with congenital adrenal hyperplasia. Lancet Diabetes Endocrinol 2013;1(4):341-52.
18. Speiser PW, Azziz R, Baskin LS, Ghizzoni L, Hensle TW, Merke DP et al. A Summary of the Endocrine Society clinical practice guidelines on congenital adrenal hyperplasia due to steroid 21-hydroxylase deficiency. Int J Pediatr Endocrinol 2010;2010:4941-73.
19. Dauber A, Kellogg M, Majzoub JA. Monitoring of therapy in congenital adrenal hyperplasia. Clin Chem 2010;56(8):1245-51.
20. Nimkarn S, Lin-Su K, New MI. Steroid 21 hydroxylase deficiency congenital adrenal hyperplasia. Pediatr Clin North Am 2011;58(5):1281-300.
21. New MI; International Workshop on Management of Puberty for Optimum Auxological Results. Factors determining final height in congenital adrenal hyperplasia. J Pediatr Endocrinol Metab 2001;14(2):933-7.
22. Merke DP, Bornstein SR. Congenital adrenal hyperplasia. Lancet 2005;365(9477):2125-36.
23. Eugster EA, Dimeglio LA, Wright JC, Freidenberg GR, Seshadri R, Pescovitz OH. Height outcome in congenital adrenal hyperplasia caused by 21-hydroxylase deficiency: a meta-analysis. J Pediatr 2001;138(1):26-32.
24. Cabrera MS, Vogiatzi MG, New MI. Long term outcome in adult males with classic congenital adrenal hyperplasia. J Clin Endocrinol Metab 2001;86(7):3070-8.

CAPÍTULO 11

Insuficiência adrenal

Vânia de Fátima Tonetto Fernandes
Israel Diamante Leiderman

INTRODUÇÃO E FISIOLOGIA

A atividade do eixo hipotálamo-hipófise-adrenal (HHA) está usualmente aumentada durante as doenças graves e o estresse, sendo o córtex adrenal estimulado a produzir mais cortisol. Todavia, em muitos pacientes críticos este meio de adaptação à doença e a manutenção da homeostase pode estar prejudicada, evoluindo para a insuficiência adrenal aguda, que exige diagnóstico e tratamento imediatos para não evoluir para óbito.

Por que o cortisol é tão importante no estresse?

Durante o estresse, o aumento das concentrações de cortisol contribui para a manutenção da homeostase. Efeitos metabólicos: estimula a gliconeogênese e a glicogenólise e assim aumenta a disponibilidade de substratos energéticos. Efeitos cardiovasculares: mantém o tônus vascular, a integridade do endotélio e a distribuição de fluidos dentro do compartimento vascular. Potencializa a ação vasoconstritora das catecolaminas e reduz a produção de óxido nítrico. Finalmente, efeitos anti-inflamatórios: contrapõe-se a quase todas as vias da cascata inflamatória, modulando a resposta imune, incluindo a diminuição na produção de citocinas e aumento na produção de fatores inibidores da migração de macrófagos[1].

Qual é a taxa de produção diária de cortisol?

A literatura cita uma estimativa da taxa de produção fisiológica diária de cortisol, em crianças e adolescentes, que varia entre 5,7 e 8,7 mg/m^2/dia[2,3].

DEFINIÇÕES E CONCEITOS

O que é insuficiência adrenal (IA)?

É um quadro consequente ao déficit na síntese e liberação dos hormônios adrenocorticais, em especial o cortisol.

Pode ser de causa primária ou secundária à deficiência de hormônio adrenocorticotrófico (ACTH).

A IA é uma doença frequente?

A IA total é rara (exceto após cirurgia e tumores do sistema nervoso central, após adrenalectomia bilateral); a forma parcial é mais comum, e a forma relativa, atualmente denominada "insuficiência de corticosteroide relacionada à enfermidade crítica (CIRCI)", têm uma prevalência entre 60 e 90% em crianças e de 56% em neonatos, predominantemente em choque séptico[4,5].

Quando suspeitar de IA?

A suspeita é baseada nos sinais e sintomas clínicos decorrentes dos déficits de glicocorticoides (GC) e mineralocorticoide (MC): náuseas e vômitos, anorexia, fome de sal, perda de peso, fadiga, fraqueza muscular, apatia, tontura, cefaleia matinal, confusão, hipoglicemia com ou sem convulsões, icterícia neonatal prolongada, hipotensão, hipotensão postural, taquicardia, desidratação, hipovolemia, hiponatremia, hipercalemia, hipocloremia, acidose metabólica, choque, colapso cardiovascular e morte. Na crise adrenal pode ocorrer também: dor abdominal e febre[6,7]. Em unidade de terapia intensiva (UTI), em qualquer hiponatremia associada a hipotensão deve-se lembrar da IA no diagnóstico diferencial.

ETIOLOGIA E CLASSIFICAÇÃO

Como se classifica a IA quanto a etiologia?

A IA se classifica segundo a localização do problema intrínseco em: primária (adrenais), secundária (hipófise) e terciária (hipotálamo), acarretando prejuízo na liberação ou no efeito dos hormônios locais: cortisol, ACTH e liberador de corticotrofina (CRH), respectivamente.

O que é a doença de Addison (DA) e qual é o quadro clínico?

É o termo usado para definir a insuficiência adrenocortical primária crônica. A etiologia da DA é mais comumente uma adrenalite autoimune (ou idiopática)[6]. Ocorre emagrecimento, diminuição dos pelos axilares e pubianos, diarreia, hiperpigmentação da pele, redução da área cardíaca ao raio X e baixa voltagem no eletrocardiograma[6]. Na infância, a DA autoimune é rara e se manifesta num complexo autoimune: IA primária, candidíase mucocutânea, hipoparatireoidismo, hipogonadismo, ceratopatia, vitiligo, alopecia, anemia perniciosa, distrofia das unhas e esmalte dentário e hepatite crônica ativa[8].

Quando pensar em IA nos recém-nascidos e quais exames solicitar?

Recém-nascidos com genitália ambígua ou do sexo masculino (genitália normal), especialmente entre a 1ª e a 4ª semana de vida com desidratação grave, hiponatremia, acidose hipercalêmica, dificuldade para ganhar peso e hipoglicemia exigem a coleta de 17-alfa-hidroxiprogesterona (17-alfa-OHprogesterona) e/ou 21-deoxicortisol[9], androstenediona e testosterona para diagnosticar hiperplasia adrenal congênita (HAC) por deficiência de 21-hidroxilase (21-OHase) forma clássica perdedora de sal.

Diagnóstico diferencial: estenose hipertrófica de piloro que cursa tipicamente com alcalose hipocalêmica[7]. Outra causa de IA nesta faixa etária seria a hemorragia adrenal bilateral após partos traumáticos. Nessa situação, o recém-nascido teria genitália ambígua, mas com quadro clínico sugestivo de IA.

Quais são as causas de IA primária na infância?

Genéticas[6,7]

- **Distúrbios na esteroidogênese adrenal:** HAC por deficiência de: a) 21-OHase (+ comum); b) 11-beta-hidroxilase (11-beta-OHase); c) 17-alfa-OHase; d) 3-beta-hidroxiesteroide deidrogenase; e) P450 oxirredutase (POR); f) *CYP11A* ou *StAR*; g) defeitos na produção de aldosterona (*CYP11B2* – deficiência de aldosterona sintetase); h) doença de Wolman.
- **Defeitos no desenvolvimento das adrenais:** síndrome de IMAGe (sigla em inglês para restrição de crescimento intrauterino, displasia metafisária, hipoplasia adrenal congênita e anomalias genitais); hipoplasia adrenal: defeito do gene *DAX-1* ou defeito do gene *SF-1*.
- **Síndrome da resistência ao ACTH:** deficiência familiar de glicocorticoide; síndrome triplo A (Allgrove), caracterizada por alacrimia, insuficiência adrenal e acalásia.
- **Hemorrágicas ou infecciosas:** danos nas adrenais – hemorragia adrenal bilateral do recém-nascido, infecção aguda hemorrágica da adrenal.
- **Autoimunes:** adrenalite autoimune, síndrome poliglandular autoimune.
- **Distúrbios metabólicos:** adrenoleucodistrofia, síndrome de Smith-Lemli-Opitz, doença de Refsum, síndrome de Zellweger, doença de Wolman.

Adquiridas

- **Infecções:** sepses, meningite, tuberculose, fúngicas, HIV, citomegalovírus, principalmente as que cursam com vasculite.
- **Infiltrativas/destrutivas:** sarcoidose, amiloidose, metástases, hemocromatose.
- **Hemorrágicas:** recém-nascido grande para a idade gestacional (GIG) – raro, diáteses hemorrágicas, pós-anóxia.
- **Drogas:** aminoglutetimida, cetoconazol, etomidato, mitotano (op'-DDD).

Qual é a causa mais comum de IA primária na infância?

Hiperplasia adrenal congênita por deficiência de 21-OHase, forma clássica, perdedora de sal.

Quais são as causas de IA secundária?

- **Congênita:** mutações nos genes *PROP1*, *PIT1*, *POMC*, *TBX19*. Deficiência idiopática isolada de ACTH, hidrocefalia e sela vazia, hipopituitarismo com deficiência de ACTH[7].
- **Ausência de resposta aos órgãos-alvo:** resistências ao cortisol (resistência glicocorticoide familiar) e resistência à aldosterona (pseudo-hipoaldosteronismo)[7].

Quais são as causas de IA terciária?

- **Congênitas:** deficiência isolada de ACTH: defeito no gene do hormônio liberador de corticotrofina (CRH) ou seu receptor; malformações congênitas cerebrais: displasia septo-óptica[7].
- **Adquiridas:** deficiência de ACTH isolada devido a supressão da secreção de CRH hipotalâmico: suspensão abrupta da terapia com glicocorticoide, terapia com acetato de megestrol (Megestat®), ressecção de tumor secretante de cortisol unilateral ou secretante de ACTH, crianças nascidas de mães tratadas com GC[7].

Quais são as causas comuns de IA central (secundária e terciária)?

Doenças infiltrativas: hemocromatose, sarcoidose, histiocitose das células de Langerhans, tumor cerebral, hemorragia e/o cirurgia craniana, irradiação craniana[7].

Quais são os achados clínicos de IA central?

O quadro clínico é similar à IA primária, exceto pelos sinais de deficiência de MC que não são vistos. Também pode ocorrer fadiga, cefaleia, sinais e sintomas de hipoglicemia (tremores de extremidades, sudorese fria, taquicardia, sensação de fraqueza). Na IA secundária não ocorrem hiperpigmentação da pele e hipotensão ortostática[8].

Qual é a causa de IA que pode cursar com a deficiência de outros hormônios e quais são eles?

É a causa secundária ou terciária (hipotálamo-hipofisária ou central), podendo ocorrer pan-hipopituitarismo ou deficiência de múltiplos hormônios, tais como TSH (hipotireoidismo), GnRH (retardo puberal) e hormônio de crescimento (baixa estatura).

Insuficiência de corticoide relacionada à enfermidade crítica (CIRCI)

O que é CIRCI?

É um processo dinâmico, desenvolvido durante o curso de enfermidade crítica, e que é normalmente reversível. Caracteriza-se por atividade glicocorticoide insuficiente para a gravidade da doença. Ocorre como resultado de: 1) produção reduzida de cortisol; 2) disfunção em qualquer ponto do eixo HHA; ou 3) resistência tecidual aos GC. O mecanismo desta anormalidade é multifatorial e provavelmente inclui a produção diminuída de CRH, ACTH e cortisol, com disfunção de seus receptores[4].

Quando suspeitar de CIRCI e como diagnosticá-la?

A presença de instabilidade hemodinâmica, dependência da terapia com catecolaminas e hipoglicemia são altamente sugestivos de CIRCI. Adicionalmente podem ocorrer outras manifestações inespecíficas, como: dor abdominal, alterações mentais, hiponatremia, hipercalemia, neutropenia, eosinofilia e febre. O teste de estímulo com ACTH pode ser necessário para o diagnóstico.

Quais os sinais e sintomas que podem indicar IA aguda ou crise adrenal?

Hipotensão ou choque, particularmente se desproporcionais a aparente doença de base; distúrbios eletrolíticos: hiponatremia com ou sem hipercalemia; acidose metabólica e hipoglicemia. Vômito e diarreia, às vezes com dor abdominal ou febre inexplicada, perda de peso e anorexia[7].

Quais são as crianças suscetíveis à crise adrenal?

A IA aguda ou crise adrenal ocorre mais comumente nas crianças com:
- Insuficiência adrenal crônica prévia (p. ex., hiperplasia adrenal congênita) ainda não diagnosticadas ou subtratadas e/ou nas situações de estresse, tais como: doenças agudas, traumas, febres ou cirurgias[6] e/ou com hiperpigmentação ou vitiligo[7].
- Doença crítica com choque séptico que não responde à ressuscitação com fluidos e medicações inotrópicas (pensar em crise adrenal por hemorragia adrenal bilateral)[7].

- Em fase de retirada de uso crônico de GC, especialmente se exposto a estresse[7].
- Portadores de outras doenças autoimunes: diabete melito tipo 1, hipotireoidismo ou falência gonadal[7].
- Meningite meningocócica ou meningococcemia (síndrome de Waterhouse-Friderichsen).
- Vítimas de trauma abdominal seguido de choque decorrente de hemorragia adrenal maciça. Uma massa no flanco é usualmente palpável. Diagnóstico confirmado por ultrassonografia ou tomografia computadorizada.
- Outros: terapia com anticoagulante e síndrome antifosfolípide[6].

Quando pensar em síndrome de Waterhouse-Friderichsen?

Na presença de meningite meningocócica ou meningococcemia, ou septicemia por *Streptococcus*, *Pneumococcus*, *Pseudomonas*, difteria, *Stafilococcus aureus*[10].

Início súbito de *rash* petequial, equimoses, hipotensão, dispneia, podendo levar rapidamente a coma e óbito. Habitualmente exige intervenções imediatas com fluidoterapia, antibioticoterapia e GC[6].

DIAGNÓSTICO

Quais os exames laboratoriais solicitar quando suspeitar de IA?

O diagnóstico de IA é estabelecido se os testes laboratoriais revelarem concentrações de cortisol sérico das 8 horas da manhã inapropriadamente baixo e, posteriormente, confirmado por um teste de estímulo com ACTH anormal.

A medida do cortisol salivar constituiu um bom exame para avaliar a IA?

Na infância o cortisol salivar é um bom teste de *screening* para diagnosticar síndrome de Cushing, porém, ainda não foi validado para o diagnóstico de IA[7]. Contudo, tem sido sugerido que o cortisol salivar e o índice cortisol urinário/creatinina possam ser alternativas úteis ao cortisol plasmático para monitorar a dose de reposição no paciente com IA[11].

O que fazer quando há suspeita de IA, mas não é viável o teste de estímulo rápido com ACTH?

Deve-se iniciar imediatamente a terapêutica de hidratação e a hidrocortisona EV.

Qual é o melhor teste de ACTH para o diagnóstico de IA: o de 250 mcg ou o de baixa dose?

A literatura apresenta ambos os testes como alternativas. No entanto, recentes estudos têm mostrado que o teste de baixa dose em crianças criticamente enfermas mostrou uma sensibilidade de 100% com especificidade de 84%[4,7].

Como é realizado o teste de estímulo rápido com ACTH (cortrosina)?

Uma ampola de Synacthen® contém 250 mcg (= 0,25 mg) de ACTH. Dose de ACTH: a) recém-nascido: 15 mcg/kg; b) 30 dias a 2 anos: 125 mcg/dose; c) acima de 2 anos e adolescentes: 250 mcg/dose[7].

Com o paciente em repouso, coletar amostra de sangue basal (tempo zero). Infundir lentamente o ACTH endovenoso durante um minuto. Após uma hora da infusão, coletar nova amostra. Em ambos os tempos, determinam-se as concentrações de cortisol sérico. Armazenar em tubos secos, devidamente identificados, sendo cada amostra separada em dois tubos (para evitar o risco de perder a amostra por quebra de tubo). Centrifugar e guardar em freezer. Resposta normal: cortisol basal entre 7 e 10 mcg/dL e após o estímulo > 18 mcg/dL. É importante destacar que todas essas avaliações devem ser sempre realizadas na ausência da administração de qualquer tipo de glicocorticoide.

Em crianças graves, qual é a importância de colher a amostra crítica antes de iniciar qualquer corticoterapia?

Evitar que o uso de GC mascare a avaliação.

Teste do ACTH em doses baixas (1 mcg/kg). O que encontrar/esperar se a criança estiver gravemente enferma?

Ver Figura 11.1. Este teste pode ser feito no leito da UTI.

O que é a amostra crítica de sangue?

Toda e qualquer criança que chega em estado grave ao pronto-socorro ou UTI sem o diagnóstico de base deve ser submetida a coleta de sangue antes de qualquer manipulação. Essa amostra deverá ser enviada para o laboratório, onde será centrifugada e armazenada para posterior análise, inclusive do perfil adrenal.

Quais são os exames que podem auxiliar no diagnóstico da etiologia da crise adrenal na amostra crítica?

No sentido de se confirmar a IA, deve-se proceder às dosagens basais (antes da cortrosina) do cortisol, ACTH, sódio, potássio, glicemia, renina, aldosterona. Quanto à etiologia da IA, devem-se solicitar outras dosagens basais (17-alfa--OHprogesterona, androstenediona, etc.) e o teste de estímulo com ACTH, segundo a Figura 11.2.

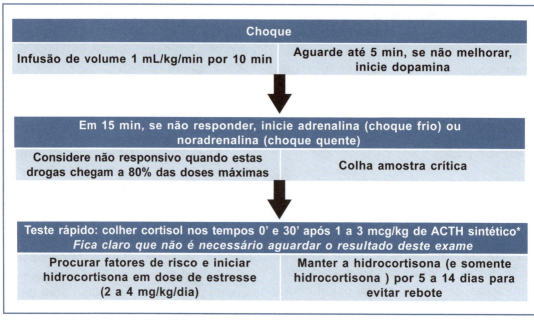

Figura 11.1. Teste do ACTH em doses baixas (1 mcg/kg).
*ACTH sintético: Cortrosina ou Synacthen®.
Fonte: elaborada pelo autor, Dr. Israel Diamante Leiderman.

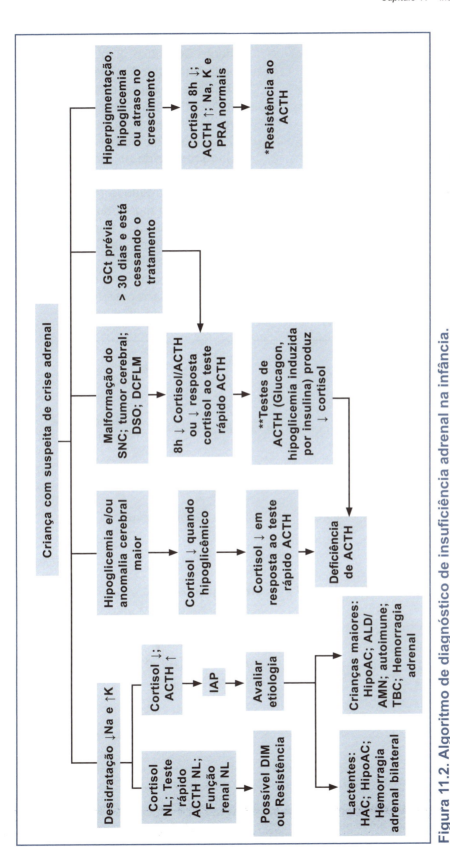

Figura 11.2. Algoritmo de diagnóstico de insuficiência adrenal na infância.
ACTH: hormônio adrenocorticotrófico; ALD: adrenoleucodistrofia; AMN: adrenomieloneuropatia; DSO: displasia septo-óptica; DCFLM: defeito craniofacial de linha média; DIM: deficiência isolada de mineralocorticoide; GCt: glicocorticoideterapia; HAC: hiperplasia adrenal congênita; HipoAC: hipoplasia adrenal congênita; IAP: insuficiência adrenal primária; NL: normal; PRA: atividade da renina plasmática; SNC: sistema nervoso central; TBC: tuberculose. * ACTH resistência é caracteristicamente uma deficiência familiar de glicocorticoide (normalmente causado por uma mutação no receptor melanocortina 2 [MCR2]), e a síndrome "triple A" (síndrome de Allgrove); ** Testes de ACTH: habilidade secretora: hipoglicemia induzida por insulina ou estímulo com glucagon produzindo baixa resposta de cortisol.
Fonte: adaptada de Donohoue PA, 2014[7].

Interpretação do teste do ACTH em vigência de estresse grave

Ver Figura 11.3.

TRATAMENTO DA CRISE ADRENAL

Qual deve ser o tratamento antes mesmo de se obter os resultados do perfil adrenal?

- **Choque:** Ver Figura 11.1. Usar soro fisiológio (SF) 0,9% ou Ringer Lactato.
- **Hipoglicemia:** bolus intravenoso em recém-nascido com soro glicosado (SG) a 10%, 2 mL/kg e nas demais idades SG a 25%, 2 mL/kg, infundido lentamente (2 a 3 mL/min). Monitorar com glicemia capilar a cada 5 minutos. Após estabilizar a glicemia, manter velocidade de infusão de glicose entre 6 e 8 mg/kg/min em todos os casos.
- **Glicocorticoide no estresse (IV ou IM) em bolus:** hidrocortisona: 0 a 12 anos 50 mg/m²/dose (≈ 2 mg/kg); > 12 anos 100 mg/m²/dose. A mesma dose será dividida por quatro para ser administrada de 6/6 horas nas 24 horas seguintes[7]. No estresse cirúrgico recomenda-se aumentar 3 a 10 vezes a reposição fisiológica, a depender do procedimento[6].

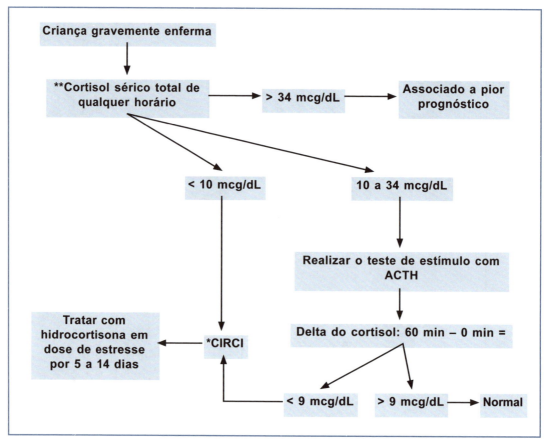

Figura 11.3. Criança gravemente enferma: investigação e manejo da função adrenal.
* CIRCI: insuficiência de corticosteroide relacionada a enfermidade crítica. ** O cortisol livre em pacientes criticamente enfermos ainda não tem definição. Cortisol 10 mcg/dL= 276 nmol/L.
Fonte: adaptada de Levy-Shraga Y e Pinhas-Hamiel O, 2013[4].

Qual é o cálculo utilizado para aferir a superfície corpórea (SC)?

$$SC\ (m^2) = \frac{[(Peso \times 4) + 7]}{(Peso + 90)}$$

No qual 28 a 32 kg equivalem a 1 m².

Qual é o GC preconizado para ser usado na crise adrenal, quando deve ser iniciado e por quanto tempo?

Recomenda-se a hidrocortisona (HC). A dose de ataque deve ser iniciada imediatamente e mantida por um período superior a sete dias; poderá, após reavaliação, ser mantida por um período de 5 a 14 dias[4].

Quanto tempo leva para se obter uma resposta da HC na CIRCI?

Estudos recentes mostraram que 92% das crianças com CIRCI apresentaram uma redução na dosagem de vasopressor dentro das primeiras quatro horas da administração de HC[4,12].

Quando devo pensar em usar HC na criança criticamente enferma?

Em situações de risco para IA total, ou falência do eixo HHA, como por exemplo púrpura fulminante, hiperplasia adrenal congênita, exposição prévia recente a GC ou anomalia do eixo HHA e permanência em choque apesar da infusão de epinefrina ou norepinefrina.

Há a necessidade de aumentar a dose de fludrocortisona (Florinefe®) no estresse?

Não. Aproximadamente 20 mg de cortisol ou cortisona IV ou IM têm ação mineralocorticoide equivalentes a 0,1 mg de Florinefe®. Logo, na vigência de dose de estresse de HC o paciente pode ficar sem receber a Fludrocortisona até restabelecer a dose de cortisol. Nestas situações, deve-se evitar usar prednisona ou dexametasona, as quais têm pouca atividade mineralocorticoide[6].

Nos casos de pan-hipopituitarismo (pós-cirurgia ou trauma) como devo proceder?

A reposição fisiológica de GC deve ser iniciada sempre antes do hormônio tireoidiano. A deficiência adrenal pode mascarar o diabete insípido; portanto, o balanço hidroeletrolítico deve ser muito mais rigoroso.

GLICOCORTICOIDES INALATÓRIOS

Pacientes que usam glicocorticoides inalatórios (GCI) podem sofrer IA?

O eixo HHA tem um comportamento variado aos GCI nos pacientes asmáticos, que parece resultar de resposta individual ao estresse imune, que pode ser geneticamente predeterminada. A maioria dos pacientes que usa GCI apresenta uma resposta favorável com melhora da função pulmonar, qualidade de vida, prevenção de hospitalização e/ou exacerbações e redução da mortalidade relacionada a asma. Porém, uma minoria tem uma resposta atenuada resultando em IA que pode passar despercebida ou culminar com crise adrenal e morbidade severa, raramente evoluindo para morte[13].

Quais são as doses de GCI sugeridas em crianças?

Algumas diretrizes afirmam que a dose efetiva em termos de fluticasona (ou equivalente) é de 100 a 250 mcg/dia, o que permite um benefício respiratório em 90% dos casos[14].

Quais são as recomendações para os pacientes em uso de GCI?

Independentemente da dosagem usada, sempre deve haver preocupação com a prevenção de IA, pois não há nenhum sinal ou sintoma específico que possa predizê-la. Ao suspeitar de IA, deve-se avaliar o perfil GC do paciente, incluindo, se necessário o teste de estímulo com ACTH; na impossibilidade deste, opta-se pelo tratamento da IA[15].

Quais são os pacientes em uso de GCI considerados de risco para IA e que se beneficiam do *screening* para IA?

1. Presença de sintomas de IA, independentemente da dose de GCI.
2. Em vigência de GCI com dose ≥ 400 mcg/dia de propionato de fluticasona ou equivalente.
3. Uso concomitante com outros GCI ou GC orais e/ou inibidores da CYP3A4.
4. Infecções respiratórias recorrentes com recuperação lenta.
5. Qualquer procedimento cirúrgico planejado e/ou outras doenças clínicas/cirúrgicas graves.
6. Gastroenterites e/ou náusea e vômito crônico, diarreia, desidratação.
7. Retardo de crescimento e hipoglicemia inexplicada.
8. Estresse por calor excessivo do meio ambiente, promovendo o aumento da transpiração (é mais frequente com adultos em locais de trabalho) ou quaisquer outras condições nas quais a IA pode resultar em crise adrenal aguda[13].

RETIRADA GRADUAL DO GLICOCORTICOIDE

Ver Tabela 11.1[16].

Quando e por que é necessária a retirada gradual do GC?

Quando o tempo de tratamento com GC for menor ou igual a 10 dias, a terapia poderá ser descontinuada abruptamente, desde que a doença de base permita[6,17]. Porém, quando persiste por duas semanas ou mais, requer a retirada gradual para evitar a chamada "síndrome da retirada do corticosteroide". Os sintomas não incluem

Tabela 11.1. Esquema de retirada e suspensão de GC com base na prednisona

Dose (mg/dia)	Tempo de uso		
	Longo	Médio	Curto
Alta	↓ 20% (1/5) DC2S*	↓ 25% (1/4) DC2S**	↓ 30% (1/3) DC 3 dias
Média	↓ 25% (1/4) DC2S*	↓ 30% (1/3) DC1S	NTNR
Baixa	↓ 25% (1/4) DC1S	↓ 30% (1/3) DC 3 dias	NTNR

DC: dose a cada; DC2S: dose a cada duas semanas; DC1S: dose a cada 1 semana; NTNR: não tem necessidade de redução. * Tentar dias alternados após 2 a 3 meses. ** Tentar dias alternados após 1 a 2 meses. Longo: > 3 meses; Médio: 2 semanas-3 meses; Curto: < 2 semanas. Alta: 40-100 mg/dia; Média: 15-40 mg/dia; Baixa: 5-15 mg/dia.
Fonte: adaptada de Kater CE e Silva RC, 2012[16].

perda de sal, porque a função da glomerulosa adrenal, regulada principalmente pelo sistema renina-angiotensina, permanece normal. Todavia, a hipotensão abrupta pode ocorrer porque os GC são necessários para a ação das catecolaminas na manutenção do tônus vascular[6].

Como dever ser realizada a retirada gradual de GC prolongada?

Para alcançar a concentração fisiológica de GC deve-se procurar administrar em dose única matinal. Os pacientes em uso de dexametasona (GC longa ação) em dias alternados podem ter uma retirada mais fácil do que aqueles em uso contínuo dessa droga. Não há necessidade de retirada gradual de GC quando a dose administrada é inferior a dose fisiológica (DF) de GC (hidrocortisona 7 a 12 mg/m²/dia) ou, se superior a DF, porém durante um período inferior a 4 semanas[7].

Qual o exame laboratorial que pode ser usado como parâmetro de retirada do GC?

Pode-se medir o cortisol sérico entre as 8 e 10 horas da manhã, cuja concentração ≥ 10 mcg/dL indica que a dose pode ser reduzida com segurança até a completa suspensão[6].

Os pacientes tratados para doença de Cushing, após a retirada com sucesso de GC e submetidos a situações de estresse ainda correm o risco de IA?

Sim, por até 6 a 12 meses após a retirada, quando o paciente deverá ser submetido a um teste rápido de ACTH (avaliar adrenais) e ao teste de avaliação da hipófise (glucagon ou hipoglicemia induzida por insulina) para indicar a necessidade ou não de cobertura de cortisol nas situações de estresse cirúrgico ou de doenças agudas[6].

CASO CLÍNICO

Paciente de seis anos, sexo masculino, chegou ao pronto-socorro com história de vômitos e febre há um dia e infecção das vias aéreas superiores (IVAS) há 3 dias. Não estava conseguindo andar por fraqueza (sic). Única história anterior era de asma com uso de fluticasona, 500 mcg/dose, 2 vezes/dia.

- Exame físico (EF): MEG, descorado ++, desidratado grave, PA: 90 × 50 mmHg; Peso: 17 kg (P: 10°) acianótico, anictérico, taquipneia leve. Perfusão > 5". Pulso muito débil; fácies levemente cushingoide. Obs.: chama atenção a história pobre para gravidade do EF geral.
- Aparelho respiratório: MV +, simétrico, sem ruídos adventícios.
- Aparelho cardiovascular: RR, 2T, BNF, SS ++/6+ pancardíaco.
- Abdome: globoso, distendido, doloroso sem defesas anormais, RHA diminuídos.
- Membros inferiores com edema + / hiperemia de palmas com enchimento capilar > 4".
- Genitália normal para o sexo masculino. Pênis: 5 cm e testículos: 0,7 mL.
- Exame neurológico normal mas com sonolência. Glasgow: 12.

Evolução no pronto-socorro

Colheu-se sangue para exames – amostra crítica (sempre importantíssimo). Iniciou-se fase rápida com SF 0,9% 20 mL/kg/h, sem melhora após repetir três vezes. Foi transferido para UTI por choque e taquicardia supraventricular que só reverteu com cardioversão, mas sem melhora do choque.

Qual(is) o(s) diagnóstico(s) sindrômico(s)?

Gastroenterite aguda e sepsis que evoluiu com choque séptico e complicou com taquicardia supraventricular e baixo débito.

Conduta na UTI

Após 15 minutos de SF 0,9% 60 mL/kg/h foi iniciado dopamina 5 mcg/kg/min; manteve-se em choque por mais 15 minutos e iniciou-se noradrenalina, pois era choque quente.

Medicações: amiodarona, clindamicina e amicacina.

Exames laboratoriais relevantes

Hemograma: leucopenia; glicemia: 66 mg/dL; Na: 126 mEq/L; K: 5,8 mEq/L.

E agora? Podemos formular hipótese de insuficiência adrenal?

Vamos adiantar os exames que saíram algum tempo depois.

Cortisol: 7 mcg/dL (5-18); ACTH: 70 pg/mL (20-80); hemocultura: + para *E. coli*.

Com estes exames você confirma ou afasta insuficiência adrenal?

Quando a noradrenalina atingiu 1 mcg/kg/min, sem melhora importante, o choque foi classificado como refratário. Fizemos teste rápido de estímulo com Synacthen® (ACTH) e iniciamos hidrocortisona na dose de 100 mg/m²/dia (4 mg/kg/dia).

Qual a dose ideal para o teste de estímulo com ACTH? 250 mcg? 1 mcg/kg?

O teste com a dose de 1 mcg/kg é o mais sensível. Notar que o objetivo não é usar o teste para diagnóstico de defeito de síntese.

Qual a dose ideal para a terapia com hidrocortisona no caso?

É a dose de estresse que é de 5 a 10 vezes a dose de manutenção.

Evolução final do caso na UTI

Após duas horas a pressão arterial foi normalizada, houve melhora do estado geral e perfusão, sendo retirada a infusão de noradrenalina após seis horas.

No plantão seguinte, foi retirada a HC com nova piora do choque, agora acompanhado de hipoglicemia. Foi reiniciada a HC com melhora do choque. Por fim, conseguiu-se manter a criança sem hipotensores e só com a HC, até o resultado dos exames.

Resultado do teste de cortisol pós ACTH: 0' = 7 mcg/dL, 30' = 10 mcg/dL

Considerações finais

O teste comprovou a IA em vigência de estresse. Deveríamos esperar cortisol acima de 40 mcg/dL, mas o mais importante é pensar na insuficiência adrenal e agir na emergência sem depender de resultados laboratoriais dos hormônios.

Lembre-se: nunca retire hidrocortisona antes de 7 dias (mínimo), nos casos de IA.

REFERÊNCIAS

1. Cooper MS, Stewart PM. Corticosteroid insufficiency in acutely ill patients. N Engl J Med 2003;348:727-34.
2. Kerrigan JR, Veldhuis JD, Leyo SA, Iranmanesh A, Rogol AD. Estimation of daily cortisol production and clearance rates in normal pubertal males by deconvolution analysis. J Clin Endocrinol Metab 1993 Jun;76(6):1505-10.
3. Linder BL, Esteban NV, Yergey AL, Winterer JC, Loriaux DL, Cassorla F. Cortisol production rate in childhood and adolescence. J Pediatr 1990 Dec;117(6):892-6.

4. Levy-Shraga Y, Pinhas-Hamiel O. Critical illness-related corticosteroid insufficiency in children Horm Res Paediatr 2013;80:309-17.
5. Annane D, Maxime V, Ibrahim F, Alvarez JC, Abe E, Boudou P. Diagnosis of adrenal insufficiency in severe sepsis and septic shock. Am J Respir Crit Care Med 2006;174:1319-26.
6. Miller WL, Achermann JC, Fluck CE. The adrenal cortex and its disorders. Adrenal insufficiency. In: Sperling MA. Pediatric endocrinology. 3. ed. Boston: Saunders Elsevier; 2008. p.444-511.
7. Donohoue PA. Diagnosis of adrenal insufficiency in children. Waltham, MA: UpToDate; 2014. [cited 2015 Jun 1]. Available from: <http://www.uptodate.com/contents/diagnosis-of-adrenal-insufficiency-in-children>.
8. Lovas K, Husebye ES. Addison's disease. Lancet 2005 Jun 11-17;365(9476):2058-61.
9. Tonetto-Fernandes V, Lemos-Marini SH, Kuperman H, Ribeiro-Neto LM, Verreschi IT, Kater CE. Serum 21-Deoxycortisol, 17-Hydroxyprogesterone, and 11-deoxycortisol in classic congenital adrenal hyperplasia: clinical and hormonal correlations and identification of patients with 11beta-hydroxylase deficiency among a large group with alleged 21-hydroxylase deficiency. J Clin Endocrinol Metab 2006 Jun;91(6):2179-84.
10. Adem PV, Montgomery CP, Husain AN, Koogler TK, Arangelovich V, Humilier M et al. Staphylococcus aureus sepsis and the Waterhouse-Friderichsen syndrome in children. N Engl J Med 2005 Sep 22;353(12):1245-51.
11. Jung C, Greco S, Nguyen HH, Ho JT, Lewis JG, Torpy DJ et al. Plasma, salivary and urinary cortisol levels following physiological and stress doses of hydrocortisone in normal volunteers. BMC Endocr Disord 2014 Nov 26;14:91.
12. Hebbar KB, Stockwell JA, Leong T, Fortenberry JD. Incidence of adrenal insufficiency and impact of corticosteroid supplementation in critically ill children with systemic inflammatory syndrome and vasopressor-dependent shock. Crit Care Med 2011 May;39(5):1145-50.
13. Sannarangappa V, Jalleh R. Inhaled corticosteroids and secondary adrenal insufficiency. Open Respir Med J 2014 Jan 31;8:93-100.
14. Schwartz RH, Neacsu O, Ascher DP, Alpan O. Moderate dose inhaled corticosteroid-induced symptomatic adrenal suppression: case report and review of the literature. Clin Pediatr (Phila) 2012;51(12):1184-90.
15. Smith RW, Downey K, Gordon M, Hudak A, Meeder R, Barker S et al. Prevalence of hypothalamic-pituitary-adrenal axis suppression in children treated for asthma with inhaled corticosteroid. Paediatr Child Health 2012;17(5):e34-9.
16. Kater CE, Silva RC. Aspectos práticos de la terapia con glucocoticoides. In: Endocrinología clínica. 4. ed. Rio de Janeiro: Guanabara Koogan; 2012. p.987-1003.
17. Streck WF, Lockwood DH. Pituitary adrenal recovery following short-term suppression with corticosteroids. Am J Med 1979 Jun;66(6):910-4.

CAPÍTULO 12

Puberdade precoce

Angela Maria Spinola e Castro
Adriana Aparecida Siviero-Miachon

QUAIS EVENTOS FISIOLÓGICOS INICIAM A PUBERDADE?[1-7]

Puberdade é uma fase biológica de crescimento e desenvolvimento, um período de transição entre a infância e a vida adulta durante a qual ocorrem modificações marcantes, físicas e psicológicas, que culminam com a maturidade sexual e a aquisição da capacidade de reprodução.

O desencadeamento da puberdade está relacionado primordialmente ao eixo hipotálamo-hipófise-gonadal (HHG). O núcleo arqueado e seus neurônios secretórios traduzem sinais neurais em sinais químicos, liberando hormônio liberador de gonadotrofinas (GnRH), que secretado pelos neurônios terminais na eminência média do complexo porta-hipofisário é transportado para a hipófise anterior. Os opiáceos e as catecolaminas modulam a liberação do GnRH e os gonadotrofos respondem a esse estímulo liberando hormônio luteinizante (LH) e hormônio folículo-estimulante (FSH), que exercem influência sobre as gônadas. No sexo masculino, o LH é o estímulo primário para a síntese de testosterona, enquanto o FSH estimula a espermatogênese. No sexo feminino, LH e FSH são essenciais para a síntese de esteroides e para a ovulação.

As mudanças hormonais da puberdade fazem parte de um processo contínuo que tem início na vida fetal. A hipófise do feto tem capacidade de secretar LH e FSH. Durante os seis primeiros meses de vida da criança, essa característica persiste, sendo importante nessa fase a secreção de testosterona pelos testículos e estradiol pelos ovários (minipuberdade). Após esse período, a secreção hormonal diminui, mantendo-se em concentrações bastante baixas durante toda a infância, até o início da puberdade.

QUAIS OS FATORES DETERMINANTES DO INÍCIO DA PUBERDADE?[5-11]

O desenvolvimento puberal resulta da inter-relação entre fatores genéticos e ambientais, mas os fatores determinantes são complexos e ainda não são totalmente conhecidos. Várias mutações em genes relacionados à produção das gonadotrofinas e a seus receptores têm sido detectadas e explicam alguns casos de desenvolvimento puberal anormal. São eles: kisspeptina (*KISS1*) e seu receptor (*KISS1-R* ou *GPR54*) e o *MKRN3*. A similaridade da idade da menarca entre mulheres da mesma etnia e, principalmente da mesma família, exemplifica a importância dos fatores genéticos. Vários exemplos demonstram que a antecipação da puberdade foi, em grande parte, dependente do progresso nas condições socioeconômicas, nutricionais e da saúde geral da população mundial, que ocorreu nas últimas décadas. Mudanças contínuas em influências ambientais e interação com genes também são sugeridos como determinantes desse processo.

A puberdade e a reprodução parecem ser influenciadas por condições, não apenas no momento em que eles ocorrem, mas também durante a vida fetal e perinatal. Além disso, essas influências podem ser, aparentemente, opostas, uma vez que a maturação sexual precoce decorre da desnutrição fetal e superalimentação no período pós-natal. Meninas obesas estão predispostas a antecipar a idade da menarca, da mesma forma que nos casos de doença crônica, com comprometimento do estado nutricional, o desenvolvimento puberal é geralmente mais tardio. A atividade física excessiva também pode retardar a puberdade, principalmente quando associada ao baixo peso.

Recentemente, tem sido comprovada a influência do ambiente, principalmente das substâncias químicas, inseticidas, fitoesteroides e hormônios no processo de desenvolvimento e na reprodução (desreguladores endócrinos).

COMO AVALIAR O DESENVOLVIMENTO PUBERAL?[1,2,12,13]

A puberdade pode ser dividida em dois eventos principais e independentes: adrenarca e gonadarca. A adrenarca ocorre em resposta à estimulação do eixo hipotálamo-hipófise-adrenal, e se manifesta clinicamente com o aparecimento dos pelos pubianos, axilares e aumento na secreção glandular apócrina e, laboratorialmente, pode ser avaliada pela dosagem de DHEA (di-hidroepiandrosterona) e sua forma sulfatada (S-DHEA) e de androstenediona. A gonadarca ocorre, geralmente, dois anos após a adrenarca, corresponde à ativação do eixo HHG e é expressa clinicamente por meio do desenvolvimento das mamas nas meninas e aumento dos testículos nos meninos. Laboratorialmente, os marcadores desse processo são as gonadotrofinas, LH e FSH, e os esteroides sexuais.

A classificação de Marshall e Tanner (conhecida como classificação de Tanner)[12,13] é utilizada sempre que nos referimos ao desenvolvimento puberal feminino mamas (M) e pelos (P), assim como masculino, genital (G) e pelos (P) (Quadros 12.1 e 12.2, Figuras 12.1 e 12.2).

O estirão puberal, que ocorre em ambos os sexos, é outra mudança marcante na puberdade. Esse se apresenta com três fases: crescimento mínimo (peripuberal), velocidade máxima e decréscimo da velocidade, com parada de crescimento e fusão epifisária. O controle hormonal do estirão de crescimento é complexo, resultando da ação conjunta dos esteroides sexuais, testosterona e estrógeno, hormônio de crescimento e fatores de crescimento (IGF-1 e IGFBP-3). Os meninos atingem o pico de velocidade de crescimento dois anos após as meninas, crescendo, em média, a partir do início do estirão, 25 cm.

Quadro 12.1. Descrição do estádio puberal de Tanner no sexo feminino	
M1	Fase pré-adolescência (elevação das papilas)
M2	Mamas em fase de botão (elevação da mama e aréola como pequeno montículo)
M3	Maior aumento da mama, sem separação dos contornos
M4	Projeção da aréola e das papilas para formar montículo secundário por cima da mama
M5	Fase adulta, com saliência apenas das papilas
P1	Fase pré-adolescência
P2	Presença de pelos longos, macios, ligeiramente pigmentados, ao longo dos grandes lábios
P3	Pelos mais escuros, ásperos, sobre o púbis
P4	Pelugem do tipo adulto, mas a área coberta é menor que no adulto
P5	Pelugem do tipo adulto, cobrindo todo o púbis e a virilha

M: mamas; P: pilificação pubiana.
Fonte: adaptado de Spinola-Castro AM e Siviero-Miachon AA, 2014[1]; Marshall WA e Tanner JM, 1969[12].

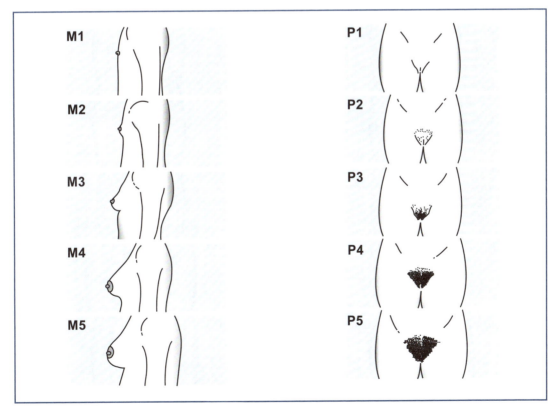

Figura 12.1. Representação do estádio puberal de Tanner no sexo feminino.
Fonte: adaptada de CODEPPS, 2006[14].

Quadro 12.2. Descrição do estádio puberal de Tanner no sexo masculino	
G1	Pré-adolescência
G2	Aumento do escroto e dos testículos, sem aumento do pênis
G3	Aumento do pênis em toda a extensão
G4	Aumento do diâmetro do pênis e da glande, crescimento dos testículos e do escroto, cuja pele escurece
G5	Tipo adulto
P1	Fase pré-adolescência (não há pelugem)
P2	Presença de pelos longos, macios, ligeiramente pigmentados, na base do pênis
P3	Pelos mais escuros, ásperos, sobre o púbis
P4	Pelugem do tipo adulto, mas a área coberta é menor que no adulto
P5	Tipo adulto, estendendo-se até a face interna da coxa

G: genital, P: pilificação pubiana.
Fonte: adaptado de Spinola-Castro AM e Siviero-Miachon AA, 2014[1]; Marshall WA e Tanner JM, 1970[13].

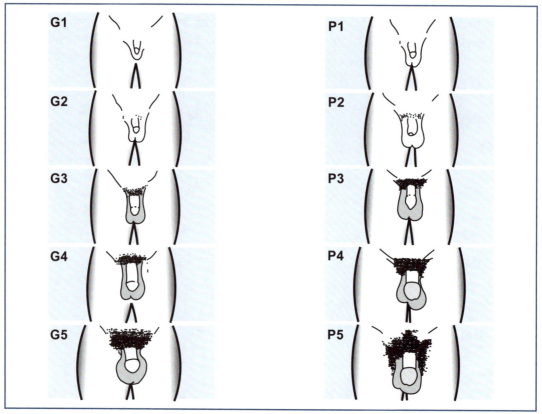

Figura 12.2. Representação do estádio puberal de Tanner no sexo masculino.
Fonte: adaptada de CODEPPS, 2006[14].

Os hormônios esteroides exercem uma influência muito importante sobre maturação óssea e fechamento das epífises de crescimento, sendo esse um aspecto importante na avaliação dos distúrbios puberais e avaliado por meio da determinação da idade óssea (IO). Em ambos os sexos, os hormônios sexuais também influenciam de forma expressiva a aquisição de massa óssea.

COMO SE DESENVOLVE A PUBERDADE NAS MENINAS?[1-3,12,15,16]

Nas meninas, os estrógenos causam o desenvolvimento das mamas, o aumento dos grandes e pequenos lábios, aumento e redistribuição da gordura corporal, com predomínio na região do quadril. Outro aspecto importante é o crescimento do útero e a estrogenização do epitélio vaginal, com acidificação do pH e aparecimento de leucorreia, pelo aumento na secreção vaginal. O útero adquire uma configuração puberal quando o volume é superior a 18 mL e o corpo uterino é maior do que o colo. Os pelos pubianos têm sua origem na produção hormonal adrenal.

Na análise dos distúrbios puberais, é importante conhecer a cronologia normal dos eventos puberais. Nas meninas, embora o primeiro sinal puberal seja a aceleração do crescimento, o desenvolvimento das mamas (telarca) é o aspecto mais marcante e prontamente reconhecido. Os pelos pubianos geralmente aparecem alguns meses após o estádio 2 de Tanner (M2). O estirão de crescimento é concomitante ao desenvolvimento das mamas e a velocidade máxima de crescimento ocorre quando a mama atinge o estádio 3 de Tanner. A menarca geralmente ocorre nesse período, em média, dois anos após o início das mamas. O desenvolvimento das mamas está completo, em média, quatro anos após o início da puberdade.

A puberdade, nas meninas, geralmente ocorre entre 8 e 13 anos de idade. Existe uma grande variabilidade étnica e regional na época de início e no ritmo de evolução puberal.

COMO SE DESENVOLVE A PUBERDADE NOS MENINOS?[1-3,13,17]

Nos meninos, aumentam testículos, pênis, pelos faciais, cartilagem cricoide (causando mudança de voz) e modifica-se a distribuição da gordura corporal, com aumento da massa muscular, em resposta à ação da testosterona. A presença de acne também é frequente. Os pelos pubianos têm sua origem, principalmente, em resposta aos andrógenos da adrenal.

O primeiro sinal puberal é o aumento do volume dos testículos, que geralmente ocorre em média entre 9,6 e 14 anos de idade. Uma medida do testículo no eixo longitudinal de 2,5 ou 3 cm^3 de volume é compatível com puberdade. Esse desenvolvimento se deve ao aumento das células de Sertoli e dos túbulos seminíferos, com pequena contribuição das células de Leydig. Os pelos pubianos aparecem alguns meses depois. Em alguns meninos, pode ocorrer o desenvolvimento transitório da glândula mamária na fase inicial do desenvolvimento testicular (ginecomastia transitória). O estirão puberal, ao contrário das meninas, é mais tardio, iniciando na metade do período puberal, no estádio 3 ou 4 de Tanner. A primeira ejaculação geralmente ocorre quando o volume testicular é superior a 12 cm^3 ou no Tanner 3. Os pelos faciais aparecem, em média, três anos após o início dos pelos pubianos.

COMO DEFINIR A PUBERDADE PRECOCE EM MENINAS E MENINOS?[1-7,16,17]

Se o limite da normalidade em termos do desenvolvimento é definido como dois desvios-padrão em relação à média, o aparecimento de caracteres sexuais secundários antes dos oito anos de idade nas meninas e antes dos nove anos nos meninos pode ser considerado precoce.

Essa definição tem sido revista nos últimos anos, visto que estudos populacionais têm mostrado que existe uma tendência na população geral à antecipação puberal. O aparecimento dos caracteres sexuais secundários por volta dos sete anos em meninas brancas, e por volta dos seis anos em meninas negras, pode ser considerado dentro da normalidade em algumas crianças, desde que a evolução seja de forma apropriada e que a menarca ocorra após os 10 anos de idade. No entanto, na prática, mesmo crianças nesse limite de idade, consideradas adequadas para o desenvolvimento puberal, merecem acompanhamento. Devido à possibilidade de meninas na faixa etária entre 6 e 8 anos apresentarem patologias, a definição da normalidade, nesses casos, exige o acompanhamento médico.

No diagnóstico da precocidade sexual, o critério idade cronológica não deve ser utilizado isoladamente, sendo muito importante avaliar outros aspectos do desenvolvimento: progressão dos caracteres sexuais, velocidade de crescimento, ritmo de maturação óssea. É necessário estabelecer a relação entre idade cronológica (IC), idade estatural (IE) e IO.

QUAIS OS PRIMEIROS PASSOS NA AVALIAÇÃO DA PRECOCIDADE SEXUAL?[1,2,7]

A primeira pergunta a ser feita é se a criança está de fato na puberdade. Não importa qual o mecanismo envolvido, a resposta é "sim" se os eventos a seguir estiverem presentes:

- Aparecimento precoce e/ou evolução acelerada dos caracteres sexuais secundários.
- Sinais clínicos de virilização, aumento da pilificação e/ou da massa muscular.
- Aumento das mamas, pelos ou sangramento vaginal nas meninas.
- Aumento do volume testicular ou aumento peniano sem desenvolvimento testicular.
- Aceleração da velocidade de crescimento acima do esperado para sexo e idade.
- Estatura acima do canal genético familiar, com prognóstico estatural abaixo deste padrão, em virtude da aceleração do crescimento e da IO, não proporcional à IE.

QUAIS AS POSSIBILIDADES DE DIAGNÓSTICO DA PUBERDADE PRECOCE?[1,2,4,7]

O desenvolvimento puberal pode ser classificado de acordo com a atividade do eixo HHG em:

- **Central ou gonadotrofina-dependente:** compreende as patologias com desenvolvimento puberal secundário à ativação do eixo HHG, sendo também chamada de "verdadeira" (Quadro 12.3).
- **Periférica ou gonadotrofina-independente:** compreende as patologias com desenvolvimento puberal secundário à produção autônoma de esteroides sexuais pelas adrenais ou gônadas, independentemente do controle ou ativação do eixo HHG. Pode também ser chamada de "pseudopuberdade precoce". A produção extra-hipofisária de gonadotrofinas está classificada nesse grupo (Quadro 12.4).

Quadro 12.3. Etiologia da puberdade precoce central ou dependente de gonadotrofinas

Puberdade precoce central

Idiopática
Genética (mutações ativadoras ou inativadoras)
Patologias do sistema nervoso central
Hamartoma hipotalâmico
Anomalias congênitas
- Hidrocefalia
- Meningomielocele
- Defeitos de linha mediana

Cistos
- Aracnoide
- Pineal

Neoplasias
- Astrocitomas
- Gliomas (neurofibromatose tipo 1)

Lesões vasculares
Irradiação craniana
Trauma cranioencefálico
Infecções
- Abscesso
- Encefalite
- Meningite

Fonte: adaptado de Spinola-Castro AM e Siviero-Miachon AA, 2014[1].

Quadro 12.4. Etiologia da puberdade precoce periférica ou independente de gonadotrofinas

Puberdade precoce periférica

Atividade gonadal autônoma
- Síndrome de McCune-Albright
- Puberdade precoce limitada ao sexo masculino (testotoxicose)

Tumores gonadais
Ovário
- Cisto folicular
- Células da granulosa
- Células da teca

Testículo
- Células de Leydig
- Células de Sertoli

Tumores secretores de gonadotrofina coriônica
- Hepatoblastoma
- Germinoma
- Coriocarcinoma
- Teratoma

Doenças da suprarrenal
- Hiperplasia suprarrenal forma tardia
- Adenoma

Hipotireoidismo primário grave

Iatrogênico
- Administração exógena de esteroides (pomadas)

Fonte: adaptado de Spinola-Castro AM e Siviero-Miachon AA, 2014[1].

Alguns autores consideram, também, um outro grupo denominado "combinada", que compreende patologias com desenvolvimento puberal secundário à puberdade precoce periférica, com ativação secundária do eixo HHG, causada pela produção exacerbada de esteroides sexuais, que induzem ao amadurecimento precoce dos núcleos hipotalâmicos.

Outras causas de desenvolvimento puberal incluem algumas condições nas quais as manifestações puberais ocorrem de forma isolada, com o desenvolvimento das mamas isolado ou pelos pubianos ou menarca isolada, sem outras repercussões.

Essas condições são chamadas, respectivamente, de "telarca", "adrenarca" e "menarca precoce", e serão discutidas nos respectivos capítulos. Uma condição que merece atenção especial por parte dos pediatras é o quadro de antecipação constitucional do crescimento e da puberdade (ACCP), também chamada de "puberdade antecipada", que não está incluída na classificação de puberdade precoce porque é considerada uma variação do desenvolvimento normal, mas cujo diagnóstico diferencial torna-se essencial.

QUAIS AS CAUSAS DE PUBERDADE PRECOCE DEPENDENTE DE GONADOTROFINAS?[1,2,4,5,7]

Nesse processo, que depende da ativação do eixo HHG, o desenvolvimento sexual, geralmente, reproduz a sequência da puberdade normal, mas com início antes da idade apropriada. As principais causas estão resumidas no Quadro 12.3.

A etiologia idiopática é mais comum no sexo feminino e inclui todos os casos de precocidade sexual cuja investigação cuidadosa não identifica uma causa. Uma atenção especial tem sido dada às causas idiopáticas, porque, com a evolução dos métodos diagnósticos, especialmente da ressonância magnética (RM), demonstrou-se que várias crianças com esse diagnóstico, na realidade, apresentavam lesões no sistema nervoso central (SNC), principalmente hamartomas hipotalâmicos.

As causas neurogênicas incluem todas as anormalidades do SNC, congênitas ou adquiridas, e são mais frequentes em meninos. A maior parte dos meninos com puberdade precoce central tem uma lesão no SNC. Não existe uma explicação para essa diferença sexual, mas tem sido proposto que o eixo HHG feminino é mais sensível à estimulação. Entre os tumores associados, os mais comuns e, geralmente, localizados na região suprasselar, são: hamartomas, gliomas e astrocitomas.

Os tumores identificados com maior frequência, principalmente no sexo masculino, são os hamartomas, considerados malformações congênitas benignas derivadas da desorganização do tecido nervoso cerebral, incluindo os neurônios secretores de GnRH. Tem sido demonstrado que alguns desses tumores secretam, em excesso, um fator hipotalâmico que estimula a secreção das gonadotrofinas hipofisárias (principalmente em crianças antes dos três anos de idade). Embora sejam raros, esses tumores podem estar associados ao quadro de epilepsia gelástica, caracterizado por crises convulsivas generalizadas, acompanhadas por riso excessivo e retardo do desenvolvimento motor e cognitivo. Alguns hamartomas não contêm neurônios secretores de GnRH, mas suas células expressam outros fatores de crescimento.

Na presença de outras lesões do SNC, como nos gliomas ópticos (característicos da neurofibromatose tipo 1), na displasia septo-óptica, meningomielocele, hidrocefalia e após traumas, a precocidade sexual pode resultar da ruptura da inibição tônica hipotalâmica, aumento na secreção pulsátil do fator de liberação (GnRH) e das gonadotrofinas, por ativação do eixo HHG. Crianças com retardo mental, distúrbio psicomotor ou síndromes convulsivas têm maior predisposição a apresentar precocidade sexual.

Os processos de recuperação nutricional, com rápido ganho de peso, em crianças com privação também podem estar associados à maturação puberal antecipada, se idiopática ou neurogênica.

QUAIS AS CAUSAS DA PUBERDADE PRECOCE PERIFÉRICA?[1,2,4,5,7]

Nessa condição, o processo de desenvolvimento puberal ocorre independentemente do controle do eixo HHG e não obedece à cronologia dos eventos puberais normais, sendo totalmente imprevisível.

As causas mais frequentes são de origem adrenal (hiperplasia suprarrenal forma tardia e tumores adrenocorticais) ou gonadal (tumores, cistos, síndrome de McCune-Albright e testotoxicose). As principais causas estão resumidas no Quadro 12.4.

COMO DIFERENCIAR A PUBERDADE DEPENDENTE DE GONADOTROFINAS DA INDEPENDENTE?[1,2,4,5,7]

A história clínica é sempre o passo inicial do diagnóstico, devendo ser investigadas as condições de nascimento, os antecedentes perinatais de traumatismos, infecções prévias, ingestão acidental de medicamentos, uso de pomadas com estrógenos. Também são muito importantes os antecedentes de doença neurológica, assim como a pesquisa de possíveis sintomas sugestivos, tais como cefaleia, mudanças de personalidade, alterações de apetite ou alterações visuais. A idade de início dos sinais e sintomas não auxilia no diagnóstico etiológico, com exceção dos hamartomas, que podem se manifestar logo após o nascimento. O ritmo de evolução dos caracteres sexuais secundários e os dados anteriores de crescimento são muito úteis na elaboração de um diagnóstico diferencial, principalmente nos casos de telarca e puberdade precoce verdadeira. Antecedentes familiares, idade da menarca materna, idade e evolução da puberdade paterna são informações complementares.

O exame físico deve, obrigatoriamente, incluir os dados de estatura, peso e estadiamento puberal de acordo com Tanner[12,13].

Nas meninas, é necessário reconhecer os efeitos da ação do estrógeno, como o desenvolvimento mamário, a modificação da mucosa vaginal (citologia hormonal vaginal – CHV), o crescimento dos grandes e pequenos lábios e os efeitos androgênicos, tais como presença de acne, hirsutismo, aumento de massa muscular e hipertrofia do clitóris. As manifestações estrogênicas implicam a diferenciação entre puberdade precoce verdadeira e, mais raramente, de um tumor produtor de estrógenos. O diagnóstico diferencial da puberdade precoce central pode apresentar algumas dificuldades, pois o espectro de desenvolvimento puberal é muito amplo, abrangendo telarca precoce, telarca exagerada, puberdade precoce central transitória, puberdade precoce lentamente progressiva, ACCP e puberdade precoce central. O desenvolvimento das mamas ocorre em todas as condições referidas, especialmente em uma fase inicial do quadro, e este sinal, avaliado de forma isolada, não auxilia no diagnóstico diferencial. Como não existe um marcador laboratorial que seja preditivo da evolução das pacientes, em alguns casos, é necessário observar a evolução clínica para realizar um diagnóstico adequado.

A presença de manifestações androgênicas orienta a avaliação no sentido de excluirmos uma alteração adrenal, lembrando que na puberdade precoce verdadeira, os pelos pubianos também se desenvolvem e, algumas vezes, indicam o início da puberdade. Tumores da adrenal podem não ter massa abdominal palpável. O diagnóstico diferencial é, geralmente, feito entre adrenarca precoce, tumor adrenal e hiperplasia suprarrenal congênita da forma tardia.

Nos meninos, o desenvolvimento dos testículos é, no geral, indicativo da ativação do eixo HHG, enquanto na puberdade periférica o crescimento do pênis ocorre sem o concomitante desenvolvimento testicular, ou o tamanho testicular é desproporcional ao desenvolvimento do genital e à concentração de testosterona total. O aumento do volume dos testículos é indicativo de uma produção endógena de gonadotrofinas, enquanto o aumento isolado do pênis, com presença de pelos pubianos, é sugestivo da produção apenas de andrógenos, geralmente de origem adrenal. Tumores produtores de andrógenos de origem testicular são frequentemente palpáveis. Os tumores germinativos (produtores de gonadotrofina coriônica) também aumentam o volume testicular de forma menos intensa do que na puberdade precoce central, mas pode haver certa dificuldade para diferenciar clinicamente. O ritmo de crescimento é acelerado quando existem concentrações elevadas de testosterona. Nos meninos, é fácil a percepção clínica de uma puberdade precoce heterossexual (quando ocorre feminilização), que se manifesta com mudança das formas corporais, que se tornam arredondadas e com ginecomastia.

Outro aspecto importante, no exame físico, que pode auxiliar no diagnóstico diferencial entre puberdade precoce idiopática e de causa neurogênica, são o exame neurológico, perímetro cefálico, função motora e sensorial e avaliação do fundo de olho.

Deve sempre ser pesquisada a presença de neurofibromas e de lesões maculares pigmentadas (café com leite) com bordos regulares, sugestivas de neurofibromatose e associadas à puberdade precoce central (gliomas de vias ópticas). Manchas café com leite com bordos irregulares, geralmente segmentares, sugerem a presença da síndrome de McCune-Albright, associada à puberdade precoce periférica.

Ao final do exame físico é importante estabelecer a correlação entre IE, IC e IO, assim como o estádio puberal, de acordo com Tanner[12,13].

QUAIS OS EXAMES LABORATORIAIS QUE O PEDIATRA DEVE SOLICITAR?[1,2,4,5,7,18]

Idade óssea

Visto que os hormônios esteroides aceleram a maturação óssea, a radiografia de punho e mão para determinação da IO é um índice útil de avaliação da progressão dos efeitos hormonais, que deve ser feita em todas as crianças com distúrbios puberais. Na puberdade precoce, a IO costuma estar mais avançada em relação à IC e IE (de modo desproporcional), principalmente, à medida que o desenvolvimento puberal progride, podendo ser normal em uma fase inicial. Do mesmo modo, os tumores virilizantes, na fase inicial da doença, podem exibir sinais clínicos que evoluem rapidamente, sem que a IO tenha tido tempo suficiente para progredir. A IO bastante avançada é encontrada em todos os casos de tumores diagnosticados e tratados tardiamente. Na telarca precoce, a IO é geralmente compatível com a IC, estando normal ou no limite superior da normalidade nos casos de adrenarca.

Dosagens basais de gonadotrofinas

O início da puberdade é marcado pelo aumento na frequência e nos picos noturnos de LH e predomínio do LH em relação ao FSH. As dosagens basais de gonadotrofinas, quando realizadas por radioimunoensaio, não auxiliam no diagnóstico de puberdade precoce central, mas o aparecimento de técnicas laboratoriais mais sensíveis, tais como o ensaio imunofluorimétrico (IFMA), possibilitam a utilização das concentrações basais. A realização do teste de estímulo com hormônio liberador do hormônio luteinizante (LHRH) nos permite avaliar, com base no padrão de resposta, se existe a participação do eixo HHG no processo de puberdade. Esse teste está indicado apenas para estabelecer se a puberdade em avaliação é de origem central, já que o diagnóstico de puberdade precoce é clínico. Consideram-se concentrações puberais basais, pelo ensaio imunofluorimétrico, os seguintes valores: LH > 0,6 UI/L (meninos/meninas); FSH > 1,1 UI/L (meninos) e > 1,9 UI/L (meninas)[18].

Estradiol

A dosagem do estradiol, mesmo com os métodos atuais, mais sensíveis, não apresenta sensibilidade suficiente para diferenciar meninas com puberdade normal das que apresentam telarca ou puberdade precoce. A avaliação dos efeitos estrogênicos pode ser feita, de forma indireta, por meio da CHV ou ultrassonografia pélvica.

Testosterona plasmática

Concentrações elevadas são encontradas nos tumores produtores de andrógenos, puberdade precoce central ou periférica. Não diferencia essas condições, no sexo masculino, quando considerada isoladamente. Nas meninas com tumor adrenal está geralmente elevada.

Citologia hormonal vaginal ou da urina (urocitograma)

Avalia indiretamente a atividade estrogênica no esfregaço vaginal. O estrógeno propicia descamação deste epitélio, que passa de células basais para intermediárias e, por fim, superficiais, que refletem ação estrogênica máxima. Estima-se a porcentagem de cada tipo celular e calcula-se o índice de maturação (IM). O IM > 50 é indicativo de atividade estrogênica elevada.

Ultrassonografia pélvica/abdominal

Possibilita avaliação das gônadas e adrenais, descartando eventuais tumores e, em alguns casos, necessitando de complementação com a tomografia computadorizada ou RM. Evidencia, também, a presença de sinais indiretos de ação estrogênica, tais como o aumento dos volumes uterino e ovariano para a idade, presença de cistos foliculares, decorrentes da ativação do eixo HHG e, eventualmente, presença de endométrio.

COMO É FEITO O TRATAMENTO?[1,2,19-23]

Os principais objetivos do tratamento são:
- Supressão do eixo HHG, da secreção de gonadotrofinas e dos esteroides gonadais.
- Regressão dos caracteres sexuais secundários, inclusive menstruações.
- Desaceleração do ritmo de avanço de maturação óssea.
- Recuperação da velocidade de crescimento normal, visando um melhor prognóstico de altura final.
- Normalização dos problemas psicossociais.

A droga de escolha na puberdade central idiopática é o análogo do GnRH (GnRHa), leuprorrelina ou triptorrelina, na apresentação *depot* (Lupron depot®, Neo-Decapeptyl®, Triptorelina®, Lectrum®), 3,75 mg a cada 28 a 30 dias ou 11,25 mg a cada três meses, por via intramuscular.

Considerar a associação do hormônio do crescimento recombinante humano (rhGH) ao GnRHa para melhorar o prognóstico de estatura final, uma vez que o bloqueio puberal pode desacelerar o crescimento, já que inibe os hormônios sexuais e, consequentemente, o eixo hormônio do crescimento (GH) e fator de crescimento semelhante à insulina tipo-1 (IGF-1).

Os resultados dependem da estatura dos pais, IO e estatura no início e suspensão do tratamento. Melhores resultados são obtidos quando o tratamento é iniciado precocemente e até IO de 12 a 12,6 anos nas meninas e 13 a 13,6 anos nos meninos.

O tratamento da puberdade precoce periférica depende da doença de base, mas o GnRHa não está indicado, já que não existe envolvimento do eixo HHG.

Na maioria dos casos de tumores o tratamento é cirúrgico. Os casos de hiperplasia suprarrenal congênita são tratados com glicocorticoides.

CASO CLÍNICO

Paciente do sexo feminino, oito anos, encaminhada ao serviço de Endocrinologia Pediátrica com história de aparecimento de mamas, pelos pubianos e axilares há um ano. Condições adequadas de nas-

cimento, sem antecedentes patológicos. Estatura da mãe: 168 cm, e do pai: 170 cm. Estatura alvo: 167,5 cm. Menarca da mãe aos 11 anos. Ao exame físico:
- Peso: 28 kg (percentil 75, + 0,43 DP);
- Estatura: 132 cm (percentil 50, +0,65 DP);
- Índice de massa corpórea (IMC): 16,1 kg/m² (percentil 50, + 0,12 DP);
- Tanner: M3P3;
- IO: 11 anos;
- LH: 0,5 mUI/mL, FSH: 4,8 mUI/mL;
- LH 2 horas após análogo do LHRH (LHRHa): 15 mUI/mL;
- US pélvico: útero 4 cm³, ovários com 4,9 cm³ com folículos bilaterais > 5 mm;
- RM de sela turca: hipófise normal.

Comentário

Trata-se se um quadro de puberdade precoce central de causa idiopática. Notar a idade de aparecimento dos sinais puberais (< 8 anos), sua rápida evolução e o avanço da idade óssea. A projeção da estatura na Figura 12.3 fica abaixo do padrão genético familiar e no limite inferior da normalidade.

É importante nestes casos descartar causas orgânicas, especialmente os tumores de SNC, por meio do exame de imagem. Também notar que, apesar da presença de mamas (M3), o LH basal é baixo. Entretanto, houve elevação após estímulo com LHRHa, comprovando a ativação do eixo HHG e a causa central da puberdade. A atividade estrogênica também é evidenciada pelo avanço da IO, aumento dos ovários e presença de folículos ao ultrassom pélvico. Não há dúvidas de que esta paciente necessita ser tratada, considerando a questão social e estatura. Posteriormente, cabe considerar a associação do GH ao bloqueio puberal.

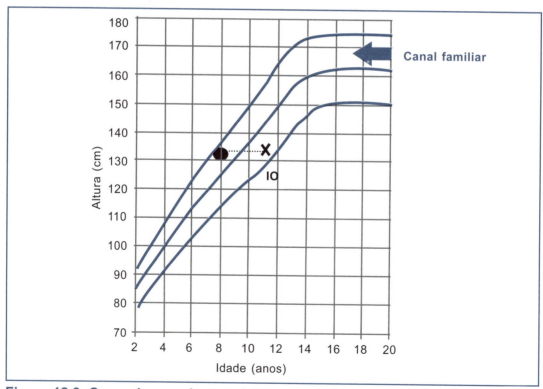

Figura 12.3. Curva de crescimento (altura para idade) da paciente.
IO: idade óssea.
Fonte: adaptada de CDC/NCHS, 2000[24].

REFERÊNCIAS

1. Spinola-Castro AM, Siviero-Miachon AA. Distúrbios puberais. In: Campos Jr D, Burns DAR, Lopez FA, organizadores. Tratado de Pediatria – Sociedade Brasileira de Pediatria. 3. ed. Barueri: Manole; 2014. p.941-60.
2. Siviero-Miachon AA, Spinola-Castro AM. Puberdade precoce. In: Colombo AL, Ramos LR, Ferreira LM, Guinsburg R, organizadores. Atualização Terapêutica de Prado, Ramos e Valle: diagnóstico e tratamento – 2014/15. 25. ed. São Paulo: Artes Médicas; 2014. p.369-73.
3. Bourguignon JP, Juul A. Normal female puberty in a developmental perspective. Endocr Dev 2012;22:11-23.
4. Fuqua JS. Treatment and outcomes of precocious puberty: an update. J Clin Endocrinol Metab 2013;98:2198-207.
5. Nathan BM, Palmert MR. Regulation and disorders of pubertal timing. Endocrinol Metab Clin North Am 2005;34:617-41.
6. Kaplowitz P. Precocious puberty: update on secular trends, definitions, diagnosis, and treatment. Adv Pediatr 2004;51:37-62.
7. Carel JC, Léger J. Clinical practice. Precocious puberty. N Engl J Med 2008;358:2366-77.
8. Ebling FJ. The neuroendocrine timing of puberty. Reproduction 2005;129:675-83.
9. Parent AS, Teilmann G, Juul A, Skakkebaek NE, Toppari J, Bourguignon JP. The timing of normal puberty and the age limits of sexual precocity: variations around the world, secular trends, and changes after migration. Endocr Rev 2003;24:668-93.
10. Bulcao Macedo D, Nahime Brito V, Latronico AC. New causes of central precocious puberty: the role of genetic factors. Neuroendocrinology 2014;100:1-8.
11. Kaiser UB, Kuohung W. KiSS-1 and GPR54 as new players in gonadotropin regulation and puberty. Endocrine 2005;26:277-84.
12. Marshall WA, Tanner JM. Variations in pattern of pubertal changes in girls. Arch Dis Child 1969;44:291-303.
13. Marshall WA, Tanner JM. Variations in the pattern of pubertal changes in boys. Arch Dis Child 1970;45:13-23.
14. Coordenação de Desenvolvimento de Programas e Políticas de Saúde (CODEPPS). Manual de Atenção à Saúde do Adolescente. São Paulo: Secretaria Municipal da Saúde; 2006.
15. Colli AS. Maturação sexual na população brasileira: limites de idade. J Pediatr 1986; 60:173-5.
16. Herman-Giddens ME, Slora EJ, Wasserman RC, Bourdony CJ, Bhapkar MV, Koch GG et al. Secondary sexual characteristics and menses in young girls seen in office practice: a study from the Pediatric Research in Office Settings network. Pediatrics 1997;99:505-12.
17. Herman-Giddens ME, Wang L, Koch G. Secondary sexual characteristics in boys: estimates from the national health and nutrition examination survey III, 1988-1994. Arch Pediatr Adolesc Med 2001;155:1022-8.
18. Brito VN, Batista MC, Borges MF, Latronico AC, Kohek MB, Thirone AC et al. Diagnostic value of fluorometric assays in the evaluation of precocious puberty. J Clin Endocrinol Metab 1999;84:3539-44.
19. Antoniazzi F, Zamboni G. Central precocious puberty: current treatment options. Paediatr Drugs 2004;6:211-31.
20. Brito VN, Latronico AC, Arnhold IJ, Mendonca BB. A single luteinizing hormone determination 2 hours after depot leuprolide is useful for therapy monitoring of gonadotropin-dependent precocious puberty in girls. J Clin Endocrinol Metab 2004;89:4338-42.
21. Badaru A, Wilson DM, Bachrach LK, Fechner P, Gandrud LM, Durham E et al. Sequential comparisons of one-month and three-month depot leuprolide regimens in central precocious puberty. J Clin Endocrinol Metab 2006;91: 1862-7.
22. Fuld K, Chi C, Neely EK. A randomized trial of 1- and 3-month depot leuprolide doses in the treatment of central precocious puberty. J Pediatr 2011;159:982-7.
23. Lazar L, Kauli R, Pertzelan A, Philip M. Gonadotropin-supressive therapy in girls with early and fast puberty affects the pace of puberty but not total pubertal growth or final height. J Clin Endocrinol Metab 2002;87:2090-4.
24. Centers for Disease Control and Prevention (CDC), National Center for Health Statistics (NCHS). Clinical Growth Charts. Atlanta: CDC; 2009. [cited 23 Dec 2015]. Available from: <http://www.cdc.gov/growthcharts/clinical_charts.htm>.

CAPÍTULO 13

Puberdade atrasada

Durval Damiani
Leandra Steinmetz

CASO CLÍNICO

Adolescente de 17 anos procura o Serviço em decorrência da amenorreia primária (nunca teve um episódio menstrual).

Nascida a termo, com peso e comprimento normais, sempre teve boa saúde. Por volta dos 13 anos de idade, notou início de aparecimento de botão mamário, que não evoluiu muito. Não apresentou pelos pubianos ou axilares.

Seu crescimento foi sempre acima do percentil 50 para um alvo estatural em P25. Olfato aparentemente normal.

Antecedentes pessoais: nada digno de nota. Antecedentes familiares: mãe hígida, 40 anos de idade, com 1,60 m de altura, menarca aos 12 anos. Pai hígido, 42 anos de idade, 1,75 m de altura. Não consanguíneos.

A mãe tem uma irmã de 37 anos que nunca menstruou, mas é aparentemente saudável. Solteira, sem filhos.

Ao exame físico: altura 1,73 m; peso 62 kg, envergadura de 1,75 m; relação segmento superior/segmento inferior: 0,9; PA: 110/60 mmHg. M3 P1, sem estigmas físicos sugestivos de alguma síndrome.

Esta adolescente se enquadra na definição de puberdade atrasada?

Sim. Define-se como puberdade atrasada, a ausência de sinais de maturação sexual em idade superior a 2,5 desvios-padrão (DP) acima da idade média para o início da puberdade numa determinada população[1,2]. Na prática clínica, isto corresponde a ausência do broto mamário em meninas após os 13 anos de idade e a ausência do aumento do volume testicular (< 4 mL) em meninos com mais de 14 anos.

Além da idade de início da puberdade, deve-se considerar o ritmo de progressão dos caracteres sexuais secundários. O desenvolvimento puberal normal acontece progressivamente num período de 3,2±1,8 anos no sexo masculino, até que se atinja o volume testicular adulto (20 a 25 mL) e, de 2,4±1,1 anos no sexo feminino, até que ocorra a primeira menstruação. Portanto, qualquer interrupção nesse processo contínuo pode ser patológica[3].

QUAIS SÃO AS CAUSAS DE PUBERDADE ATRASADA?

Podemos dividir as principais causas de atraso puberal em três grandes gupos:
1. **Atraso puberal:** trata-se de um grupo de patologias com atraso puberal temporário, que inclui causas funcionais, como o atraso constitucional do crescimento e da puberdade (ACCP); e causas secundárias as doenças crônicas.
2. **Hipogonadismo hipogonadotrófico (HH):** anomalias do eixo hipotálamo-hipofisário que cursam com níveis extremamente baixos de gonadotrofinas (LH/FSH).
3. **Hipogonadismo hipergonadotrófico:** associado à insuficiência gonadal primária, gerando por falta de *feedback* exercido pelos hormônios gonadais, altos níveis de gonadotrofinas.

Atraso puberal simples

O atraso puberal simples ou primário, também conhecido como ACCP, é considerado uma variante normal do desenvolvimento humano, uma vez que o paciente completa seu desenvolvimento sexual 2 a 4 anos mais tarde do que a média populacional, sem anomalias orgânicas associadas. O ACCP corresponde a 65% dos meninos e 30% das meninas com puberdade atrasada. A história familiar revela que em até 50 a 70% dos casos houve em um dos genitores demora em entrar na puberdade[4]. Os indivíduos afetados, em geral, são baixos (-2DP abaixo do valor médio para altura na idade), na avaliação e durante a infância mantiveram altura e velocidade de crescimento compatíveis com a idade óssea. A diminuição da densidade mineral óssea e desconforto emocional podem afetar secundariamente alguns casos[5].

Todas as doenças crônicas da infância podem resultar em atraso puberal e diminuição da velocidade de crescimento. Quando se iniciam na puberdade, podem provocar desaceleração do estirão do crescimento com interrupção do desenvolvimento dos caracteres sexuais secundários. Cabe ressaltar desordens decorrentes da prática de atividade física intensa (como a amenorreia da atleta em bailarinas, ginastas e atletas de alto desempenho, que revertem com a redução da atividade) e secundária à anorexia nervosa[5].

Hipogonadismo hipogonadotrófico

É caracterizado por anormalidades do hipotálamo ou da glândula hipofisária, com consequente deficiência da secreção gonadotrófica. Se somente as gonadotrofinas estão afetadas, o paciente irá desenvolver altura normal, mas com proporções eunucoides (com aumento dos membros em relação ao tronco, numa relação segmento superior/inferior abaixo de 0,9 na idade adulta). Se houver deficiência de GH associada, a velocidade de crescimento também será reduzida na infância. Pode ser causado por: tumores do sistema nervoso central (craniofaringiomas, germinomas, adenomas hipofisários), malformações congênitas (displasia septo-óptica), radioterapia do SNC, processos inflamatórios (meningite, hidrocefalia, tuberculose, histiocitose X), lesões vasculares, deficiência isolada de gonadotrofinas (síndrome de Kallmann e mutações em genes como o do receptor de GnRH, do gene *DAX-1*, do *PC-1*, da leptina e de seu receptor) e síndromes genéticas[6,7].

Hipogonadismo hipergonadotrófico

A insuficiência gonadal primária se manifesta com níveis elevados de gonadotrofinas (LH e FSH) devido à deficiência primária de esteroides sexuais. A síndrome de Turner é a causa mais comum no sexo feminino e a síndrome de Klinefelter é a mais comum no sexo masculino. Podem ocorrer também mutações inativadoras do receptor de LH e de FSH e também falência ovariana autoimune.

Além da insuficiência gonadal, outra causa de atraso puberal com amenorreia primária é a falta de resposta aos hormônios sexuais como a que ocorre na insensibilidade completa aos andrógenos (ICA). Os pacientes apresentam cariótipo 46,XY, com genitália externa feminina, ausência ou rarefação de pelos pubianos, vagina em fundo-cego e ausência de útero.

A síndrome de Turner é a forma mais comum de disgenesia gonadal em mulheres, com incidência de 1:1.500 mulheres nascidas vivas. Essa síndrome é causada pela perda ou anormalidade do cromossomo X ou porção deste. Aproximadamente, metade das pacientes afetadas tem cariótipo 45,X e 20 a 30% são mosaicos. O gene SHOX no braço curto do cromossomo X, próximo à região pseudoautossômica, está ausente. A perda deste gene está associada à baixa estatura encontrada, gônadas em fita e a deformidade de Madelung. As características físicas incluem retrognatia, palato arqueado, pescoço alado, implantação baixa de cabelos e quarto metacarpo curto. Outras alterações incluem: cardiopatia esquerda (mais frequente: válvula aórtica bicúspide), tireoidite de Hashimoto e outras autoimunidades, alteração renal, otite média aguda recorrente e hipertensão. A inteligência é normal, podendo haver comprometimento da percepção espacial[8,9].

A síndrome de Klinefelter ou disgenesia do túbulo seminífero é a forma mais frequente de hipogonadismo hipergonadotrófico no sexo masculino com incidência de 1:500 a 1:1.000 nascidos vivos, decorrente da ausência de disjunção dos cromossomos sexuais, associando-se com idade materna avançada. O início da puberdade é geralmente normal, entretanto os caracteres sexuais secundários não progridem até o estágio adulto. A função dos túbulos seminíferos está invariavelmente afetada e os níveis de testosterona são baixos. Na puberdade e na vida adulta, os testículos são endurecidos e não crescem mais de 3,5 cm ou 5 mL, com alterações histológicas de hialinização e fibrose dos túbulos seminíferos. Alguns pacientes com mosaicismo podem apresentar tamanho testicular normal e espermatogênese na puberdade, porém, as células germinativas são progressivamente deterioradas. Os níveis séricos de LH e particularmente de FSH são muito elevados. A estatura é acima da média e a relação segmento superior/inferior é reduzida, porém a envergadura não é necessariamente maior que a altura. A ginecomastia é um achado comum e há um risco 20 vezes maior de desenvolvimento de câncer de mama, com maior frequência de linfomas não-Hodgkin[10].

COMO FAZER A AVALIAÇÃO CLÍNICA E LABORATORIAL DE PACIENTES COM ATRASO PUBERAL?

Avaliação clínica

Uma anamnese detalhada deve ser realizada incluindo dados pregressos sobre crescimento, presença de doenças crônicas e o tipo de tratamento utilizado, ocorrência de micropênis e/ou criptorquidia unilateral ou bilateral, orquidopexia, irradiação gonadal e/ou central, presença de galactorreia, dificuldades escolares e atraso no desenvolvimento da linguagem e neuropsicomotor[4].

Devem ser pesquisadas anormalidades congênitas como defeitos da linha média, que possam sugerir deficiência de GnRH e a presença de hiposmia/anosmia sugestiva de síndrome de Kallmann[4,6].

A história familiar inclui menarca materna, história familiar de atraso do crescimento e puberdade em pai e irmãos, estatura e consanguinidade dos pais.

Ao exame físico, deverão ser realizadas medidas de peso, estatura, relação entre segmento superior e inferior (relação determinada pela subtração da altura púbis-chão da altura total ou desta menos a altura sentada), envergadura (medida da distância entre a extremidade dos dedos médios das duas mãos obtida com o paciente em pé e contra uma parede com os dois braços estendidos), assim como o estadiamento dos caracteres sexuais pela escala de Tanner e a pesquisa de traços dismórficos que possam sugerir síndromes e outras anormalidades associadas a doenças crônicas. Na presença de obesidade, as síndromes de Prader-Willi e Bardet-Biedl deverão ser lembradas.

Nos meninos deve ser avaliada a consistência do testículo e tamanho (volume inferior a 2 mL ou eixo longitudinal < 1,5 cm indicam ausência de estímulo puberal), presença de ginecomastia, padrão da voz, distribuição de gordura, distribuição da pilificação. Se ocorrer parada da progressão no decorrer da puberdade, observam-se características como volume testicular diminuído (< 15 mL), junto a comprimento peniano normal, proporção corpórea normal, além de osteoporose.

Avaliação laboratorial/imagem

Para investigação inicial são indicados:
- **Exames gerais para detecção de doenças crônicas:** hemograma, ferritina, ureia, creatinina, perfil osteometabólico (cálcio, fósforo, fosfatase alcalina), anticorpos para doença celíaca (antiendomísio, antitransglutaminase IgG e IgA, junto a níveis séricos de IgA), TSH, T4 livre, IGF-1, urina tipo 1, urocultura[4,10].
- **Exames específicos:** idade óssea, DHEAS (principal marcador da adrenarca), gonadotrofinas (LH basal, considerado púbere valores > 0,6 UI por IFMA/FSH no estado basal – considerar ambas sob estímulo de GnRH), dosagens de prolactina, estradiol (meninas) ou testosterona (basal ou sob estímulo de hCG para meninos).

Deve-se considerar a realização de ultrassonografia pélvica em meninas e da região escrotal nos meninos.

O cariótipo deve ser considerado em meninos com proporção eunucoide, testículos pequenos e de consistência firme, ginecomastia, atraso de desenvolvimento e linguagem e níveis elevados de gonadotrofinas. Nas meninas, solicita-se quando há baixa estatura ou outras evidências de síndrome de Turner.

Na presença de hipogonadismo hipogonadotrófico deve-se avaliar o cortisol às 8 horas da manhã, IGF-1 basal, além da função tireoidiana. O teste de estímulo com GnRH deve ser reservado a situações com fortes evidências clinicas de múltiplas deficiências hormonais. A ressonância nuclear magnética de hipófise pode demonstrar uma malformação, expansão ou desordem infiltrativa na região hipotálamo-pituitária, sendo sempre recomendada se houver associação com múltiplas deficiências, na presença de hiperprolactinemia persistente e sintomas com efeito de massa. Na suspeita de síndrome de Kallmann, ou presença de hiposmia/anosmia pode-se fazer um teste olfatório e/ou ressonância de bulbos olfatórios. No entanto, mais de 20% dos pacientes podem apresentar bulbo olfatório normal à ressonância.

Qual a provável causa do atraso puberal desta paciente?

Esta paciente apresenta fenótipo feminino normal, rarefação de pelos pubianos, alta estatura e casos semelhantes na família.

A causa mais provável é a síndrome da insensibilidade completa a andrógenos (ICA).

Chama a atenção a altura elevada desta adolescente?

Sim. Como essas pacientes apresentam cariótipo 46,XY, é esperado que apresentem uma estatura acima da esperada para seu alvo familiar quando comparada a indivíduos 46,XX e em curvas de crescimento para o sexo feminino.

Qual a importância da informação de que uma irmã da mãe nunca menstruou e não tem filhos?

A ICA é uma síndrome de herança ligada ao X, assim, a tia materna também deve ser afetada, e a mãe da paciente, portadora.

Como devemos tratar esta paciente e outros casos de atraso puberal?

Nesta paciente devemos proceder ao tratamento cirúrgico para retirada dos testículos e alongamento vaginal, se necessário. Além disso, iniciamos a reposição hormonal com estrógeno, que deve ser realizada gradualmente para evitar a fusão epifisária prematura, geralmente a partir dos 13 anos de idade cronológica e de 11 a 12 anos de idade óssea, com estrógenos conjugados ou etinilestradiol por via oral e; de maneira alternada sistemas transdérmicos de liberação de estrógeno em baixas dosagens, em especial para pacientes pouco aderentes ou com antecedentes familiares de tromboembolismo.

Seguem alguns esquemas propostos[11,12]:

- Estrógenos conjugados por via oral na dose de 0,3 mg em dias alternados, ou 0,1625 diário, durante seis meses a um ano, passando para 0,3 mg/dia, podendo ser aumentados a cada seis meses a um ano, até atingir a dose total de reposição de 0,625 a 1,25 mg/dia no final de um período de dois anos. Em pacientes que apresentam útero, iniciar reposição cíclica com acetato de medroxiprogesterona na dose de 5 mg a 10 mg/dia por 12 dias (dias 10 a 21 do ciclo), visando reduzir o risco de neoplasia uterina, seguido de uma semana sem hormônios para induzir o sangramento mensal.
- Etinilestradiol por via oral na dose de 2 a 2,5 mcg/dia por seis meses a um ano, seguido de 5 mcg/dia por mais um ano, passando a 10 a 15 mcg/dia em intervalos de seis meses no terceiro ano de reposição até atingir a dose de reposição total de 20 mcg/dia quando será acrescentada a reposição cíclica com progestágeno, como o acetato de medroxiprogesterona ou com a norestisterina 0,7 a 1 mg/dia durante o 12º/14º ao 21º dia de cada mês. Apresenta toxicidade hepática, aumento das proteínas de ligação plasmáticas, maior risco de tromboembolismo e hipertensão arterial que os estrógenos naturais.
- 17-beta-estradiol oral: dose inicial de 5 mcg/kg diário, com aumento para 10 mcg após 6 a 12 meses. Estrógeno natural preferido aos sintéticos.
- Sistemas transdérmicos com 17-beta--estradiol: utilizado *patch* de 25 mcg para uso noturno, sendo a dose: 3,1 a 6,2 mcg (0,05 a 0,07 ou 0,08 a 0,12 mcg/kg, equivalente a 1/7 ou 1/8 a

1/4 do *patch*), aumentando mais 3,2 a 6,2 mcg (1/8 a 1/4 do *patch*) a cada seis meses. A paciente é orientada a colocar o *patch* na região superior glútea antes de dormir e remover pela manhã com aproximadamente 10 horas de tratamento. Após duas semanas de tratamento é recomendada a dosagem de estradiol pela manhã com o *patch* ainda *in situ* para ajuste de dose.

Nos meninos, a testosterona é o tratamento para induzir e manter as características sexuais secundárias e a função sexual em homens, porém, esta não é capaz de restaurar a fertilidade.

Utiliza-se para indução puberal a dose inicial de 50 mg/mensal de éster de testosterona (enantato ou ciprionato), com o aumento da dose a cada seis meses para 100 a 150 mg. No esquema de manutenção para homens utilizam-se 200 a 250 mg a cada 2 a 3 semanas ou 10.000 mcg de undecanoato a cada três meses. A meta é manter os níveis de testosterona no intervalo médio normal de referência para a idade.

A opção transdérmica inclui a forma gel 5 a 10 g/dia (gel a 1%) ou 5 mg de testosterona em *patch* aplicados durante a noite. Recentemente encontra-se a forma como fragrância axilar (solução a 2%) e mastigável disponível no mercado americano. No entanto, para a indução puberal, não há dados suficientes que suportam o uso das formas alternativas.

Os efeitos colaterais da terapia androgênica dependem da dose e tipo de esteroide utilizados, sendo os mais comumente encontrados: hepatotoxicidade com alteração das transaminases até tumor em altas doses, alteração do perfil lipídico com redução dos níveis de HDL, acne, virilização, desenvolvimento ou agravamento de apneia do sono. No monitoramento da terapia cabe a realização de enzimas hepáticas e colesterol. Nos casos das doenças crônicas o tratamento deve ser voltado para a doença de base e o protocolo de indução e manutenção quando necessário é semelhante, com especial atenção aos efeitos colaterais[12].

Se a fertilidade é desejada, deve ser iniciada terapia com gonadotrofinas para induzir a espermatogênese de pacientes com hipogonadismo hipogonadotrófico.

O regime combina hCG 1.000 U e FSH 75 U a cada dois dias em pacientes sem puberdade. Os níveis devem ser titulados baseados nos valores de testosterona. Os níveis de testosterona alcançam seus valores normais após seis meses e a espermatogênese é obtida em mais de 80% dos casos. Outra opção é iniciar hCG isolado por seis meses e, depois, iniciar FSH se a azoospermia persistir. Os fatores preditivos de melhor resposta incluem maior volume testicular, ausência de criptorquidismo, altos níveis séricos de inibina B na avaliação inicial. Os efeitos são a inconveniência da administração, custo, desenvolvimento de ginecomastia e de anticorpos ao hCG[12].

REFERÊNCIAS

1. Setian N. Endocrinologia pediátrica: aspectos físicos e metabólicos do recém-nascido ao adolescente. 2. ed. São Paulo: Sarvier; 2002. p.501-14.
2. Sedlmeyer I, Palmert M. Delayed puberty; analysis of a large case series from an academic center. J Clin Endocrinol Metab 2002;87(4):1613-20.
3. Lee PA, Houk CP. Puberty and its disorders. In: Lifshitz F. Pediatric endocrinology. 5. ed. New York: Informa Healthcare; 2007. p.275-303.
4. Palmert MR, Dunkel L. Delayed puberty. N Engl J Med 2012;366:443-53.
5. Dwyer AA, Phan-Hug F, Hauschild M, Elowe-Gruau E, Pitteloud N. Transition in endocrinology: Hypogonadism in adolescence. Eur J Endocrinol 2015;173:R15-24.
6. Silveira LFG, Latronico C. Approach to hypogonadotropic hypogonadism. J Clin Endocrinol Metab 2013;98:1781-8.
7. Semple RK, Topaloglu AK. The recent genetics of hypogonadotrophic hypogonadism – novel

insights and new questions. Clin Endocrinol (Oxf) 2010;72:427-35.

8. Chacko E, Graber E, Regelmann MO, Wallach E, Costin G, Rapaport R. Up date on Turner and Noonan syndrome. Endocrinol Metabol Clin N Am 2012;41:713-34.

9. Donaldson MD, Gault EJ, Tan KW, Dunger DB. Optimising management in Turner syndrome: from infancy to adult transfer. Arch Dis Child 2006;91:513-20.

10. Shezad B. Male hypogonadism. Lancet 2014 Apr;383(9924):1250-636.

11. Ankarberg-Lindgren C, Kristom B, Norjavaara E. Physiological estrogen replacement. Therapy for puberty induction in girls: a clinical observational study. Horm Res Paediatric 2014;81:239-44.

12. Zacharin M. Pubertal induction in hypogonadism: current approaches including use of gonadotrophins. Best Pract Res Clin Endocrinol Metab 2015;29:367-83.

Capítulo 14

Telarca precoce

Jesselina F. S. Haber
Tatiana Fabbri

INTRODUÇÃO

A telarca precoce (TP) é caracterizada pelo aparecimento do broto mamário em meninas menores de oito anos, sem outros sinais puberais, tais como aceleração do crescimento e aumento ovariano ou uterino. A maior incidência da TP ocorre no primeiro ano de vida, e um segundo pico, após o quinto ano. A suspeita de uma telarca ocorre durante o exame físico, em que se detecta tecido mamário. Nos últimos anos, o aumento significativo da prevalência da obesidade dificultou a distinção entre puberdade precoce (PP) e obesidade com telarca, impondo um novo desafio diagnóstico, uma vez que a própria obesidade pode acarretar em um avanço da idade óssea e à presença da "pseudotelarca" por aumento do tecido gorduroso. Assim, é necessário que o pediatra tenha conhecimento para realizar a diferenciação entre os diferentes diagnósticos[1].

Neste capítulo, por meio de exemplos de casos clínicos, serão discutidas as possibilidades de desenvolvimento de telarca precoce.

ANÁLISES DE CASOS CLÍNICOS

Caso clínico 1: telarca secundária a estrógeno exógeno

Queixa e duração

Aumento das mamas há três meses.

História

Paciente de 1 ano e 7 meses, vem ao pediatra com queixa de sinéquias de pequenos lábios há oito meses e aumento progressivo de mamas há três meses.

Há oito meses a criança apresentou sinéquia total de pequenos lábios, realizando abertura cirúrgica, e posteriormente fez uso de pomada contendo estrógeno, cuja prescrição foi por três dias, mas a mãe usou por 30 dias. Após 15 dias do final do tratamento, novamente houve fechamento de pequenos lábios e a mãe reutilizou a mesma pomada por mais dois meses. Parou há 40 dias ao perceber aumento bilateral das mamas. Mãe nega sangramento vaginal.

Antecedentes pessoais

- Idade gestacional ao nascimento: 36 semanas.
- Apgar: 8/10.
- Peso de nascimento: 2.323 g.
- Estatura: 46 cm.
- Alimentação: aleitamento materno exclusivo até seis meses e, depois, fórmula infantil de leite.
- Nega patologias de base.

Antecedentes familiares

- Mãe: 32 anos, hígida, menarca aos 13 anos, G2P2A0.
- Pai asmático.
- Avó hipertensa.

Ao exame físico

- Peso: 12.475 g.
- Estatura: 87 cm.
- Tanner: M2P1.
- Tamanho glândula mamária: 3 × 3 cm.
- Pressão arterial: 90 × 60 mmHg.
- Vagina sem sinais de sinéquias. Clítoris normal.
- Pequenos lábios discretamente aumentados.

Hipótese diagnóstica

Telarca precoce

Exames solicitados e resultados

- Idade óssea: 3 anos e 6 meses.
- 17-alfa-hidroxiprogesterona: 0,6 ng/mL (RIA 0,07-1,7).
- Estradiol < 10 pg/mL (ICMA).
- FSH: 5,2 UI/L(IFMA).
- LH: 0,08 UI/L(IFMA < 1,00 UI/L).
- Prolactina: 10,5 ng/mL (2-28).
- Ultrassonografia pélvica: ovário direito: 0,6 cm; ovário esquerdo: 0,4 cm e útero de 4,5 cm³.
- Ressonância nuclear magnética de hipófise: sem alterações.

Discussão

Neste caso existem vários fatores que fazem pensar na administração exógena de estrógeno. O primeiro é a história, que já traz tal informação, fato que nem sempre ocorre. Os dados laboratoriais demonstram não se tratar de uma puberdade central, uma vez que a concentração de LH está baixa, embora a criança apresente sinais de estimulação estrogênica nas mamas e aumento uterino. O estrógeno exógeno já não estava mais sendo administrado, portanto, a concentração estrogênica encontrada foi baixa. O exame de imagem revela útero aumentado para a idade com ovários normais, ou seja, a estimulação uterina estrogênica não veio dos ovários, confirmando a hipótese sugerida. O avanço da idade óssea decorreu do uso do estrógeno exógeno.

Conclusão

Telarca precoce causada por administração exógena de estrógeno.

Tratamento

Retirada do estrógeno exógeno e seguimento clínico laboratorial.

Caso clínico 2: telarca precoce em lactente

Queixa e duração

Aumento das mamas há dois meses.

HMA

Paciente de 16 meses, iniciou quadro de aumento de mamas há dois meses sem a presença de pelos pubianos. Nega uso de medicamentos ou pomadas.

Antecedentes neonatais

- Parto vaginal espontâneo.
- Peso de nascimento: 3.340 g.
- Estatura: 51 cm.
- Apgar 8/9.
- Recebeu aleitamento materno exclusivo até quatro meses e, posteriormente, fórmula de leite de vaca.
- Nega uso materno de medicamentos e contraceptivos orais durante a amamentação.

Antecedentes familiares

- Mãe: G1P1A0.
- Menarca: aos 12 anos.
- Estatura da mãe: 165 cm.
- Estatura pai: 178 cm.
- Pais sem comorbidades.

Ao exame físico

- Peso: 10.100 g (z-score 0).
- Estatura: 80 cm (z-score 0).
- Tanner: M3P1.
- Glândula mamária: 3,5 × 3,5 cm, bilaterais.

Exames solicitados e resultados

- Idade óssea compatível com idade cronológica de 12 meses.
- Ultrassom pélvico: Útero: 1,2 cm^3 ovário direito 0,5 mL ovário esquerdo 0,6 mL.
- LH basal: 0,02 UI/L (IFMA).
- FSH: 7,3 UI/L (IFMA).
- Prolactina 6 ng/mL (valores de referência 2-28).

Hipótese diagnóstica

Telarca precoce.

Discussão

Embora esta criança apresente mamas, não foram encontrados outros sinais de estimulação estrogênica, útero e ovários infantis, LH e estradiol baixos, idade óssea compatível com a cronológica.

Conclusão

Trata-se de um caso de telarca precoce isolada benigna.

Tratamento

Acompanhamento clínico.

Caso clínico 3: telarca precoce associada a disruptores endócrinos

Queixa e duração

MJG, 6 anos e 4 meses, vem com queixa de acne na face e aumento de mamas há quatro meses.

Antecedentes neonatais

- Peso nascimento: 3.400 g.
- Estatura: 49 cm.
- Aleitamento materno até 1 ano e 4 meses, sendo exclusivo até seis meses.
- Com 1 ano e 10 meses teve diagnóstico de alergia a proteína do leite de vaca e passou a usar fórmula de soja, que mantém até os dias atuais.
- Ingere diariamente cerca de 800 mL de leite de soja, um iogurte e um chocolate de soja.

Ao exame físico

- Peso: 26,1 kg.
- IMC: 17 (z-score +1).
- Estatura: 124 cm (z-score entre 1-2).
- Tanner: M2P1.
- Presença de acne infantil em fronte.

Exames realizados e resultados

- LH: 0,3 UI/L (IFMA).
- FSH: 0,93 UI/L (IFMA).
- Estradiol: < 5 pg/mL (ICMA).
- 17-alfa-hidroxiprogesterona: 92 ng/dL (5-100).
- Prolactina: 10,8 ng/mL (2-28).

- Idade óssea: compatível com idade cronológica de seis anos.
- Ultrassonografia pélvica: útero 3,8 cm³; ovário direito: 0,3 cm³, e ovário esquerdo 0,4 cm³; relação corpo-colo preservada.

Tratamento

Retirado o excesso de derivados de soja da dieta e exames repetidos após três meses.

Exames após três meses de retirada da soja da dieta

- LH: 0,1 UI/L (IFMA).
- 17-alfa-hidroxiprogesterona: 78 ng/dL (5-100 RIA).
- Estradiol: 5,7 pg/mL (ICMA).
- Ultrassonografia pélvica do útero: 1,5 cm³; ovário direito: 0,6 cm; e ovário esquerdo: 0,4 cm.
- Clinicamente houve regressão de broto mamário.

Discussão

Embora a criança apresente mamas, não apresenta outros caracteres sexuais secundários. Mantém útero e anexo infantis e concentrações de gonadotrofinas pré-puberais, demonstrando não se tratar de uma puberdade precoce[2].

Conclusão

Telarca desencadeada pelo excesso de fitoestrógenos da dieta que agiram como disruptores endócrinos.

Caso clínico 4: telarca precoce com rápida evolução para puberdade

Nos casos em que a telarca ocorre entre 5 e 8 anos, pode-se estar em um "estado intermediário" entre a TP e a puberdade precoce central (PPC), que pode ser denominada "telarca variante" ou "telarca precoce atípica".

Queixa e duração

Paciente de 6 anos e 2 meses vem à consulta de rotina com o pediatra.

Ao exame físico

Durante exame clínico, o pediatra observa que a paciente encontra-se com broto mamário sem pelos pubianos, Tanner M2P1. Sua velocidade de crescimento manteve-se constante, crescendo 5 cm/ano, assim como seus percentuais de peso e altura.

Exames solicitados e resultados

- Idade óssea: compatível com a idade cronológica.
- Ultrassonografia pélvica: útero 1,6 cm³, ovários com 0,6 cm³.
- Estradiol < 10 pg/mL (eletroquimioluminescência).
- Teste LHRH realizado nos tempos 0, 15, 30, 60 e 90 minutos:
  - 0 min.: 0,3 UI/L;
  - 15 min.: 1,2 UI/L;
  - 30 min.: 1,4 UI/L;
  - 60 min.: 1,0 UI/L;
  - 90 min.: 0,8 UI/L.

Hipóteses diagnóstica

Telarca precoce.

Conduta

Reavaliação em seis meses.

Exame físico após seis meses

- Tanner: M3P2.
- Aumento da velocidade de crescimento (4 cm/6 meses).
- Elevação no percentil de peso e altura.
- Mãe refere que a criança está mais agitada e nervosa.

Exames solicitados e resultados

- Idade óssea de nove anos.

- Ultrassonografia pélvica: útero de 4,8 cm; ovário direito 2 cm e ovário esquerdo 2,8 cm.
- LH basal: 0,7 UI/L (IFMA).
- FSH: 6,3 UI/L (IFMA).
- Estradiol: 26 pg/mL (ICMA).
- Ressonância de sela túrcica: sem alterações.
- Optou-se por realizar teste com leuprorrelina análogo com coleta de LH e FSH duas horas após a aplicação.
- Resultado LH e FSH duas horas após leuprorrelina:
  - LH: 12 UI/L (IFMA).
  - FSH: 8 UI/L (IFMA).

Hipótese diagnóstica

Puberdade precoce

Discussão

Neste caso, os exames após três meses revelaram uma evolução para puberdade precoce central com concentrações elevadas de LH, necessitando realizar tratamento com bloqueio puberal.

Conclusão

Telarca precoce com evolução para puberdade precoce.

DISCUSSÃO GERAL

A telarca precoce é um aumento benigno das mamas em meninas menores de oito anos de idade. Ocorre um pico de incidência em menores de dois anos e dos 6 aos 8 anos. Em seu início, muitas vezes torna-se difícil distinguir a telarca precoce isolada da puberdade precoce verdadeira[3].

É de extrema importância o diferencial entre telarca precoce e puberdade precoce[4]. Alguns autores afirmam que a telarca precoce é um evento benigno sem repercussões, outros já colocam que é consequente a um defeito no eixo hipotalamo-hipófise-ovário (HHO) com exagerada resposta periférica ao hormônios sexuais, embora seu mecanismo patogênico seja desconhecido. Algumas hipóteses têm sido aventadas:
- Aumento do estradiol.
- Aumento da sensibilidade mamária ao estrógeno.
- Aumento transitório de estrógeno causado por cisto ovariano.
- Aumento da produção de estrógeno por precursores adrenais.
- Aumento de estrógeno na dieta.
- Ativação transitória do eixo HHO com predomínio de secreção de FSH.
- Aumento da SHBG, que pode modificar a relação de testosterona biodisponível ao estrogênio, produzindo um incremento relativo em estradiol livre[5].

Diante de um caso de telarca precoce, quais os exames que devem ser solicitados?

Devem-se solicitar os seguintes exames:
- Ultrassonografia pélvica.
- Radiografia de mãos e punhos esquerdos (idade óssea).
- Ressonância de sela túrcica (em casos de PPC encontramos alterações em 15% nas meninas e 50% nos meninos).
- LH e FSH.
- Teste LHRH.
- Prolactina.

Como interpretar o resultado da ultrassonografia pélvica?

É considerada ultrassonografia pélvica com padrão puberal a medida do útero com volume acima de 4 mL, ovários acima de 2 mL ou acima do limite superior da normalidade, de acordo com a idade.

A presença de ovários micropolicísticos pode ser encontrada na TP como na PP, sem necessariamente ser indicativos de puberdade verdadeira. A presença de cisto ovariano ou tumores como teratomas pode levar a um aumento ovariano. Também é importante analisar a relação corpo/colo uterino que, na fase pré-púbere, deve ser < 1.

Como é realizado o teste LHRH e como devemos interpretá-lo?

Após a administração de LHRH-SERONO, 100 mcg em *bolus*, é realizada a coleta de amostra de sangue para dosagem de LH e FSH imediatamente antes da administração do medicamento e, em seguida, nos tempos 15, 30, 60 e 90 minutos.

O resultado pode ser mensurado por meio de radioimunoensaio (RIA) ou imunofluorimétrico (IFMA). São interpretadas as concentrações basais de LH e FSH e seus picos.

Analisando o LH

Considera-se valores púberes LH basal maior que 0,6 UI/L e no pico pós-estímulo acima de 6 UI/L em IFMA ou acima de 15 UI/L no RIA, sendo o LH de grande valor para diferenciar TP idiopática de PPC.

Vários métodos laboratoriais de detecção de gonadotrofinas, mais sensíveis do que os antigos radioimunoensaios, podem ser utilizados, tais como imunofluorimétrico (IFMA), imunoquimioluminescência (ICMA) e eletroquimioluminescência (ECLIA), sendo o último mais sensível que os anteriores.

Os valores de normalidade de cada método devem ser estabelecidos pelo laboratório clínico. Alguns valores de corte do LH em condição basal ou após estímulo, que indicam ativação do eixo gonadotrófico, são demonstrados na Tabela 14.1[6].

Analisando a relação LH/FSH: a relação LH/FSH acima de 0,33 (IFMA) ou 0,66 (RIA) também é indicativa de puberdade.

Analisando o FSH

A dosagem de FSH basal ou após estímulo com LHRH não é útil para o diagnóstico de PPC; porém, quando seus valores são baixos ou suprimidos, sugerem o diagnóstico de puberdade precoce periférica[7]. Deve-se ter atenção especial na avaliação de crianças abaixo de dois anos, pois os valores de gonadotrofinas nessa faixa etária são normalmente elevados (minipuberdade)[5,8].

Como interpretar a dosagem de estradiol?

Em relação ao estradiol no sexo feminino, este é utilizado isoladamente para diagnóstico de PPC, visto que apresenta baixa sensibilidade com grande sobreposição entre crianças normais pré-púberes e púberes[7]. Ao contrário, os valores de testosterona no sexo masculino são sensíveis para o diagnóstico de PPC.

O teste LHRH pode ser substituído por qual exame?

Na falta do LHRH para a realização do teste, pode-se administrar Leuprolide Depot 3,75 mg e dosar LH e FSH duas horas depois.

Quais dados levam a pensar em puberdade precoce central?

Diante de um desenvolvimento precoce das mamas em uma menina, a presença de idade óssea avançada, aceleração do crescimento e o aumento de úteros e ovários sugerem PP verdadeira, que pode ser confirmada ou excluída com o teste LHRH ou dosagem de LH duas horas após administração de Leuprolid Depot[2].

Tabela 14.1. Valores de corte do pico de LH para diagnóstico de puberdade precoce central

Autor	Protocolo	Tempo	Método	Valor de corte de LH
Neely et al., 1995[9]	LH após LHRH (100 mcg)	30	ICMA	> 5 UI/L (ambos os sexos)
Cavallo et al., 1995[10]	LH após LHRH (100 mcg)	30, 45 ou 60	IRMA	> 15 UI/L
Eckert et al., 1996[11]	LH após LHRH (100 mcg)	40	ICMA	> 8 UI/L
Brito et al., 2004[7]	LH 2 h após 3,75 mg de leuprolide depot	30-45	IFMA	> 6,9 UI/L (meninas) >9,6 UI/L (meninos)
Resende et al., 2007[12]	LH após LHRH (100 mcg)	30-45	ICMA	> 3,3 UI/L (meninas) > 4,1 UI/L (meninos)
Resende et al., 2007[12]	LH após LHRH (100 mcg)	30-45	IFMA	> 4,2 UI/L (meninas) > 3,3 UI/L (meninos)

ICMA: imunoquimioluminescência; IRMA: imunorradiométrico; IFMA: imunofluorométrico.
Fonte: Macedo BD et al., 2014[6].

Como alguns alimentos podem levar à puberdade?

O desregulador endócrino é uma substância ou uma mistura de substâncias exógenas que altera uma ou várias funções do sistema endócrino levando a efeitos adversos a saúde, entre eles a TP. Podem ser de origem sintética ou natural.

Um disruptor endócrino (DE) é também qualquer composto que interage e perturba o sistema endócrino. Isso ocorre por meio de vários mecanismos, tais como imitando hormônios naturais ou bloqueando seus receptores[13].

Dentre os fitoestrógenos, desreguladores endócrinos de origem natural, encontra-se com maior frequência os lignanos e as isoflavonas. As isoflavonas são encontradas em legumes, em especial a soja. Tais alimentos contêm genisteina e daizeina, substâncias que possuem elevada atividade estrogênica com maior afinidade pelo receptor estrogênico beta, podendo agir como agonista ou antagonista estrogênico. Já os lignanos podem ser encontrados em cereais, sementes, legumes e frutas. Tais substâncias parecem também atuar no metabolismo dos hormônios sexuais como um fator de proteção ao câncer.

Embora os fitoestrógenos sejam menos potentes que o estradiol, sua concentração pode ser de 13.000 a 22.000 vezes maior em crianças alimentadas exclusivamente com fórmulas lácteas à base de soja. Acredita-se que o principal mecanismo de ação dos fitoestrógenos seja pela interação com os receptores estrogênicos[13].

Os fitoestrogênio são conhecidos principalmente pelos seus efeitos benéficos sobre diferentes tipos de cânceres. No entanto, há um crescente interesse nos possíveis efeitos adversos desses compostos estrogênicos de origem vegetal.

A influência dos disruptores endócrinos se faz por toda a vida, mas há dois períodos em particular em que eles têm uma maior importância: na vida intrauterina e nos dois primeiros anos de vida. O impacto do ambiente sobre o desenvolvimento intrauterino, um período de suscetibilidade peculiar, atraiu muita atenção durante a última década. Além disso, foi demonstrado que a primeira infância (os dois primeiros anos de vida de uma pessoa) é uma fase da vida de transição, altamente suscetível aos riscos que afetam o desenvolvimento contínuo dos sistemas nervoso, imunológico, metabólicas e sistemas excretores[14].

Ao avaliar o risco de desreguladores endócrinos estrogênicos para a saúde humana, é preciso lembrar que não é só a vulnerabilidade do consumidor, o tipo de DE (naturais ou sintéticos), a concentração, a duração e a frequência da exposição, o seu metabolismo, distribuição e eliminação parâmetros críticos importantes, mas também que o efeito de mistura de diferentes compostos devem ser considerados.

REFERÊNCIAS

1. de Vries L, Horev G, Schwartz M, Phillip M. Ultrasonographic and clinical parameters for early differentiation between precocious puberty and premature thelarche. Eur J Endocrinol 2006 Jun;154(6):891-8.
2. Berberoglou M. Precocious puberty and normal variant puberty: definition, etiology, diagnosis and current management. J Clin Res Ped End 2009;1(4):164-74.
3. Youn I, Park SH, Lim IS, Kim SJ. Ultrasound assessment of breast development: distinction between premature thelarche and precocious puberty. Am J Roentgenol 2015 Mar;204(3):620-4.
4. Brauner R. Paediatric endocrinology: treatment of girls with central precocious puberty. Nat Rev Endocrinol 2015 Jul;11(7):386-7.
5. Borges MF, Pacheco KD, Oliveira AA, Rita CVC, Resende EAM, Lara BHJ et al. Telarca precoce: avaliação clínica e laboratorial pelo método imunoquimioluminescente. v. 52. Disciplina de Endocrinologia. Uberaba, MG: Faculdade de Medicina da Universidade Federal do Triângulo Mineiro; 2008.
6. Macedo BD, Cukier P, Mendonca BB, Latronico AC, Brit VN. Avanços na etiologia, no diagnóstico e no tratamento da puberdade precoce central. Arq Bras Endocrinol 2014 Mar;58(2):108-17.
7. Brito VN, Batista MC, Borges MF, Latronico AC, Kohek MBF, Thirone AC et al. Diagnostic value of fluorometric assays in the evaluation of precocious puberty. J Clin Endocrinol Metab 1999;84:3539-44.
8. Bourayou R, Giabicani E, Pouillot M, Brailly-Tabard S, Brauner R. Premature pubarche before one year of age: distinguishing between mini-puberty variants and precocious puberty. Med Sci Monit 2015;21:955-63.
9. Neely EK, Hintz RL, Wilson DM, Lee PA, Gautier T, Argente J et al. Normal ranges for immunochemiluminometric gonadotropin assays. J Pediatr 1995;127:40-6.
10. Cavallo A, Richards GE, Busey S, Michaels SE. A simplified gonadotropin-releasing hormone test for precocious puberty. Clin Endocrinol (Oxf) 1995;42:641-6.
11. Eckert KL, Wilson DM, Bachrach LK, Anhalt H, Habiby RL, Olney RC et al. A single-sample, subcutaneous gonadotropin-releasing hormone

test for central precocious puberty. Pediatrics 1996;97:517-9.
12. Resende EA, Lara BH, Reis JD, Ferreira BP, Pereira GA, Borges MF. Assessment of basal and gonadotropin-releasing hormone-stimulated gonadotropins by immunochemiluminometric and immunofluorometric assays in normal children. J Clin Endocrinol Metab 2007;92:1424-9.
13. Plotan, CTE, Frizzell C, Connolly L. Estrogenic endocrine disruptors present in sports supplements: a risk assessment for human health. Food Chem 2014 Sep 15;159:157-65.
14. Mantovania A, Fucicb A. Puberty dysregulation and increased risk of disease in adult life: possible modes of action. Reprod Toxicol 2014 Apr;44:15-22.

CAPÍTULO 15

Adrenarca precoce

Alexsandra C. Malaquias
Thais Kataoka Homma

O QUE É ADRENARCA?

É a maturação funcional da zona reticular da glândula adrenal, com aumento na produção e secreção dos precursores dos andrógenos adrenais, principalmente a di-hidroepiandrosterona (DHEA) e o sulfato de DHEA (DHEAS), sem aumento concomitante do cortisol. Os sinais clínicos comumente observados são aparecimento de pelos pubianos e/ou axilares, odor axilar tipo adulto, oleosidade na pele e/ou cabelos, acne e comedões. A idade óssea pode estar avançada, porém, compatível com a idade estatural[1].

COMO OCORRE O DESENVOLVIMENTO DA ADRENAL?

Durante a vida pré-natal até, aproximadamente, 12 meses de vida, duas zonas são evidentes na adrenal: uma zona interna, mais proeminente, a zona fetal; e uma zona mais externa, a zona definitiva, que vai se diferenciar na glândula adrenal adulta (Figura 15.1). A zona fetal do córtex adrenal é ACTH-dependente e inicia a esteroidogênese fetal a partir de oito semanas de gestação. A secreção de DHEA e DHEAS pela zona fetal favorece a produção de estrógenos pela placenta durante a gestação. Logo após o nascimento, ocorre a involução da zona fetal, e a secreção dos precursores dos andrógenos adrenais permanece baixa até a adrenarca[2]. A reativação da produção de DHEA e DHEAS, a adrenarca bioquímica, é um processo gradual que se torna evidente entre os 6 e 8 anos de idade[3]. O melhor marcador bioquímico para a adrenarca é a concentração sérica basal de DHEAS excedendo 1 mcmol/L (± 40 mcg/dL). Os sinais clínicos da adrenarca costumam surgir dois anos após a adrenarca bioquímica[1]. A presença de sinais clínicos de adrenarca antes dos oito anos em meninas e antes dos nove anos em meninos é considerada adrenarca precoce[4].

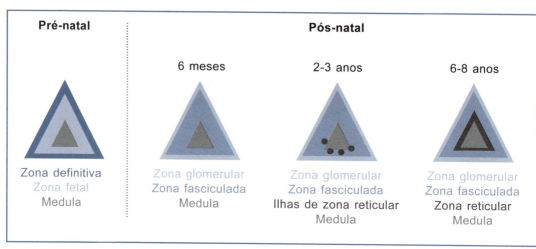

Figura 15.1. Esquema do desenvolvimento do córtex adrenal humano durante o período pré-natal (24 a 28 semanas de gestação) e o período pós-natal. Logo após o nascimento ocorre a involução da zona fetal, e a zona definitiva se diferencia nas três camadas: a zona glomerulosa, responsável pela produção dos mineralocorticoides; a zona fasciculada, intermediária, responsável pela produção de cortisol; e a zona reticular, mais interna, produtora de andrógenos adrenais. A reativação da produção dos andrógenos adrenais pela zona reticular é um processo gradual cuja regulação ainda não está totalmente esclarecida. Ilhas de células produtoras de andrógenos aparecem em torno de 2 a 3 anos de idade e coalescem ao longo da infância para formar a zona reticular em torno de 6 a 8 anos.
Fonte: adaptada de Miller WL e Auchus RJ, 2011[2].

QUAL A FISIOPATOLOGIA DA ADRENARCA PRECOCE?

O mecanismo de início e o significado da adrenarca precoce ainda são desconhecidos. Diferentemente da puberdade, quando ocorre o aumento da amplitude e frequência dos pulsos do hormônio secretor de gonadotrofinas (GnRH), nenhum fator central foi determinado ainda como regulador da adrenarca normal[3].

Sabe-se que pacientes do sexo feminino, com excesso de peso, histórico de terem nascido pequenos para a idade gestacional e/ou prematuridade teriam maior predisposição para o desenvolvimento de adrenarca precoce. Histórico familiar de pubarca precoce, ovário policístico e diabete tipo 2 também representariam fatores de risco[5]. Há indícios de que esse processo seria decorrente de uma programação ocorrida ainda durante a vida intrauterina[1]. Além disso, vários estudos têm demonstrado uma associação entre a adrenarca precoce e componentes da síndrome metabólica e hiperandrogenismo ovariano funcional[1,6].

A PRESENÇA DE ADRENARCA SIGNIFICA INÍCIO DA PUBERDADE?

Não, a puberdade é o processo de ativação do eixo hipotálamo-hipófise-gônadas, o que resulta em maturação sexual e desenvolvimento da capacidade reprodutiva. Normalmente a puberdade é definida pelo aparecimento do broto mamário nas meninas depois dos oito anos de idade e aumento do volume testicular nos meninos (volume > 3 mL) após os nove anos de idade[7].

QUAL A CAUSA MAIS FREQUENTE DE ADRENARCA PRECOCE?

A causa mais frequente de adrenarca precoce é a idiopática, responsável por cerca de 80 a 95% dos casos[8], sendo mais frequente no sexo feminino na proporção de 9:1[9]. Entretanto, este é considerado um diagnóstico de exclusão, e outras causas de adrenarca precoce devem ser investigadas[1].

QUAIS OS DIAGNÓSTICOS DIFERENCIAIS?

Antes do diagnóstico de adrenarca precoce idiopática, outras causas de excesso de andrógenos devem ser excluídas. No diagnóstico diferencial é preciso incluir os defeitos na síntese de cortisol, tumores adrenais ou gonadais produtores de andrógenos, puberdade precoce e exposição exógena a andrógenos[1,6].

Hiperplasia adrenal congênita forma não clássica (HAC-NC)

A HAC é uma doença de herança autossômica recessiva causada por deficiência de uma das enzimas responsáveis pela biossíntese adrenal de cortisol (Figura 15.2). A causa mais frequente, 90 a 95% de todos os casos, é a deficiência da enzima 21-hidroxilase (21OH). Na deficiência de 21OH clássica há diminuição na produção de cortisol e consequente superprodução de precursores de andrógenos adrenais. A produção excessiva de andrógenos resulta em virilização, que se inicia desde o período pré-natal e pode resultar em genitália ambígua em fetos femininos. Além disso, 75% dos pacientes com HAC-21OH clássica também terão deficiência de aldosterona, que pode resultar em profunda perda de sal, manifestada por hiponatremia, hipercalemia e choque[10].

A HAC-NC é o resultado de deficiências moderadas nas mesmas enzimas responsáveis pela HAC forma clássica, ou seja, 21OH, 11-beta-hidroxilase ou 3-beta-hidroxiesteroide desidrogenase. Essas deficiências geralmente não são suficientes para causar genitália atípica ao nascimento ou alterar de forma significativa o teste de triagem neonatal para HAC. A suspeita ocorre durante a pré-puberdade, quando o paciente começa a apresentar pubarca precoce, velocidade de crescimento acelerada e avanço da idade óssea. As estimativas da frequência de pubarca precoce decorrente de HAC-NC variam entre 0 e 43%, embora essas diferenças possam ocorrer em virtude de diferenças étnicas entre as populações de estudo[1]. Os andrógenos adrenais costumam estar elevados na presença de gonadotrofinas em valores pré-puberais e na ausência de desenvolvimento de telarca (meninas) ou aumento do volume testicular (> 3 mL em meninos). Para diagnóstico HAC-NC por 21OH deve ser dosado o precursor imediatamente anterior ao defeito enzimático, a 17-hidroxiprogesterona (17-OHP) basal pela manhã. A confirmação do diagnóstico é feita com o teste de estímulo agudo com ACTH sintético (250 mcg/m² intravenosa de Cortrosina® ou Synacthen®, com dosagens basais e 60 minutos após a administração)[11,12]. O diagnóstico da HAC-NC por 21OH é realizado por meio de valores de 17-OHP basais > 5 ng/mL ou pós-ACTH > 10 ng/mL, embora, em alguns casos, o diagnóstico de certeza só seja obtido por meio de pesquisa molecular.

Tumores virilizantes

Os tumores virilizantes adrenais ou gonadais são uma causa rara de adrenarca precoce. Clinicamente, o paciente apresenta uma rápida e progressiva virilização, com clitoromegalia ou aumento peniano. A velocidade de crescimento é acelerada, e o avanço da idade óssea

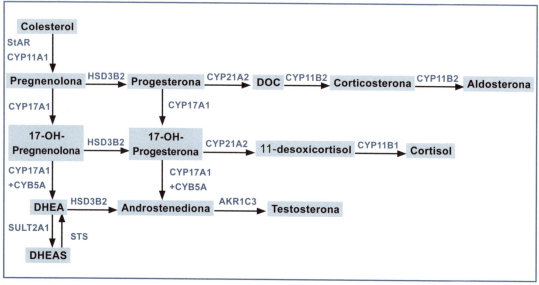

Figura 15.2. Vias de síntese dos hormônios adrenais.
StAR: proteína reguladora da esteoidogênese; CYP11A1: 20,22-desmolase; CYP17A1: 17-alfa-hidroxilase; 17-OH-pregnenolona: 17-hidroxipregnenolona; 17-OH-progesterona: 17-hidroxiprogesterona; CYB5A: citocromo b5 tipo A; SULT2A1: sulfotransferase; STS: esteroide sulfatase; HSD3B2: 3-beta--hidroxiesteroide-desidrogenase; CYP21A2: 21-hidroxilase; DOC: desoxicorticosterona; CYP11B2: aldosterona sintetase; CYP11B1: 11-beta-hidroxilase; AKR1C3: aldocetorredutase; DHEA: di-hidroepiandrosterona; DHEAS: sulfato de di-hidroepiandrosterona.
Fonte: adaptada de Turcu AF e Auchus RJ[12].

é rápido e progressivo. Frequentemente surgem sintomas abdominais, como dor, distensão e ascite, e será possível palpar a massa abdominal. Tumores adrenais, além da produção de andrógenos, podem produzir ainda glicocorticoides e secretar aldosterona, ocasionando sinais de hipercortisolismo, hipertensão arterial e hipocalemia. Os andrógenos são marcadamente aumentados. As gonadotrofinas costumam ser pré-púberes ou suprimidas. A tomografia computadorizada ou a ressonância magnética abdominal são importantes para localização do tumor. A remoção cirúrgica é o tratamento de escolha[13]. Tumores produtores de gonadotrofina coriônica humana (hCG) podem estar presentes nos testículos, mas também no cérebro e fígado. O hCG pode estimular receptores gonadais de LH e causar produção excessiva de testosterona[14], evoluindo com sinais de intensa virilização, conforme descrito anteriormente.

Puberdade precoce periférica

A puberdade precoce periférica, ou seja, independente de gonadotrofinas, também deve ser excluída antes do diagnóstico definitivo de adrenarca precoce idiopática. Entre as causas de puberdade precoce periférica estão a síndrome de McCune Albright e a testotoxicose. A síndrome de McCune--Albright inclui a tríade clássica: manchas café com leite, displasia fibrosa poliostótica e puberdade precoce periférica[14] e ocorre em decorrência da mutação ativadora do gene que codifica a subunidade alfa dos receptores ligados à proteína G. Meninas que têm cistos foliculares recorrentes e sangramento vaginal irregular, mesmo sem outros sinais, causam a suspeita diagnóstica.

Pode ocorrer, ainda, hiperfunção de outros órgãos endócrinos, provocando hipertireoidismo, síndrome de Cushing, acromegalia e raquitismo hipofosfatêmico[15].

A testotoxicose tem herança autossômica dominante e é causada por mutação ativadora do receptor de LH. Ocorre por volta de 2 a 4 anos de idade com virilização excessiva, com avanço importante da idade óssea e previsão de perda de altura final. Há aumento da secreção de testosterona, com gonadotrofinas hipofisárias suprimidas[14,15].

Exposição exógena a andrógenos

A exposição exógena a andrógenos ou anabolizantes, seja de uso intencional ou não, também pode levar à virilização. Os sinais clínicos vão variar de acordo com a dose, o tipo e o tempo de exposição ao andrógeno. O diagnóstico diferencial deve ser realizado. É importante sempre questionar a respeito do uso de medicações e/ou suplementos alimentares. Importante notar que os esteroides não precisam ser aplicados diretamente, podendo ser transferidos via contato pele a pele[9].

COMO FAZER A INVESTIGAÇÃO DA ADRENARCA PRECOCE? O QUE PESQUISAR NA ANAMNESE?

A investigação da adrenarca precoce deve ser iniciada com uma anamnese detalhada sobre a idade de aparecimento dos caracteres sexuais secundários e seu tempo de evolução. É importante questionar sobre aceleração recente da velocidade de crescimento, mudanças de humor, acne, oleosidade de cabelo e pele, odor axilar e uso de desodorante, além de dados sobre as condições de nascimento (idade gestacional, peso e comprimento ao nascer), presença de comorbidades e medicações em uso. Checar também história familiar de adrenarca prematura, ovário policístico e diabete tipo 2[16].

O QUE É IMPORTANTE AVALIAR NO EXAME FÍSICO?

Medidas antropométricas como peso, altura e índice de massa corpórea (utilizar curva de referência de acordo com sexo e idade). Estadiamento puberal (classificar segundo estadiamento puberal de Tanner[17,18]). Presença de pelos e odor axilar, acnes e comedões, hirsutismo, sinais de virilização (clitoromegalia nas meninas e desenvolvimento peniano em meninos), hipertrofia muscular e engrossamento da voz. Não se esquecer de avaliar a pressão arterial para descartar outras causas de adrenarca precoce[16].

QUANDO ENCAMINHAR AO ENDOCRINOLOGISTA?

Encaminhar ao endocrinologista caso seja observado aumento importante da velocidade de crescimento, avanço da idade óssea com previsão de perda estatural, desenvolvimento rápido e progressivo da puberdade e/ou sinais de virilização, além do desenvolvimento de adrenarca em idade muito precoce. Todos esses achados indicam menor possibilidade de adrenarca precoce idiopática, devendo ser feita avaliação visando afastar possíveis causas de adrenarca precoce[16].

QUAIS EXAMES DEVEM SER SOLICITADOS PARA INVESTIGAÇÃO?

Como exames iniciais, devem ser solicitados RX de idade óssea, DHEAS, 17-OHP, androstenediona e testosterona. Os exames adicionais serão solicitados de acordo com a suspeita clínica e com intuito de afastar causas graves de adrenarca precoce. No caso de adrenarca precoce idiopática, os valores dos andrógenos estarão elevados para idade cronológica, mas compatíveis com o estadiamento puberal de Tanner. O RX de idade óssea pode ter um pequeno avanço em relação à idade cronológica (1 a 2 anos), mas é compatível com a idade estatural. Em casos de avanço da idade óssea maior que 2 desvios-padrão para idade e sexo, é mandatório excluir outras causas de adrenarca precoce, como hiperplasia adrenal congênita, tumor adrenal e puberdade precoce. No caso de hiperplasia adrenal, os exames hormonais costumam estar moderadamente elevados, e em caso de tumores virilizantes, os exames hormonais estão bem acima dos valores de referência[13] (Tabela 15.1).

E COMO TRATAR?

A adrenarca precoce idiopática é considerada uma variante da normalidade e não exige tratamento específico. Entretanto, vários estudos têm demonstrado uma associação com resistência insulínica, síndrome metabólica e síndrome de ovário policístico. O mecanismo fisiopatológico dessa correlação não está bem escla-

Tabela 15.1. Diagnóstico diferencial entre causas possíveis de adrenarca precoce

	Adrenarca precoce idiopática	HAC forma tardia	Tumor adrenocortical
RCIU	Frequente	Não	Não
Idade	Normalmente entre 6 e 8 anos	Pré-púberes	< 4 anos é bastante suspeito
Virilização	Ausente	Ausente	Frequente
Evolução	Progressão lenta	Progressão lenta	Progressão rápida
Hipertensão	Não	Pode ocorrer	Frequente
Outros sintomas endócrinos	Não	Não	Sintomas relacionados à síndrome de Cushing
Idade óssea	Adequada ou moderadamente avançada	Adequada ou moderadamente avançada	Avançada
Hormônios adrenais basais	Normais ou pouco aumentados	Normais ou pouco aumentados	Marcadamente aumentados
Teste de estímulo com ACTH	Normal	Aumentado	Aumentado
Imagem	Normal	Normal	Massa adrenal

HAC: hiperplasia adrenal congênita; RCIU: restrição de crescimento intrauterino.
Fonte: adaptada de Ibanez L et al., 2000[4].

recido, mas, em virtude do maior risco metabólico, orientam-se cuidados com a alimentação e atividade física. Alguns grupos têm sugerido o uso de metformina em meninas com pubarca precoce e histórico de baixo peso ao nascer, a fim de prevenir o desenvolvimento de hirsutismo, excesso de andrógenos e síndrome de ovário policístico, porém, em razão da escassez de dados sobre a segurança e eficácia de uso em longo prazo da metformina ou sensibilizadores de insulina em crianças e adolescentes, a utilização desses medicamentos em crianças para tratamento de adrenarca precoce não é recomendada fora de ensaios clínicos[1].

CASO CLÍNICO

Paciente do sexo feminino, 7 anos e 3 meses, refere aparecimento de pelos pubianos há um ano associados à presença de comedões em região nasal. Segundo o relatório do pediatra, a velocidade de crescimento era de 5 cm/ano. Nega presença de odor tipo adulto ou pelos em região axilar, engrossamento da voz, hipertrofia de musculatura ou secreção vaginal e aparecimento de broto mamário.

A mãe apresentou eclâmpsia durante a gestação. Nascida de parto cesárea, com 36 semanas, peso de nascimento de 2.070 g e comprimento ao nascimento de 43 cm. Criança permaneceu em UTI neonatal por cinco dias em decorrência de asfixia neonatal.

Fez acompanhamento na neuropediatria após o nascimento, sem necessidade de medicações. Atualmente já recebeu alta da especialidade. Nega cirurgias, uso de medicações regulares ou internações.

Desenvolvimento neuropsicomotor adequado. Alimentação variada, contemplando todos os grupos nutricionais. Não pratica atividade física regular, apenas atividade física recreativa na escola.

Mãe, 25 anos, saudável com altura de 170 cm (escore-z da altura = +1,05). Menarca: entre 11 e 12 anos. Pai, 31 anos, sobrepeso, com altura de 175 cm (escore-z = −0,15). Estatura-alvo: 166 cm (escore-z = +0,44). Avós com histórico de diabete tipo 2 e hipertensão arterial.

Ao exame físico, a criança encontrava-se em bom estado geral, corada e hidratada. Ausculta cardiopulmonar normal e exame abdominal inocente. Tireoide normopalpável. Não foram observadas clitoromegalia, secreção vaginal, hipertrofia muscular ou presença de acne e estrias. Pressão arterial: 100/60 mmHg. Peso: 32 kg (escore-z = +1,93). Altura: 128 cm (escore-z = +1,04). IMC: 19,5 kg/m^2 (escore-z = +1,85). Tanner M1P2.

Trazia RX de idade óssea de 7 anos e 10 meses (idade cronológica na realização do exame: 6 anos e 8 meses). Exames laboratoriais: 17-OHP: 1,5 ng/mL; DHEA-S: 72 mcg/dL; A4: < 0,3 ng/mL; testosterona: < 20 ng/dL.

Comentários

O caso clínico apresenta uma menina pré-púbere (ausência de telarca) com pubarca precoce isolada, sem odor ou pelos axilares e sinais de virilização importante. A criança apresenta altura maior que o padrão familiar, porém, compatível com a idade óssea e sem previsão de perda estatural. O diagnóstico mais provável é adrenarca precoce idiopática.

Os exames complementares solicitados corroboram a hipótese de adrenarca precoce idiopática. A idade óssea é um ano avançada, mas compatível com a idade estatural. Dosagens hormonais basais mostram DHEAS > 40 mcg/dL, indicando adrenarca. O valor é compatível com estadiamento puberal Tanner 2 para pelos pubianos. O valor basal de 17-OHP está dentro do esperado, mas não exclui a possibilidade de HAC-NC, sendo necessário manter a observação sobre a progressão dos caracteres sexuais secundários, a velocidade de crescimento e a idade óssea.

Além disso, características como prematuridade e baixo peso ao nascer, como neste caso, são fatores de risco para adrenarca precoce idiopática, junto com o sexo feminino e o sobrepeso.

REFERÊNCIAS

1. Utriainen P, Laakso S, Liimatta J, Jaaskelainen J, Voutilainen R. Premature adrenarche: a common condition with variable presentation. Horm Res Paediatr 2015;83(4):221-31.
2. Miller WL, Auchus RJ. The molecular biology, biochemistry, and physiology of human steroidogenesis and its disorders. Endocr Rev 2011 Feb;32(1):81-151.
3. Idkowiak J, Lavery GG, Dhir V, Barrett TG, Stewart PM, Krone N et al. Premature adrenarche: novel lessons from early onset androgen excess. Eur J Endocrinol 2011 Aug;165(2):189-207.
4. Ibanez L, Dimartino-Nardi J, Potau N, Saenger P. Premature adrenarche: normal variant or forerunner of adult disease? Endocr Rev 2000 Dec;21(6):671-96.
5. Mantyselka A, Jaaskelainen J, Lindi V, Viitasalo A, Tompuri T, Voutilainen R et al. The presentation of adrenarche is sexually dimorphic and modified by body adiposity. J Clin Endocrinol Metab 2014 Oct;99(10):3889-94.
6. Voutilainen R, Jaaskelainen J. Premature adrenarche: etiology, clinical findings, and consequences. J Steroid Biochem Mol Biol 2015 Jan;145:226-36.
7. Macedo DB, Cukier P, Mendonca BB, Latronico AC, Brito VN. Advances in the etiology, diagnosis and treatment of central precocious puberty. Arq Bras Endocrinol Metabol 2014 Mar;58(2):108-17.
8. Armengaud JB, Charkaluk ML, Trivin C, Tardy V, Breart G, Brauner R et al. Precocious pubarche: distinguishing late-onset congenital adrenal hyperplasia from premature adrenarche. J Clin Endocrinol Metab 2009 Aug; 94(8):2835-40.
9. Oberfield SE, Sopher AB, Gerken AT. Approach to the girl with early onset of pubic hair. J Clin Endocrinol Metab 2011 Jun;96(6):1610-22.
10. Trapp CM, Speiser PW, Oberfield SE. Congenital adrenal hyperplasia: an update in children. Curr Opin Endocrinol Diabetes Obes 2011 Jun;18(3):166-70.
11. Speiser PW, Azziz R, Baskin LS, Ghizzoni L, Hensle TW, Merke DP et al. Congenital adrenal hyperplasia due to steroid 21-hydroxylase deficiency: an Endocrine Society clinical practice guideline. J Clin Endocrinol Metab 2010 Sep;95(9):4133-60.
12. Turcu AF, Auchus RJ. Adrenal steroidogenesis and congenital adrenal hyperplasia. Endocrinol Metab Clin North Am 2015 Jun;44(2):275-96.
13. Paris F, Kalfa N, Philibert P, Jeandel C, Gaspari L, Sultan C. Very premature pubarche in girls is not a pubertal variant. Hormones (Athens) 2012 Jul-Sep;11(3):356-60.
14. Brito VN, Latronico AC, Arnhold IJ, Mendonca BB. Update on the etiology, diagnosis and therapeutic management of sexual precocity. Arq Bras Endocrinol Metabol 2008 Feb;52(1):18-31.
15. Berberoglu M. Precocious puberty and normal variant puberty: definition, etiology, diagnosis and current management. J Clin Res Pediatr Endocrinol 2009;1(4):164-74.
16. Williams RM, Ward CE, Hughes IA. Premature adrenarche. Arch Dis Child 2012 Mar;97(3):250-4.
17. Tanner JM, Whitehouse RH, Takaishi M. Standards from birth to maturity for height, weight, height velocity, and weight velocity: British children, 1965. II. Arch Dis Child 1966 Dec;41(220):613-35.
18. Tanner JM, Whitehouse RH, Takaishi M. Standards from birth to maturity for height, weight, height velocity, and weight velocity: British children, 1965. I. Arch Dis Child 1966 Oct;41(219):454-71.

CAPÍTULO 16

Ginecomastia

Gustavo Padron Lahan

O QUE É GINECOMASTIA?

A ginecomastia é uma palavra derivada do grego – *gyneco* (feminino) + *mastia* (mama) – e refere-se a uma proliferação benigna do tecido glandular mamário no homem que se estende de forma concêntrica a partir do mamilo. Na maioria das vezes é bilateral, mas pode ser unilateral e relativamente simétrica[1-3]. Causa ansiedade, problemas psicossociais e medo do diagnóstico de câncer de mama, e por isso os pacientes procuram atendimento médico para uma avaliação[1,4].

O aumento da incidência da obesidade, o uso de esteroides anabolizantes, a contaminação ambiental com o fitoestrógenos[4,5] ou substâncias similares ao estrogênio podem estimular a proliferação do tecido mamário[4].

QUAL É SUA PREVALÊNCIA?

A prevalência é de 32 a 65% em razão de diferentes métodos de avaliação e períodos diferentes de idade. No período neonatal há uma prevalência de 60 a 90%, que ocorre em razão do período de gestação, a placenta converte DHEA (di-hidroepiandrostenediona) e SDHEA (sulfato-di-hidroepiandrostenediona), vindos tanto do feto quanto da mãe em E1 (estrona) e E2 (estradiol), respectivamente. Ambos entram na circulação fetal para depois estimular o crescimento mamário. Na maioria das vezes a regressão ocorre 2 a 3 semanas após o parto[4].

Um segundo período ocorre na puberdade, podendo variar de 4 a 69%, iniciando-se normalmente por volta dos 10 a 12 anos, e tem pico entre 13 e 14 anos de idade, geralmente regredindo aos 18 anos[3,4,6]. Aye et al. observaram que mais de 60% dos meninos aos 14 anos de idade apresentaram ginecomastia[7].

QUAIS SÃO AS ALTERAÇÕES HISTOLÓGICAS NA GINECOMASTIA?

A histologia será dividida em duas fases: a fase inicial, que ocorre com menos de seis meses de evolução, demonstrando hiperplasia epitelial ductal, aumento do tecido conjuntivo estromal e periductal e proliferação de células inflamatórias periductais. Pode ocorrer dor espontânea ou a palpação. A fase tardia geralmente ocorre com mais de 12 meses de evolução, havendo dilatação ductal, sem proliferação ductal, ou celular e aumento de estroma, acompanhado de fibrose e desaparecimento da reação inflamatória. É rara a presença de dor. O tratamento medicamentoso é pouco eficaz nesta fase[2].

Independentemente da etiologia da ginecomastia, as alterações histológicas da glândula mamárias são iguais. A extensão da proliferação glandular depende da intensidade e da duração da estimulação[2].

QUAL É A FISIOPATOLOGIA DA GINECOMASTIA?

A proliferação do tecido mamário se dá pelo estímulo estrogênico sem ação opositora dos androgênios. Pode ocorrer uma diminuição na produção de andrógenos e aumento na produção de estrogênio, aumentar a transformação dos precursores de andrógenos em estrogênios, ocorrer uma alteração nos receptores de estrogênios ou ao aumento da sensibilidade da mama a este hormônio[8]. A explicação mais frequente é que, no início da puberdade, a concentração sérica de estradiol (E2), que estimula o desenvolvimento mamário, triplica em relação aos níveis de E2 da criança. A testosterona, que antagoniza esse efeito, só alcança níveis adultos, 30 vezes maiores que os níveis pré-puberais, ao final da puberdade. Esse desequilíbrio transitório entre os níveis de estradiol/testosterona provocaria o surgimento da ginecomastia[3,9].

Outras explicações seriam o excesso da enzima aromatase que converte andrógenos em estrógenos, níveis elevados de insulina que suprimem a expressão hepática da globulina carreadora dos hormônios sexuais, provocando aumento nos andrógenos biodisponíveis, os quais se converteriam no tecido adiposo em estrona e estradiol, levando à ginecomastia[9].

Nos últimos anos, pensa-se que a leptina (aumentada nos obesos) possa ter relação no desenvolvimento da ginecomastia puberal, exercendo um papel no estímulo direto das células epiteliais mamárias, promovendo a secreção de estrógenos (pelo aumento da aromatase periférica) e/ou induzindo uma sensibilidade do tecido mamário aos estrógenos[3].

O QUE SE DEVE PERGUNTAR NA ANAMNESE?

A anamnese deve ser feita minuciosamente, perguntando sobre o tempo de evolução, dor ou galactorreia presentes, sinais e sintomas de déficits de androgênios, uso de fármacos, uso de drogas, exposição à quimioterapia ou à radioterapia, presença de doenças crônicas, história de traumatismo torácico e história familiar de ginecomastia[2,3].

COMO DEVE SER FEITO O EXAME CLÍNICO PARA DETECTAR A GINECOMASTIA?

O paciente deve ser avaliado em decúbito dorsal, com os braços atrás da cabeça. Deve-se apertar o tecido mamário entre o dedo indicador e o polegar: na ginecomastia verdadeira palpa-se um disco retroareolar firme, concêntrico e móvel, observando a demarcação entre o tecido firme e a gordura adjacente. Em alguns pacientes, pode haver dúvida quanto à consistência do tecido mamário, se é glandular ou adiposo; nesse caso, é útil comparar com o tecido adiposo de outras regiões, como a presente na região anterior ou lateral das pregas axilares ou região abdominal, por exemplo[2,10].

QUAL É A CLASSIFICAÇÃO DE CÓRDOBA E MOSCHELLA?

Existem várias classificações morfológicas para a ginecomastia. Esta classificação leva em consideração as diferentes relações entre os componentes estruturais da mama, em particular a dobra inframamária e o complexo mamilo-areolar. É a classificação mais utilizada pelo cirurgião na decisão da melhor abordagem cirúrgica. São classificados em quatro estágios (Figura 16.1):

- **Estágio 1:** aumento do diâmetro e leve protusão limitada à região areolar.
- **Estágio 2:** hipertrofia de todos os componentes estruturais da mama, com o complexo mamilo-areolar acima da dobra inframamária.
- **Estágio 3:** maior hipertrofia mamária, ptose glandular e o complexo mamilo--areolar na mesma altura ou até 1 cm abaixo da prega inframamária.
- **Estágio 4:** maior hipertrofia mamária, com redundância de pele, ptose grave e o complexo mamilo-areolar posicionado 1 cm abaixo do sulco inframamário[11].

QUAL É A CLASSIFICAÇÃO DAS MAMAS SEGUNDO MARSHALL E TANNER?

Pode-se classificar a formação mamária em cinco estágios.
- **Estágio 1:** mamas infantis, com elevação somente da papila, do nascimento até a puberdade.
- **Estágio 2:** presença de broto mamário, forma-se pequena saliência

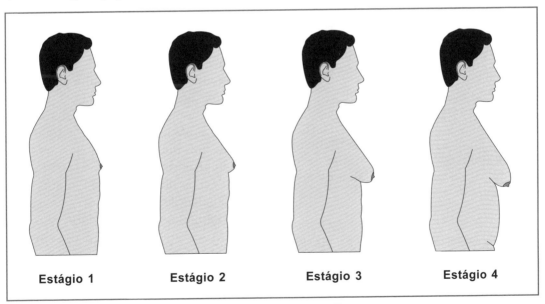

Figura 16.1. Classificação de Córdoba e Moschella.
Fonte: adaptada de Barros ACSD e Sampaio MCM, 2012[11].

pela elevação da mama e da papila e aumento do diâmetro areolar.
- **Estágio 3:** inicia-se o desenho da mama adulta, maior aumento da mama e aréola, sem separação dos seus contornos.
- **Estágio 4:** projeção da aréola e da papila, formando uma segunda saliência, acima do nível da mama.
- **Estágio 5:** mamas com aspecto adulto[12].

QUAIS SÃO AS CAUSAS DA GINECOMASTIA?

As causas fisiológicas são: neonatal, puberal e senil. As patológicas são subdivididas em grupos, dentre elas: diminuição da produção androgênica que ocorre no hipogonadismo primário (síndrome de Klinefelter, anorquia, trauma ou infecção testicular e síndrome de Kallman) ou no hipogonadismo secundário (tumores hipofisários), diminuição da síntese ou ação da testosterona (insensibilidade androgênica, deficiência de 5-alfa-redutase, deficiência de 17-beta-hidroxiesteroide desidrogenase), produção aumentada de estrogênio (tumor adrenal, tumor testicular, tumor secretor de gonadotrofina coriônica e síndrome familiar de excesso de aromatase), induzidas por drogas (antiandrogênicos, antibióticos, anti-hipertensivos, medicações gastrointestinais, hormônios, drogas ilícitas e drogas psiquiátricas)[3,13-15], outras causas (doenças do fígado, doenças da tireoide, doenças renais, desnutrição e obesidade)[3,11,13,15].

QUAIS EXAMES PODEM SER SOLICITADOS PARA UMA AVALIAÇÃO E CONFIRMAÇÃO DAS POSSÍVEIS CAUSAS?

Podem ser solicitados: LH, FSH, testosterona total e livre, BHCG, TSH, T4 livre, ureia, creatinina, TGO, TGP, prolactina, DHEAS, estradiol e cariótipo. O ultrassom de mamas pode ser solicitado para se diferenciar tanto a ginecomastia da lipomastia quanto a suspeita de câncer mamário, é o método de imagem mais utilizado no diagnóstico e mais confortável para o paciente[4], porém, geralmente é desnecessário, a menos que sinais clínicos ou laboratoriais indiquem um aprofundamento na investigação[2,10].

Na Figura 16.2 é descrito um fluxograma para orientação diagnóstica de acordo com determinada alteração laboratorial.

Na suspeita de câncer mamário, a mamografia é o principal método de imagem, pois distingue com precisão tecido mamário maligno do benigno e diminui, com isso, a necessidade de biópsias[4].

A biópsia é indicada quando os exames de imagem e o exame clínico não são capazes de distinguir a ginecomastia do câncer mamário[4].

A HIPERPROLACTINEMIA É COMUM EM PACIENTES COM GINECOMASTIA?

Não. A hiperprolactinemia não é comum nestes pacientes[14]. A hiperprolactinemia não desempenha um papel direto na ginecomastia, embora tenham sido recentemente demonstrados receptores da prolactina no tecido mamário. A maioria dos pacientes tem dosagem de prolactina normal, mas níveis elevados de prolactina podem suprimir a liberação das gonadotrofinas (LH e FSH), causando um hipogonadismo secundário que, em seguida, contribuirá para o desenvolvimento da ginecomastia[10].

Já se observou que a prolactina diminui os receptores androgênicos e aumenta os receptores de estrogênio e progesterona em células de câncer de mama[16].

Capítulo 16 – Ginecomastia 151

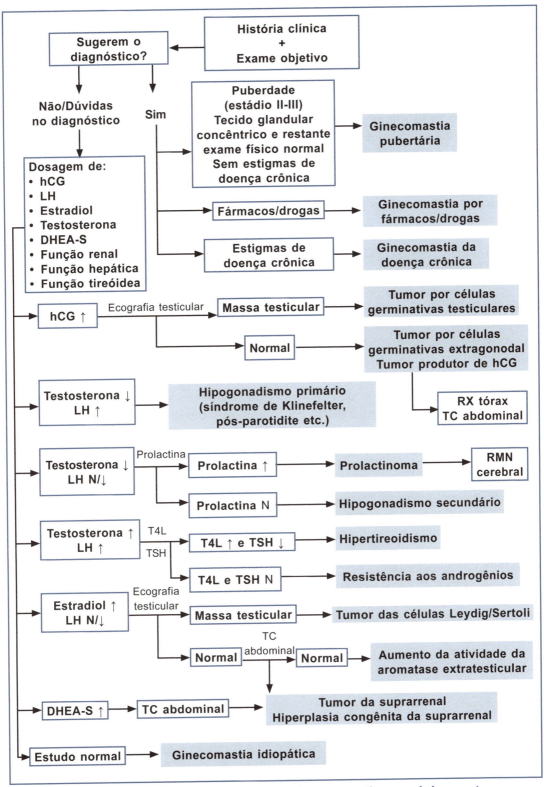

Figura 16.2. Fluxograma de avaliação da ginecomastia no adolescente.
Fonte: adaptada de Lopes A et al., 2012[3].

COMO PODE-SE CLASSIFICAR A GINECOMASTIA?

Classifica-se em fisiológica (normalmente menos de 2 cm de diâmetro ou entre 2 e 4 cm, mas não dolorosa e sem tendência para aumentar, e há três picos etários: neonatal, puberal e senil), e patológica (normalmente mais que 4 cm de diâmetro ou com mais de 2 cm, acompanhada de dor ou crescimento durante o seguimento)[2,17].

QUAIS SÃO OS DIAGNÓSTICOS DIFERENCIAIS?

Existem duas causas principais de ginecomastia, dentre elas a lipomastia, que é um depósito de gordura subareolar, sem haver disco de consistência elástica subareolar, correspondendo às proliferações ductal e estromal e que ocorre frequentemente em pacientes obesos. Em segundo lugar há o câncer de mama no homem, que surge em uma frequência de 1/100 em comparação com as mulheres, apresentando-se como uma tumefação firme, irregular, unilateral, aderente, de consistência dura, localizado fora do complexo aréola-mamilo, podendo acarretar: retração mamilar, repuxamento da pele, ou adenopatias axilares[2,9,10].

Outras causas benignas: cistos dermoides, lipomas, cistos sebáceos, inflamação linfoplasmocitária, ectasia ductal, hematomas e necrose de tecido gorduroso[4].

QUAIS SÃO OS ASPECTOS PSICOSSOCIAIS QUE AFETAM PACIENTES COM GINECOMASTIA?

Há um grande impacto negativo do ponto de vista psicossocial nos adolescentes com ginecomastia. Por se considerar um sinal de feminilidade, esses adolescentes mostram-se tímidos, envergonhados ou até agressivos. Em consulta, observa-se que o adolescente não se sente à vontade em tirar a camisa para o exame clínico, e em público isso piora, podendo se ausentar da prática de esportes, das piscinas, das praias, com medo de ser alvo de *bullying* pelos colegas[18].

Além disso, existe a preocupação dos pais quanto à ambiguidade sexual, e por isso deve-se deixar bem explicado, já na primeira consulta, com um posicionamento médico, para não haver dúvidas quanto à masculinidade do adolescente[18].

QUAIS SÃO AS OPÇÕES TERAPÊUTICAS NA GINECOMASTIA?

Alguns pacientes são candidatos a tratamentos medicamentos na tentativa de regressão da ginecomastia. Seu uso é indicado o mais precocemente possível após o diagnóstico, de preferência antes de seis meses do início da ginecomastia[15]. É válido lembrar que a maioria dos casos na adolescência é de origem fisiológica, não sendo necessário qualquer tipo de tratamento, devendo estes ser indicados quando há grande impacto psicossocial[3].

As várias opções terapêuticas são usadas de acordo com sua ação farmacológica, entre elas: bloquear os efeitos dos estrogênios na mama (clomifeno, raloxifeno e tamoxifeno), administração de andrógenos (testosterona, danazol) e inibindo a produção estrogênica (anastrozol e letrozol)[19].

O tamoxifeno pode ser usado na dose de 10 mg de 12/12 horas por três meses[3,16]. O raloxifeno, 60 mg/dia durante 3 a 9 meses[16]. O danazol pode ser usado diariamente na dose de 200 a 600 mg[11]. O anastrazol foi utilizado na dose de 1 mg por dia durante seis meses[20].

QUANDO INDICAR A CORREÇÃO CIRÚRGICA?

O tratamento cirúrgico da ginecomastia puberal pode ser considerado em adolescentes do sexo masculino não obesos e que apresentem aumento gradativo do volume mamário após um período de observação de pelo menos 12 meses, dor no peito ou aumento da sensibilidade local, angústia psicossocial e não regressão das mamas após tratamento medicamentoso[3,19].

CASO CLÍNICO

Paciente de 13 anos, sexo masculino, branco, natural de São Paulo, veio encaminhado do pediatra em razão de aumento bilateral das mamas.

O adolescente refere que iniciou o aumento das mamas com 11 anos de idade e que, nos últimos meses, esse aumento foi mais intenso. Afirma ter adquirido 10 kg no último ano e encontra-se adequado para a altura em relação ao padrão genético e um leve sobrepeso. Não pratica regularmente atividade física. Nega galactorreia, traumas, uso de medicações ou drogas ilícitas. Ao exame: G3P4 com 8 cm³ de volume testicular bilateral. Mamas em M3 (Tanner) e estágio 3 de Córdoba e Moschella, com intensa lipomastia bilateral, sem sinais flogísticos, indolor, com tecido glandular concêntrico. Sem estigmas para doenças crônicas ou genéticas.

Foram solicitados exames de sangue (LH, FSH, testosterona total, estradiol, SDHEA, prolactina, TGO, TGP, TSH, T4 livre, ureia, creatinina e BHCG), que apresentaram resultados normais. O ultrassom da mama evidenciou ginecomastia verdadeira bilateral.

Como os pais estavam ansiosos, e principalmente o adolescente, pelo *bullying* que estava sofrendo diariamente na escola, e por não tirar mais a camisa em público por vergonha, o paciente foi encaminhado para resolução cirúrgica (plástica) e orientado quanto à prática regular de atividade física e reeducação alimentar.

REFERÊNCIAS

1. Ferraro GA, De Francesco F, Romano T, Grandone A, D'Andrea F, Miraglia Del Giudice E et al. Clinical and surgical management of unilateral prepubertal gynecomastia. Int J Surg Case Rep 2014;5:1158-61.
2. Mesquita J, Alves M, Varela A, Neves C, Medina JL. Ginecomastia: a perspectiva do endocrinologista. Rev Port Endocrinol Diabetes Metab 2009;2:57-70.
3. Lopes A, Lourenço L, Mendonça V, Costa C, Costa CC, Fontoura M. Ginecomastia na adolescência. Acta Pediatr Port 2012;43(1):30-4.
4. Cuhaci N, Polat SB, Evranos B, Ersoy R, Cakir B. Gynecomastia: clinical evaluation and management. Indian Journal of Endocrinol and Metab 2014 Mar-Apr;18(2):150-8.
5. Davis DL, Bradlow HL, Wolff M, Woodruff T, Hoel DG, Anton-Culver H. Medical hypothesis: xenoestrogens as preventable causes of breast cancer. Environmental Health Perspectives 1993 Nov;101(5):372-7.
6. Limony Y, Friger M, Hochberg Z. Pubertal gynecomastia coincides with peak height velocity. J Clin Res Pediatr Endocrinol 2013;5(3):142-4.
7. Aye M, Cabot JSF, Thanabalan MC, Baba S. A case study of symptomatic pubertal bilateral gynaecomastia and role of GnRH in management. J Metabolic Synd 2014,3:2.
8. Dornelas M, Machado DC, Gonçalves ALCP, Dornelas MC, Correa MPD. Tratamento cirúrgico da ginecomastia: uma análise criteriosa. Rev Bras Cir Plast 2010;25(3):470-3.
9. Rivera NF, Eisenstein E, Cardoso CBMA. Relação da ginecomastia puberal com o índice de massa corporal em amostra de adolescentes atendidos em Unidade de Pacientes Externos de Hospital Universitário. Arq Bras Endocrinol Metab 2009;53(4):435-9.
10. Bembo AS, Carlson HE. Gynecomastia: Its features, and when and how to treat it. Cleveland Clinic Journal of Medicine 2004;71:511-7.
11. Barros ACSD, Sampaio MCM. Gynecomastia: physiopathology, evaluation and treatment. São Paulo Med J 2012;130(3):187-97.

12. Lucarelli AP, Martins MM. Assimetrias mamárias na infância e adolescência. Pediatr Mod 2012;48(12):487-91.
13. Morcos RN, Kizy T. Gynecomastia: when is treatment indicated? J Fam Pract 2012;61(12):719-25.
14. Goldman RD. Drug-induced gynecomastia in children and adolescentes. Can Fam Physician 2010;56(4):344-5.
15. Dickson G. Gynecomastia. Am Fam Physician 2012;85(7):716-22.
16. Carlson HE. Approach to the patient with gynecomastia. J Clin Endocrinol Metab 2011 Jan;96(1):15-21.
17. Alonso G, Escobar ME, Pipman V, Arcari A, Blanco M, Boulgourdjian E et al. Enfoque práctico del manejo de la ginecomastia. Seis preguntas que debe responderse el pediatra ante um paciente com ginecomastia. Arch Argent Pediatr 2011;109(4):365-8.
18. Setian N. Ginecomastia. In: Endocrinologia pediátrica: aspectos físicos e metabólicos do recém-nascido ao adolescente. São Paulo: Savier; 2002. p.548-51.
19. Lemaine V, Cayci C, Simmons OS, Petty P. Gynecomastia in adolescente males. Semin Plast Surg 2013;1(27):56-61.
20. Mauras N, Bishop K, Merinbaum D, Emeribe U, Agbo F, Lowe E. Pharmacokinetics and pharmacodynamics of anastrozole in pubertal boyswith recent-onset gynecomastia. J Clin Endocrinol Metab 2009 Aug;94(8):2975-8.

Seção 5

Quando o Pediatra Deve Encaminhar? Na Obesidade e Suas Comorbidades

CAPÍTULO 17

Obesidade e síndrome metabólica

Louise Cominato

QUAL A IMPORTÂNCIA DA OBESIDADE INFANTIL NO CONTEXTO ATUAL?

A obesidade é considerada um dos maiores problemas de saúde pública na atualidade. As doenças associadas ao excesso de peso, como hipertensão arterial sistêmica (HAS), doenças cardiovasculares, síndrome metabólica, diabete melito tipo 2 (DM-2), síndrome do ovário policístico (SOP), colecistopatias, esteato-hepatite não alcoólica, apneia obstrutiva do sono (AOS), doenças osteoarticulares, problemas psicológicos e câncer aumentam a morbidade e mortalidade[1-4].

A prevalência da obesidade aumentou muito ao longo das últimas décadas, especialmente em países desenvolvidos, mas também naqueles em desenvolvimento, tornando-a uma epidemia global e o maior desafio em saúde pública do século 21[5].

Na faixa etária pediátrica, o excesso de peso também está aumentando em todo o mundo. Segundo dados da Organização Mundial da Saúde (OMS), mais de 42 milhões de crianças menores de cinco anos estão acima do peso.

Nos últimos anos nos Estados Unidos a prevalência de obesidade na infância vem se mantendo estável, em torno de 17%, com queda significativa de 14 para 8% entre crianças de 2 a 5 anos. Isso ocorreu graças a grandes campanhas nacionais de combate e prevenção da obesidade infantil[6].

No Brasil, dados da Pesquisa de Orçamentos Familiares (POF 2008-2009), realizada pelo Instituto Brasileiro de Geografia e Estatística (IBGE), mostram um aumento importante no número de crianças acima do peso no país, principalmente na faixa etária entre 5 e 9 anos de idade. O número de meninos acima do peso mais que dobrou entre 1989 e 2009, passando de 15 para 34,8%, respectivamente. O número de obesos teve um aumento de mais de 300% nesse mesmo grupo etário, passando de 4,1% em 1989 para 16,6% em 2008-2009. Entre as meninas essa variação foi ainda maior: de 2,4% em 1989 para 11,8% em 2009[7].

QUAIS SÃO AS CAUSAS DA OBESIDADE E O PAPEL DO TECIDO ADIPOSO?

A obesidade é uma doença de etiologia multifatorial que envolve aspectos genéticos, metabólicos, nutricionais, socioeconômicos, culturais, psicológicos e hábitos de vida.

O tecido adiposo, além de ser o principal reservatório energético do organismo, pode ser considerado um verdadeiro órgão endócrino, produtor de hormônios e citocinas associadas ao balanço energético, metabolismo glicêmico, lipídico e à coagulação, denominadas adipocitocinas ou adipocinas.

A leptina foi a primeira adipocina estudada: um hormônio anorexígeno descoberto em 1994, produto do gene *ob*, identificado no estudo de camundongos obesos *(ob/ob)* que apresentavam deficiência desse hormônio. Atua em um complexo mecanismo de regulação do apetite localizado no hipotálamo ventromedial. Em humanos obesos, a leptina geralmente é alta, sugerindo um estado de resistência, e não de deficiência, como apresentavam os ratos *ob/ob*[8,9].

Citocinas inflamatórias como fator de necrose tumoral-alfa (TNF-alfa) e interleucina-6 (IL-6) também são produzidas no tecido adiposo e estão associadas à resistência à ação da insulina. Outras adipocinas estão envolvidas na regulação da pressão sanguínea (angiotensinogênio), homeostase vascular (inibidor do ativador de plasminogênio 1: PAI-1), homeostase glicêmica (adiponectina) e angiogênese (fator de crescimento endotelial vascular – VEGF)[8].

Duas funções cruciais para a manutenção da homeostase glicídica e sensibilidade insulínica são exercidas pelo tecido adiposo: a secreção de leptina e adiponectina e o sequestro de lípides, para estocá-los como triglicerídeos (TG), evitando sua deposição ectópica e os efeitos deletérios dos ácidos graxos livres (AGL), associados à resistência à insulina e dislipidemias.

O fator hereditário é muito importante para o desenvolvimento da obesidade. Um estudo dinamarquês comparou o IMC de crianças com seus pais adotivos e biológicos e encontrou forte correlação entre as crianças e seus pais biológicos, fortalecendo a ideia de que fatores genéticos são importantes para o desenvolvimento da obesidade. Diversos estudos realizados em gemelares estimaram que o fator hereditário tem influência de 40 a 70% no IMC[10-12].

Vários genes estão envolvidos na obesidade (herança poligênica). Quando nenhum dos pais é obeso, o risco de obesidade é de 9%. Se um dos pais é obeso, o risco aumenta para 50%, e para 80% se ambos os pais forem obesos[12].

Uma pequena parte dos pacientes apresenta causas endócrinas para a obesidade, como hipercortisolismo, deficiência de hormônio de crescimento e hipotireoidismo. Essas alterações hormonais geralmente cursam com déficit de crescimento e atraso da idade óssea, o que as diferencia da obesidade exógena que, em geral, resulta em um aumento da estatura para a idade e avanço da idade óssea.

Síndromes genéticas são causas raras de obesidade. Prader-Willi é a síndrome mais frequentemente associada à obesidade, com prevalência de 1:10.000 a 1:15.000 nascidos vivos, caracterizada por obesidade associada com hipotonia neonatal, hipogonadismo, hiperfagia, atraso do desenvolvimento neuropsicomotor e baixa estatura. Bardet-Biedl, Cohen, Alströn e osteodistrofia hereditária de Albright também podem cursar com obesidade.

COMO FAZER O DIAGNÓSTICO DE OBESIDADE E SUAS REPERCUSSÕES?

O parâmetro atualmente mais utilizado para definir obesidade é o IMC (índice de massa corpórea), dividindo-se o peso em quilogramas pela altura em metros elevada ao quadrado. Em adultos o IMC ≥ 25 é considerado sobrepeso, e o IMC ≥ 30, obesidade. Em crianças e adolescentes são usadas curvas de percentil para idade. As curvas preconizadas pela Sociedade Brasileira de Pediatria são as da OMS: IMC acima do percentil 85 ou acima de 1 desvio-padrão (+1 escore-z) é considerado sobrepeso, e acima de 97 ou acima de dois desvios-padrão (+2 escore-z), obesidade. Em crianças menores de 5 anos é considerado sobrepeso se IMC acima de +2 escore-z e obesidade acima do +3 escore-z de IMC[5]. São consideradas obesas graves crianças acima de 5 anos com IMC > p99 ou acima +3 escore-z.

As comorbidades mais frequentes na infância e na adolescência são dislipidemias, síndrome metabólica, HAS, hipertrofia ventrículo esquerda, resistência à insulina, pré-diabetes, DM-2, esteatose hepática e SOP. Estas devem ser investigadas, acompanhadas e tratadas o mais precocemente possível para melhorar a expectativa e a qualidade de vida futura dessas crianças.

Durante a anamnese é importante saber sobre os antecedentes neonatais e familiares, quando começou a engordar, hábitos alimentares e de vida, a idade da menarca e a ciclicidade menstrual nas meninas.

Ao exame físico, além dos dados antropométricos e medida da circunferência abdominal, deve-se medir a pressão arterial (atentar para o uso de manguitos adequados para a circunferência braquial), procurar a presença de *acantose nigricans* (manchas escurecidas em região de dobras, especialmente no pescoço, axilas e virilha, diretamente relacionadas à resistência insulínica), estrias – que podem sugerir um hipercortisolismo – e sinais de hiperandrogenismo em meninas, como acne, hirsutismo e alopecia androgênica.

Para o diagnóstico e o acompanhamento das comorbidades deve-se dosar: colesterol total e frações, triglicérides, glicemia e insulinemia de jejum, hemoglobina glicada, teste oral de tolerância a glicose, dosagem sérica dos hormônios tireoidianos, função hepática, ultrassonografia de abdome, hormônios sexuais e ultrassonografia pélvica em meninas com suspeita de síndrome de ovários policísticos. Recomenda-se avaliação da função cardíaca em pacientes com obesidade grave.

O QUE É SÍNDROME METABÓLICA E QUAL A SUA IMPORTÂNCIA NA INFÂNCIA?

A síndrome metabólica (SM) é definida pelo conjunto de alterações metabólicas que aumentam o risco do desenvolvimento de doença cardiovascular e diabete melito tipo 2[13,14].

A Federação Internacional de Diabetes (IDF) definiu critérios de SM para crianças e adolescentes, dividindo-os em faixas etárias: < 10 anos; 10 a < 16 anos; > 16 anos. Nesses três grupos, a circunferência abdominal (CA) > p90 para idade é imprescindível para o diagnóstico da síndrome[15].

Abaixo de 10 anos, o diagnóstico de SM não deve ser feito, porém, a criança deve ser orientada quanto à necessidade de perda de peso e mudança de estilo de vida.

Acima de 10 anos, esse diagnóstico já pode ser realizado e, para isso, é necessário que haja obesidade abdominal

(CA > p90) e presença de dois ou mais dos seguintes fatores: triglicérides > 150 mg/dL, HDL < 40 mg/dL, glicemia de jejum > 100 mg/dL e PA > p95.

Para adolescentes maiores de 16 anos são utilizados os critérios de adultos, ou seja, CA acima 90 cm no homem e 80 cm na mulher + 1 dos seguintes critérios: triglicérides acima 150 mg/dL, HDL < 40 mg/dL em homens e < 50 mg/dL em mulheres, glicemia > 100 mg/dL, PA sistólica ≥ 130 ou diastólica ≥ 85 mmHg[16].

Existem diversos estudos sobre a prevalência de SM em crianças e adolescentes, principalmente naqueles com excesso de peso. No estudo americano *Princeton Lipid Research Clinics Follow-up Study*, a prevalência de SM entre crianças e adolescentes, independentemente do peso, foi de 4%[17].

A prevalência de SM encontrada pelo *Third National Health Examination Survey* (NHANES III) foi de 28,7, 6,1 e 0,1%, respectivamente, em adolescentes norte-americanos obesos, com sobrepeso e eutróficos. Nessa análise, as anormalidades mais frequentes foram hipertrigliceridemia e HDL baixo. Entre os 320 adolescentes obesos acompanhados no ambulatório de obesidade do Instituto da Criança do Hospital das Clínicas da USP, 70% apresentaram síndrome metabólica[17-19].

Morrison et al. avaliaram síndrome metabólica em 771 crianças de 5 a 19 anos e reavaliaram esses mesmos indivíduos 25 anos depois: 19,4% dos adultos que apresentaram SM na infância apresentaram doença cardiovascular, ao passo que somente 1,5% dos adultos que não tiveram SM na infância apresentaram doença cardiovascular[17].

Nesse mesmo estudo foi observado que, entre crianças com SM, após 25 a 30 anos de seguimento, 15% desenvolveram DM2, ao passo que 5% dos adultos que não tiveram SM na infância apresentaram DM2[19].

O tecido adiposo está intimamente ligado à SM. Os adipócitos grandes e hipertrofiados, presentes no tecido visceral e omental, liberam AGL, e fatores inflamatórios, como TNF-alfa, estimulam a atividade de enzimas que rompem as gotículas de gordura intracelulares (caspases), acentuando a lipólise. A RI parece ser um fenômeno secundário à gordura visceral, uma vez que o aumento dos AGL na circulação diminui a sinalização insulínica, ao ativar serina-quinases, levando à fosforilação em serina dos substratos do receptor de insulina (IRS) 1 e 2. Isso reduz a expressão gênica do GLUT 4 no músculo esquelético e o transporte de glicose no músculo, assim como a síntese hepática e muscular de glicogênio[20,21].

Atualmente a doença hepática gordurosa não alcoólica e o distúrbio obstrutivo do sono estão sendo considerados, por alguns autores, parte da síndrome metabólica.

É POSSÍVEL PREVENIR OBESIDADE E SÍNDROME METABÓLICA?

O pediatra precisa estar atento e orientar a família de seus pacientes para evitar obesidade e síndrome metabólica desde os primeiros dias de vida.

A alimentação nos primeiros anos é de suma importância para evitar obesidade. Estudos mostram que pacientes com ganho de peso exagerado nos primeiros anos de vida são mais propensos à obesidade, e que o aleitamento materno é um fator protetor da obesidade[22].

Pais obesos devem ser orientados quanto ao risco de obesidade dos seus filhos. Essas crianças devem ser acompanhadas mais rigorosamente para a detecção precoce da alteração de peso.

Anamnese e orientação alimentar durante toda a infância, incentivo à atividade física e prevenção ao sedentarismo são os pontos fortes para a prevenção.

Crianças nascidas pequenas para idade gestacional apresentam risco aumentado de síndrome metabólica na adolescência e na vida adulta. Esses pacientes precisam ser rigorosamente monitorados, evitando ganho de peso exagerado principalmente no primeiro ano de vida. Alimentação saudável e atividade física devem ser incentivadas desde cedo.

QUAL O TRATAMENTO DA OBESIDADE NA INFÂNCIA?

A base do tratamento da obesidade na infância é a adesão familiar. A família deve aderir às mudanças de hábitos de vida propostas ao paciente, e não somente cobrar essas mudanças.

Os pilares do tratamento da obesidade infantil são: atividade física e orientação alimentar.

Pacientes que são submetidos a exercícios físicos perdem peso, aumentam a massa magra e a capacidade física, melhoram a autoestima, assim como a qualidade de vida, pois diminuem o tempo na frente da TV (horas de inatividade) e a ingestão de alimentos hipercalóricos, geralmente consumidos enquanto assistem à televisão ou estão no computador. Se praticado em grupo e em forma de brincadeiras, aumenta a adesão das crianças[23-25].

A Academia Americana de Pediatria recomenda não oferecer atividades na frente da televisão ou outros tipos de mídia para crianças menores de dois anos, e para crianças maiores recomenda limitar o tempo no computador, diante da TV e com jogos eletrônicos por, no máximo, 1 a 2 horas por dia (horas de inatividade)[26,27].

A educação alimentar é essencial, a explicação sobre o funcionamento dos alimentos, sobre quais deles podem ser ingeridos em maior quantidade e a importância dos horários devem ser enfatizados. A família precisa participar ativamente desse momento do tratamento, incentivando e dando exemplo de como se alimentar adequadamente.

A restrição calórica deve permanecer entre 1.200 e 2.000 calorias por dia, conforme a idade e a atividade do indivíduo. O objetivo é a perda de peso gradual, já que perdas aceleradas são associadas à maior chance de recuperação de peso em médio e longo prazos[28].

A psicoterapia associada às mudanças no estilo de vida auxilia em uma melhor reposta ao tratamento clínico.

POSSO USAR MEDICAMENTOS PARA TRATAR OBESIDADE INFANTIL?

A terapia medicamentosa é reservada para adolescentes com obesidade grave ou comorbidades associadas e àqueles que não respondem ao tratamento convencional. Os medicamentos devem ser usados com muita cautela, pois existem poucos estudos sobre o uso na população pediátrica[29].

O arsenal medicamentoso é escasso. Nas diretrizes internacionais, apenas o *orlistat* é considerado opção para uso na adolescência[29].

O *orlistat* inibe a lipase no TGI, diminuindo cerca de 30% a absorção de gordura alimentar. Seus principais efeitos colaterais são diarreia e flatulência. O adolescente costuma tolerar mal essa medicação, em virtude de efeitos colaterais, tendo alto índice de abandono. Deve ser administrado na dose de 120 mg cerca de 30 minutos antes das grandes refeições. Como há perda de vitaminas lipossolúveis com esse tratamento, é necessária a reposição dessas vitaminas se o *orlistat* for usado por um período maior que três meses[30].

A sibutramina é um inibidor da recaptação de serotonina e noradrenalina que tem como efeito a redução do apetite, aumento da saciedade após as refeições e aumento da termogênese. Seus efeitos colaterais mais comuns são aumento da pressão arterial, boca seca, constipação e insônia. A HAS não tratada é uma contraindicação para o uso desse medicamento. É comercializada no Brasil, sendo necessário uso de receita B2 e termo de consentimento do paciente. Liberação em bula a partir dos 16 anos.

Um estudo duplo-cego placebo controlado com delineamento do tipo *cross-over* realizado no ICr-HC-FMUSP para avaliar a eficácia da sibutramina na perda de peso concluiu que a sibutramina induziu mais perda de peso em adolescentes obesos comparado ao placebo, sem efeitos colaterais significativos, com segurança já a partir dos 10 anos de idade[31].

A metformina pode ser usada em pacientes com pré-diabete ou diabete tipo 2, e está associada a uma redução de IMC modesta quando combinado com modificações no estilo de vida[29].

QUANDO PENSAR EM CIRURGIA BARIÁTRICA?

Diante de adolescentes com diagnóstico de obesidade grave associada a comorbidades limitantes e falha no tratamento convencional e medicamentoso durante pelo menos seis meses, a cirurgia bariátrica surge como opção de tratamento.

No Brasil, o Conselho Federal de Medicina (Resolução CFM n. 1.942/2010) recomenda que a cirurgia bariátrica seja realizada somente em idade acima de 18 anos, sendo que jovens entre 16 e 18 anos podem ser operados, mas exigem precauções especiais, e o risco/benefício deve ser muito bem analisado.

Para indicação desse tipo de procedimento cirúrgico é necessário que o paciente tenha acesso a uma equipe multidisciplinar experiente e avaliação cuidadosa pré operatória, para minimizar os riscos pós cirurgia[32,33].

QUAL A CONDUTA NA SÍNDROME METABÓLICA?

Quando se fala em tratamento da síndrome metabólica estamos, na verdade, falando do tratamento dos componentes da síndrome. A hipertensão arterial, a dislipidemia e a resistência à insulina merecem um tratamento individualizado. Reconhecendo-se que a resistência à insulina e a dislipidemia são a base do problema, o enfoque principal está na abordagem desses componentes[13-14]. Para pacientes que estão acima do peso e que apresentam aumento de triglicérides e diminuição de HDL, a perda de peso é o primeiro passo para o tratamento, com dieta equilibrada e aumento da atividade física[13]. As diretrizes oferecem recomendações amplas para avaliação e tratamento das dislipidemias, que se iniciam com mudança de estilo de vida por seis meses. Se LDLc permanece > 130 mg/dL e se há fatores de risco adicionais, considere a farmacoterapia. Elevação persistente de LDLc > 190 mg/dL sugere etiologia genética, e as estatinas são recomendadas. As recomendações para reduzir triglicérides são, primariamente, alimentação adequada e modificação de estilo de vida. Os guias de tratamento pediátricos focam a prevenção de pancreatite, e a medicação é indicada atualmente somente para os casos graves de hipertrigliceridemia (> 500 mg/dL)[13,34].

CASO CLÍNICO

Paciente de 11 anos, sexo masculino, branco, natural e procedente de São Paulo.
• QD: ganho de peso há três anos.

- HMA: aumento do apetite após os sete anos de idade. Refere ser ansioso e comer muito por causa da ansiedade (*sic*). Nega consumo de verduras e frutas; sedentário.
- ISDA: dispneia esporádica aos grandes esforços. Mancha escura no pescoço.
- AP: gesta sem intercorrências, 38 semanas, parto normal. PN: 3 kg. CN: 49 cm. Aleitamento materno somente até o segundo mês de vida. DNPM normal. Asma leve, sem uso de medicações profiláticas; nega uso de corticosteroide.
- AF: mãe 40 anos, asma leve; pai, 36 anos, saudável; irmã, 7 anos, saudável; avó materna: DM2; avô paterno: hipercolesterolemia.
- EF: bom estado geral, corado hidratado, eupneico ativo. Presença de *acantose nigricans* moderada em pescoço e virilha, sem outras alterações. G1P1.
- P: 57, E: 143 cm (escore-z = 0), IMC: 28,3 (escore-z > 3). Pressão arterial: 120x80 mmHg. Circunferência abdominal de 98 cm (> p90)[35].

Trazia os seguintes exames: glicemia: 102 mg/dL; insulina: 17 mU/L (Homa IR 4,2); colesterol total: 257 mg/dL; HDL 56 mg/dL; LDL: 166 mg/dL; triglicérides: 165 mg/dL. USG abdome total: esteatose hepática leve.

Feito diagnóstico de obesidade grave e síndrome metabólica. Iniciada as orientações de mudança de estilo de vida e dieta hipocalórica.

Após um mês retorna seguindo adequadamente as orientações. Trouxe resultado da curva glicêmica de duas horas:
- 0 min.: 105 mg/dL;
- 60 min.: 255 mg/dL;
- 90 min.: 260 mg/dL;
- 120 min.: 269 mg/dL.

Feito o diagnóstico de diabete e iniciada metformina na dose 1 g dia. Recebeu orientações relacionadas ao diabete, incentivo à atividade física e manutenção da dieta hipocalórica.

Após seis meses de acompanhamento mensal, o paciente perdeu 17 kg e apresentou melhora da dislipidemia e glicemia. Mantinha prática de atividade física diariamente e seguindo orientações alimentares. Acompanhamentos mensais foram mantidos.

Aos 13 anos o paciente continuava seguindo adequadamente as orientações alimentares e exercícios regulares (skate 5 vezes por semana). A família está engajada nas mudanças de hábito de vida. Apresenta-se em bom estado geral, sem acantose ou estrias, G3P3.

P: 50,3 kg; E: 158 cm (escore-z = 0); IMC: 20,0 (escore-z = 0); pressão arterial: 110×70 mmHg; circunferência abdominal: 71 cm (p50).

Exames normais de colesterol total e frações, glicemia, hemoglobina glicada e insulina. Sem esteatose hepática à ultrassonografia. Suspensa a metformina, e manteve seguimento e orientações para manutenção dos hábitos de vida atuais.

REFERÊNCIAS

1. Freedman DS, Mei Z, Srinivasan SR, Berenson GS, Dietz WH. Cardiovascular risk factors and excess adiposity among overweight children and adolescents: the Bogalusa Heart Study. J Pediatr 2007;150(1):12-7.e2.
2. Freedman DS, Khan LK, Dietz WH, Srinivasan SR, Berenson GS. Relationship of childhood obesity to coronary heart disease risk factors in adulthood: the Bogalusa Heart Study. Pediatrics 2001;108(3):712-8.
3. Karlson EW, Mandl LA, Aweh GN, Sangha O, Liang MH, Grodstein F. Total hip replacement due to osteoarthritis: the importance of age, obesity, and other modifiable risk factors. Am J Med 2003;114(2):93-8.

4. Fontaine KR, Redden DT, Wang C, Westfall AO, Allison DB. Years of life lost due to obesity. JAMA 2003;289(2):187-93.
5. World Health Organization. Obesity. [cited 2015 May 1]. Available from: www.who.int.
6. Ogden CL, Carroll MD, Kit BK, Flegal KM. Prevalence of childhood and adult obesity in the United States, 2011-2012. JAMA 2014;311(8): 806-14.
7. Brasil. Instituto Brasileiro de Geografia e Estatística (IBGE). Pesquisa de Orçamentos Familiares 2008-2009, Antropometria e estado nutricional de crianças, adolescentes e adultos no Brasil [Internet]. 2008-2009. [citado em 1 Mai 2015]. Disponível em: <http://www.ibge.gov.br/home/estatistica/populacao/condicaodevida/pof/2008_2009_encaa/pof_20082009_encaa.pdf>.
8. Fonseca-Alaniz MTJ, Alonso-Vale MIC, Lima FB. O tecido adiposo como centro regulador do metabolismo. Arquivos Brasileiros de Endocrinol Metabol 2006;50(2):216-29.
9. Zhang Y, Proenca R, Maffei M, Barone M, Leopold L, Friedman JM. Positional cloning of the mouse obese gene and its human homologue. Nature 1994;372(6505):425-32.
10. Stunkard AJ, Sorensen TI, Hanis C, Teasdale TW, Chakraborty R, Schull WJ et al. An adoption study of human obesity. N Engl J Med 1986;314(4): 193-8.
11. Phan-Hug F, Beckmann JS, Jacquemont S. Genetic testing in patients with obesity. Best Pract Res Clin Endocrinol Metabol 2012;26(2):133-43.
12. Borjeson M. The aetiology of obesity in children. A study of 101 twin pairs. Acta Paediatrica Scandinavica 1976;65(3):279-87.
13. Damiani D, Damiani D, Kuba V, Cominato L. Síndrome metabólica na infância e no adolescente. Pediatria Moderna 2015;(5)156-66.
14. Cruz ML, Goran MI. The metabolic syndrome in children and adolescents. Curr Diab Rep 2004;4(1):53-62.
15. Weiss R, Dziura J, Burgert TS, Tamborlane WV, Taksali SE, Yeckel CW et al. Obesity and the metabolic syndrome in children and adolescents. N Engl J Med 2004;350(23):2362-74.
16. Damiani D, Kuba VM, Cominato L, Damiani D, Dichtchekenian V, Menezes Filho HC. Metabolic syndrome in children and adolescents: doubts about terminology but not about cardiometabolic risks. Arq Bras Endocrinol Metabol 2011 Nov;55(8):576-82.
17. Morrison JA, Friedman LA, Gray-McGuire C. Metabolic syndrome in childhood predicts adult cardiovascular disease 25 years later: the Princeton Lipid Research Clinics Follow-up Study. Pediatrics 2007 Aug;120(2):340-5.
18. Ferreira AP, Oliveira CE, França NM. Metabolic syndrome and risk factors for cardiovascular disease in obese children: the relashionship with insulin resistance (HOMA-IR). J Ped (Rio) 2007;83 (1):21-6.
19. Morrison JA, Friedman LA, Wang P, Glueck CJ. Metabolic syndrome in childhood predicts adult metabolic syndrome and type 2 diabetes mellitus 25 to 30 years later. J Pediatr 2008;152:201-6.
20. Chan JCN, Tong PCY, Critchley JAJH. The insulin resistance syndrome: mechanisms of clustering of cardiovascular risk. Seminars Vascular Medicine 2002;2:45-57.
21. Schulman GI. Cellular mechanisms of insulin resistance. J Clin Invet 2000;106(2):171-6.
22. Arenz S, von Kries R. Protective effect of breastfeeding against obesity in childhood. Can a meta-analysis of observational studies help to validate the hypothesis? Advances in Experimental Medicine and Biology 2005;569:40-8.
23. Pate RR, Davis MG, Robinson TN, Stone EJ, McKenzie TL, Young JC. Promoting Physical Activity in Children and Youth: A Leadership Role for Schools: A Scientific Statement From the American Heart Association Council on Nutrition, Physical Activity, and Metabolism (Physical Activity Committee) In Collaboration With the Councils on Cardiovascular Disease In the Young and Cardiovascular Nursing. Circulation 2006;114 (11):1214-24.
24. Melby C, Scholl C, Edwards G, Bullough R. Effect of acute resistance exercise on postexercise energy expenditure and resting metabolic rate. Journal of Applied Physiology 1993;75(4): 1847-53.
25. Goldfield GS, Mallory R, Parker T, Cunningham T, Legg C, Lumb A et al. Effects of open-loop feedback on physical activity and television viewing in overweight and obese children: a randomized, controlled trial. Pediatrics 2006;118(1):e157-66.
26. Council on Sports Medicine and Fitness; Council on School Health. Active healthy living: prevention of childhood obesity through increased physical activity. Pediatrics 2006 May;117(5):1834-42.
27. American Academy of Pediatrics. Children, adolescents, and television. American Academy of Pediatrics Committee on Communications. Pediatrics 1995;96(4 Pt 1):786-7.
28. American Academy of Pediatrics Committee on Communications. Children, adolescents, and television. Pediatrics 1995 Oct;96(4 Pt 1):786-7.

29. Sabin MA, Kiess W. Childhood obesity: current and novel approaches. Best Pract Res Clin Endocrinol Metab 2015;29:327-38.
30. Ozkan B, Bereket A, Turan S, Keskin S. Addition of orlistat to conventional treatment in adolescents with severe obesity. Eur J Pediatrics 2004;163(12):738-41.
31. Franco RR, Cominato L, Damiani D. The effect of sibutramine on weight loss in obese adolescents. Arq Bras Endocrinol Metabol 2014;58(3):243-50.
32. Stefater MA, Jenkins T, Inge TH. Bariatric surgery for adolescents. Pediatric Diabetes 2013;14(1):1-12.
33. Velhote MC, Damiani D, Santoro S. Bariatric surgery in pediatrics – is it time? J Pediatr Endocrinol Metab (JPEM) 2007;20(7):751-61.
34. Stephen R. Daniels, Frank R. Greer and and the Committee on Nutrition. Lipid screening and cardiovascular health in childhood. Pediatrics 2008;122:198-208.
35. Fernandez JR, Reddent DT, Pietrobelli A, Allison DB. Waist circumference percentiles in nationally representative samples of African-American, European-American, and Mexican-American children and adolescents. J Pediatr 2004;145(4):439-44.

CAPÍTULO 18

Dislipidemias

Lara Barros de Pádua
Cristiane Kochi

QUAL A IMPORTÂNCIA DA DISLIPIDEMIA NA INFÂNCIA?

A doença cardiovascular (DCV) é a principal causa de morte no mundo, segundo a Organização Mundial de Saúde (OMS). Aproximadamente 30% das mortes do mundo são atribuídas à DCV, estatística semelhante à encontrada no Brasil[1].

A dislipidemia é um fator de risco estabelecido para DCV, e frequentemente começa na infância e adolescência. Embora não existam estudos de intervenção em longo prazo na infância, é razoável assumir que, com base em evidências dos estudos em adultos e estudos prospectivos iniciados na infância, a intervenção precoce para reduzir e, possivelmente, eliminar a dislipidemia nas crianças possa retardar o processo aterosclerótico, atrasando o início da DCV[2].

Dois estudos, *The Bogalusa Heart Study*[3] e *The Pathobiological Determinants of Atherosclerosis in Youth (PDAY)*[4], avaliaram autópsias de crianças e adultos jovens cujas mortes foram por causas não cardiovasculares, demonstraram um aumento de lesões ateroscleróticas em coronárias e aorta, com aumento do colesterol total (CT), do colesterol da lipoproteína de baixa densidade (LDL-c) e diminuição do colesterol da lipoproteína de alta densidade (HDL-c). O estudo de Bogalusa encontrou correlação positiva entre o índice de massa corporal (IMC), aumento da pressão arterial sistólica e diastólica, com concentrações elevadas de CT e LDL, e reduzidas de HDL, além de maior extensão das lesões nas artérias coronarianas e aorta.

COMO DEFINIR DISLIPIDEMIA NA INFÂNCIA E ADOLESCÊNCIA?

A Sociedade Brasileira de Cardiologia propôs em 2005, na I Diretriz de prevenção da aterosclerose na infância e adolescência[5], os valores lipídicos para pacientes pediátricos descritos na Tabela 18.1. No entanto, é importante ressaltar que não é qualquer valor aumentado dos lipídios que indica tratamento medicamentoso.

QUAIS AS PRINCIPAIS CAUSAS DE DISLIPIDEMIA?

A etiologia das dislipidemias pode ser dividia em:
- **Monogênica:** em razão do defeito de um único gene, tais como hipercolesterolemia familiar, defeito familiar da apolipoproteína B e hipertrigliceridemia familiar.
- **Secundária:** relacionada a doenças e condições específicas, como síndrome nefrótica, HIV, diabete melito tipo 2, obesidade, hipotireoidismo, hipopituitarismo ou medicamentos (como ácido valproico, álcool, betabloqueadores, espironolactona, estrógeno glicocorticoides etc.).
- **Idiopática:** relacionada a defeitos poligênicos.

Hipercolesterolemia familiar

A hipercolesterolemia familiar (HF) é uma doença grave, responsável por 5 a 10% dos casos de eventos cardiovasculares em indivíduos abaixo dos 55 anos[6]. Tem herança autossômica codominante[7], e caracteriza-se por valores muito elevados de LDL-c, presença de sinais clínicos característicos, como xantomas tendíneos, e risco aumentado de DCV prematura[8].

O fenótipo clínico da HF geralmente é decorrente de defeitos no gene *LDLR*, que codifica o receptor de LDL (LDL-R)[9]; pode também ser secundário a defeitos no gene *APOB,* que codifica a apolipoproteína B-100[10] (nesse caso a Apo B-100 defeituosa tem menor afinidade pelo LDL-R); ou ainda, por catabolismo acelerado do LDL-R, em virtude de mutações no gene *PCSK-9*[11].

A HF tem penetrância de quase 100%, ou seja, metade dos descendentes em primeiro grau de um indivíduo afetado serão portadores do defeito genético e vão apresentar LDL-c elevado. Os heterozigotos contam com metade dos receptores de LDL funcionantes.

A LDL-c é degradada nos lisossomos e o colesterol é liberado na célula para uso metabólico. Quando os receptores de LDL são defeituosos, a remoção do LDL do plasma diminui e, consequentemente, os valores plasmáticos aumentam. Esse aumento plasmático do LDL é inversamente proporcional ao número de receptores funcionantes[12].

Tabela 18.1. Valores de referência lipídica propostos para a faixa etária de 2 a 19 anos			
Lípides	**Desejáveis (mg/dL)**	**Limítrofes (mg/dL)**	**Aumentados (mg/dL)**
CT	< 150	150-169	≥ 170
LDL-c	< 100	100-129	≥ 130
HDL-c	≥ 45		
TG	< 100	100-129	≥ 130
Não HDL-c	123	123-143	> 144

CT: colesterol total; TG: triglicerídeos.
Fonte: adaptada da SBC, 2012[8].

A HF na sua forma heterozigótica é de cerca de 1:500 indivíduos e, na forma homozigótica, é muito mais rara (cerca de 1: 1.000.000)[13].

Pacientes heterozigotos herdam um gene defeituoso e um normal para o LDL-R. Como dois genes funcionais são necessários para manter os valores de LDL-c plasmáticos normais, a presença de um gene defeituoso causa aumento de LDL em aproximadamente duas vezes o valor normal já na infância[13].

Pacientes homozigotos (que herdam os dois genes defeituosos) não apresentam funcionalidade dos receptores de LDL, consequentemente apresentam uma hipercolesterolemia grave (650 a 1.000 mg/dL)[13].

A suspeita de HF em crianças e adolescentes tem por base os critérios estabelecidos pelo programa de rastreamento familiar *Make Early Diagnoses Prevent Early Deaths* (MEDPED): valor de CT > 270 mg/dL ou LDL-c > 200 mg/dL e parentes de primeiro grau com CT > 200 mg/dL ou LDL-c > 155 mg/dL[14].

Antes de fazer o diagnóstico de HF, devem ser afastadas causas secundárias de hipercolesterolemia, incluindo hipotireoidismo e síndrome nefrótica. É importante ressaltar que a presença de hipertrigliceridemia não exclui o diagnóstico de HF.

Medidas dietoterápicas e de mudança do estilo de vida devem ser sempre recomendadas para a prevenção da DCV, apesar de terem menor impacto nos casos de HF[8].

QUANDO INVESTIGAR DISLIPIDEMIA?

Toda criança a partir de 10 anos de idade, deve ter dosado, ao menos uma vez, o colesterol total, independentemente da presença de fatores de risco. As crianças que apresentem CT entre 150 e 170 mg/dL deverão ter seus pais orientados em relação a mudanças no estilo de vida, devendo ter esse exame repetido anualmente. Nos casos com CT > 170 mg/dL, a análise completa dos lípides deverá ser realizada, após jejum de 12 horas[8].

Crianças com mais de dois anos de idade devem ter o perfil lipídico estabelecido, segundo os critérios a seguir. Antes dessa idade, os casos devem ser analisados individualmente.

Realizar triagem do perfil lipídico em crianças entre 2 e 10 anos, quando[8]:
- Tiverem pais ou avós com doença arterial isquêmica precoce (homens < 55 anos ou mulheres < 65 anos de idade).
- Pais com CT > 240 mg/dL.
- Crianças que apresentem outros fatores de risco, como: hipertensão arterial sistêmica, obesidade, tabagismo, diabete melito, se nascido pequeno para a idade gestacional, ingesta de dieta rica em gorduras saturas ou ácidos graxos *trans*.
- Utilizarem drogas ou forem portadoras de doenças que cursem com dislipidemia: síndrome da imunodeficiência humana adquirida, hipotireoidismo, doença de Cushing etc.
- Apresentarem manifestações clínicas de dislipidemias (xantomas, xantelasmas, arco corneal, dores abdominais recorrentes, pancreatites).

COMO PREVENIR, NA INFÂNCIA E ADOLESCÊNCIA, A DOENÇA CARDIOVASCULAR NA VIDA ADULTA?

Atividade física

Evidências demonstram que a prática de atividade física diária e a redução dos hábitos sedentários estão associados a menor risco cardiovascular e melhora do perfil lipídico em adultos. Embora estudos de intervenção sejam limitados na infância, dados demostram que atividade física regular na infância reduz o risco de aterosclerose e de DCV.

Toda criança maior de cinco anos de idade deveria participar de atividade física, de intensidade moderada a intensa, pelo menos 60 minutos por dia, o que está de acordo com as recomendações do Centers for Disease Control and Prevention (CDC). Para crianças mais novas, os pais devem incentivar atividade recreativa ilimitada, de forma segura e em ambiente adequado[15].

A Associação Americana de Cardiologia recomenda limitar o tempo de atividade sedentária (computador, televisão, jogos eletrônicos, etc.) por, no máximo, duas horas por dia[15].

Como orientação geral, as crianças devem ser encorajadas a praticar atividade física de forma regular, prazerosa e segura. Deve-se respeitar as limitações individuais no que diz respeito a gênero, idade, estádio puberal, presença de limitações físicas ou mentais.

Alimentação: quais as recomendações diárias de gordura?

A ingestão de gorduras durante a lactância é fundamental para a mielinização do sistema nervoso central e as recomendações para uma dieta pobre em gorduras saturadas e colesterol só são aceitas para crianças acima de dois anos de idade.

A quantidade total de gordura na dieta deve estar entre 25 e 35% do total calórico por dia, sendo até 7% do tipo saturada, até 10% poli-insaturada e até 20% monoinsaturada. O consumo de ácidos graxos *trans* deve ser < 1%[16].

As gorduras saturadas são consideradas aterogênicas, pois, se ingeridas em excesso, são a principal causa de aumento do LDL-c. Os ácidos graxos *trans* são ácidos graxos insaturados formados no processo de hidrogenação de óleos vegetais líquidos, como na produção de biscoitos, sorvetes cremosos e tortas, e contribuem para o aumento do CT, LDL-c e diminuição do HDL.

As gorduras poli-insaturadas são representadas, principalmente, pelo ácido linoleico (ômega-6) e pelo linolênico, EPA e DHA (ômega-3) e, no caso das gorduras monoinsaturadas, a principal fonte é o ácido oleico (ômega-9) (Tabela 18.2). Todas essas foram relacionadas com melhora no perfil lipídico.

Os fitosteróis e as fibras solúveis também são nutrientes provavelmente envolvidos na redução do risco cardiovascular. Os fitosteróis reduzem o LDL-c por inibição na absorção intestinal de colesterol, e são encontrados em óleos vegetais, como os

Tabela 18.2. Principais fontes dos ácidos graxos poli-insaturados e monoinsaturados

	Principais fontes
Ômega-3	Óleos vegetais (principalmente de soja e canola), semente de linhaça, peixes de águas muito frias e profundas
Ômega-6	Óleos vegetais: soja, milho e canola
Ômega-9	Azeite de oliva, sementes oleaginosas, gergelim, abacate e azeitonas

Fonte: adaptada da SBC, 2013[16].

de soja e girassol. O consumo de 2 g de fitosterol por dia está associado à redução do LDL-c[16].

As fibras solúveis atrasam o esvaziamento gástrico e o trânsito no intestino delgado, aumentam a tolerância à glicose e reduzem os valores de CT e LDL-c. São encontradas principalmente em farinhas de aveia e de centeio integral, farelo de trigo, feijão, maçã, laranja e goiaba.

O consumo de colesterol deve ficar abaixo de 300 mg/dia, para auxílio do controle da dislipidemia. Deve-se também lembrar que o alto consumo de ácidos graxos saturados láurico, palmítico e mirístico também está associado ao aumento de valores de LDL-c e de CT, enquanto o consumo de ácido esteárico não aumenta o LDL-c.

O uso de coco ou do óleo de coco não está recomendado para o tratamento da dislipidemia, sendo importante ressaltar a alta concentração de gordura saturada presente neste tipo de óleo.

QUANDO E COMO TRATAR A DISLIPIDEMIA?

O tratamento da dislipidemia inclui intervenções farmacológicas e não farmacológicas. Mudanças no estilo de vida e na alimentação são sempre a primeira abordagem da terapia na infância.

- **Crianças < 10 anos:** a terapia farmacológica não deve ser indicada, exceto se a criança tiver hiperlipidemia primária grave ou condições de alto risco para DCV. Em casos de HF homozigótica e HF heterozigótica grave, a terapia medicamentosa a partir dos oito anos de idade pode ser benéfica. O uso de fibratos pode ser considerado em pacientes com hipertrigliceridemia primária (TG > 500 mg/dL)[5,8].
- **Crianças > 10 anos:** a terapia farmacológica está indicada após persistência de valores elevados de LDL-c ou TG, após seis meses de dietoterapia e mudanças no estilo de vida (Tabela 18.3)[5,8].

Em crianças com elevação de triglicerídeos, a redução da ingesta de carboidratos simples e o aumento das gorduras saudáveis, associado à perda de peso, geralmente são efetivos na redução dos valores de TG[5].

Quais medicações usar?

O tratamento com fármacos tem sido indicado para situações de maior risco e de falha das modificações do estilo de vida, para atingir o valor ideal de LDL-c[17]. A Tabela 18.4 mostra as principais medicações e as doses diárias recomendadas. A seguir, as indicações de cada fármaco[5,8]:

Tabela 18.3. Valores de referência para tratamento farmacológico em crianças com mais de 10 anos de idade

LDL-c > 190 mg/dL	Todos
LDL-c > 160 mg/dL	Obesidade, hipertensão arterial, tabagismo ou DCV precoce na família
LDL-c > 130 mg/dL	Diabete melito, infecção por HIV, doença de Kawasaki, síndrome nefrótica e lúpus eritematoso sistêmico

Fonte: adaptada da SBC, 2012[8].

Tabela 18.4. Doses dos fármacos hipolipemiantes

Fármaco	Dose
Lovastatina	10-40 mg/dia
Pravastatina	10-40 mg/dia
Sinvastatina	10-40 mg/dia
Rosuvastatina	5-40 mg/dia
Atorvastatina	10-40 mg/dia
Colestiramina	4-16 g/dia
Ezetimibe	10 mg/dia

Fonte: adaptada da SBC, 2012[8].

- **Estatinas:** diminuem significativamente o CT e o LDL-c, podem ser utilizadas em maiores de oito anos de idade. Contraindicações absolutas: doença hepática ativa ou crônica. Contraindicações relativas: uso concomitante com determinadas drogas. Principais efeitos colaterais: aumento de enzimas hepáticas e de CK, mialgia e até rabdomiólise. Antes de iniciar o tratamento, recomenda-se a dosagem de CK, TGO e TGP. Em crianças e adolescentes, sugere-se a utilização inicial da menor dose possível, preferencialmente associada a inibidores da absorção do colesterol. Deve ser administrada uma vez ao dia, e adolescentes do sexo feminino devem ser alertadas dos possíveis efeitos teratogênicos. Métodos contraceptivos devem ser utilizados durante o uso da medicação[18].
- **Inibidores da absorção do colesterol (ezetimiba):** recomenda-se o uso em monoterapia a partir dos cinco anos de idade, ou em associação com estatina a partir dos oito anos, diminuindo os efeitos colaterais dessa classe.
- **Sequestradores dos ácidos biliares (colestiramina):** podem ser utilizados em qualquer idade. Podem ser associados às estatinas, com horários de administração diferentes. Pelo risco de deficiência das vitaminas lipossolúveis (K, E, D e A), recomendam-se monitorização e suplementação conforme as necessidades.
- **Fibratos:** uso sugerido apenas a partir da adolescência e em adultos. Seu uso na pediatria ainda requer mais estudos. Indicado em hipertrigliceridemias importantes com risco de pancreatite (TG > 1.000 mg/dL). Deve-se evitar associação com as estatinas, em razão do maior risco de miopatia e rabdomiólise.

Qual alvo terapêutico?

O alvo terapêutico inicial é de LDL-c < 160 mg/dL, porém, se fatores de risco estiverem presentes, a meta de LDL-c será de[5,8]:
- Valor aceitável < 130 mg/dL.
- Valor desejável < 110 mg/dL.

QUAL O PAPEL DO PEDIATRA?

Identificar crianças com dislipidemia e instituir mudanças para melhora do perfil lipídico é responsabilidade do pediatra, e tais medidas podem reduzir o risco de aterosclerose acelerada e de DCV.

O incentivo à adoção de um padrão dietético adequado, com baixo teor de gordura saturada e de açúcar, e alto teor de fibras, além da prática regular de atividade física deve ser iniciado desde a infância.

CASO CLÍNICO

Paciente de 9 anos de idade, sexo masculino, branco, sem queixas, veio por alteração de exame colhido na rotina. Nascido de parto normal, a termo, com peso e comprimento de nascimento adequados, tem hábitos de vida normais, dieta adequada. Tem história familiar de dislipidemia, avô paterno com história de IAM aos 65 anos. Ao exame físico sem anormalidades, peso e estatura no percentil 50, Tanner I. Exames laboratoriais: hemograma, ureia, creatinina, glicemia normais; colesterol total: 210 mg/dL; LDL-c: 145 mg/dL; triglicérides: 98 mg/dL; HDL: 45 mg/dL.

Qual a sua conduta?

Nesse caso, podemos seguir o fluxograma sugerido na I Diretriz de Hipercolesterolemia Familiar (Figura 18.1).

É importante lembrar que as dietas no caso de HF conseguem reduzir os valores do CT em, no máximo, 20 a 25%.

Esse paciente evoluiu com valores de LDL > 190 mg/dL, sendo, então, indicado tratamento medicamentoso. Recebeu inicialmente sinvastatina, 10 mg, VO, à noite. Se esse paciente com essa dose ficar assintomático e atingir o alvo terapêutico, pode-se manter a dose e fazer controles a cada três meses. No caso de esse paciente não atingir o alvo, deve-se dobrar a dose em quatro semanas e reavaliar após esse prazo. Se o paciente apresentar efeito colateral com alteração enzimática (CK aumentada de 3 a 10 vezes no paciente sintomático ou aumentada em mais de 10 vezes no paciente assintomático), deve-se diminuir a dose ou traçar de estatina, com reavaliação após duas semanas. Nesse caso, pode-se também considerar a associação com ezetimiba, reduzindo a dose da estatina.

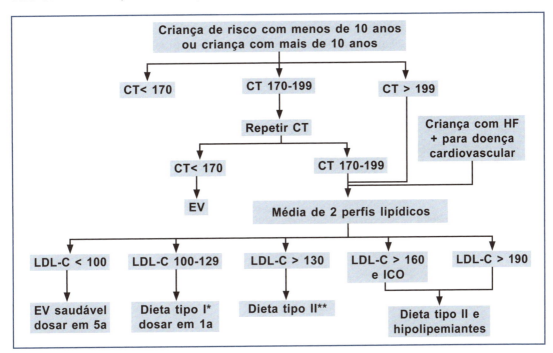

Figura 18.1. Fluxograma para avaliação e conduta em crianças e adolescentes com dislipidemias.
CT: colesterol total; EV: estilo de vida; HF: história familiar; LDL-C: LDL-colesterol.
*   Dieta tipo I: até 30% de calorias na forma de gorduras, até 10% de gordura saturada, até 100 mg/1.000 calorias de colesterol, no máximo de 300 mg/dia.
** Dieta tipo II: até 20% de calorias na forma de gorduras, até 7% de gordura saturada, até 60 mg/1.000 calorias de colesterol, no máximo de 200 mg/dia.
Fonte: adaptada de SBC, 2012[8].

REFERÊNCIAS

1. Organização Mundial de Saúde (OMS). Cardiovascular Diseases (CVDs). Fact Sheet n. 317. Geneva: OMS; 2011. [cited 2015]. Available from: http://www.who.int/mediacentre/factsheets/fs317/en/index.html.
2. Expert Panel on Integrated Guidelines for Cardiovascular Health and Risk Reduction in Children and Adolescents; National Heart, Lung, and Blood Institute. Expert panel on integrated guidelines for cardiovascular health and risk reduction in children and adolescents: summary report. Pediatrics 2011;128(5):S213-56.
3. Berenson GS, Srinivasan SR, Bao W, Newman WP 3rd, Tracy RE, Wattigney WA. Association between multiple cardiovascular risk factors and atherosclerosis in children and young adults. The Bogalusa Heart Study. N Engl J Med 1998;338(23):1650-6.
4. McGill HC Jr, McMahan CA, Zieske AW, Sloop GD, Walcott JV, Troxclair DA et al. Associations of coronary heart disease risk factors with the intermediate lesion of atherosclerosis in youth. The Pathobiological Determinants of Atherosclerosis in Youth (PDAY) Research Group. Arterioscler Thromb Vasc Biol 2000;20(8):1998-2004.
5. Sociedade Brasileira de Cardiologia (SBC). I Diretriz de Prevenção da Aterosclerose na Infância de Adolescência. Arq Bras Cardiol 2005;85(VI):1-49.
6. Burnett JR, Ravine D, van Bockxmeer FM, Watts GF. Familial hypercolesterolaemia: a look back, a look ahead. Med J Aust 2005;182(11):552-3.
7. Khachadurain AK. The inheritance of essential familial hypercholesterolemia. Am J Med 1964;37:402-7.
8. Sociedade Brasileira de Cardiologia (SBC). I Diretriz Brasileira de Hipercolesterolemia Familiar (HF). Arq Bras Cardiol 2012;99(2):1-44.
9. Brown MS, Goldstein JL. A receptor-mediated pathway for cholesterol homeostasis. Science 1986;232(4746):34-47.
10. Soria LF, Ludwing EH, Clarke HR, Vega GL, Grundy SM, McCarthy BJ. Association between a specific apoprotein B mutation and familial defective ApoB 100. Proc Natl Acad Sci USA 1989;86(2):587-91.
11. Abifadel M, Varret M, Rabès JP, Allard D, Ouguerram K, Devillers M. et al. Mutations in PCSK9 cause autosomal dominant hypercholesterolemia. Nat Genet 2003;34(2):154-6.
12. Civeira F, International Panel on Management of Familial Hypercholesterolemia. Guidelines for the diagnosis and management of heterozygous familial hypercholesterolemia. Atherosclerosis 2004; 173(1):55-68.
13. Goldstein JL, Brown MS. Familial hypercholesterolemia. In: Scriver CR, Beaudet AL, Sly WS, Valle D, editors. The metabolic bases of inherited diseases. New York: McGraw-Hill; 1989. p.1215-50.
14. Marks D, Thorogood M, Neil HA, Humphries SE. A review on the diagnosis, natural history, and treatment of familial hypercholesterolaemia. Atherosclerosis 2003;168(1):1-14.
15. Sociedade Brasileira de Pediatria (SBP). Departamento de Nutrologia. Manual de Obesidade na Infância e adolescência: Manual de Orientação. Rio de Janeiro: SBP; 2008. p.1-120.
16. Sociedade Brasileira de Cardiologia (SBC). I Diretriz sobre o Consumo de Gorduras e Saúde Cardiovascular. Arq Bras Cardiol 2013;100(1):1-49.
17. Psaty BM, Rivara FP. Universal screening and drug treatment of dyslipidemia in children and adolescents. JAMA 2012;307:257-8.
18. Wiegman A, Hutten BA, de Groot E, Rodenburg J, Bakker HD, Büller HR et al. Efficacy and safety of statin therapy in children with familial hypercholesterolemia: a randomized controlled trial. JAMA 2004;292:331-7.

CAPÍTULO 19

Síndrome dos ovários policísticos

Livia Firmino Gonçalves
Monica Andrade Lima Gabbay

COMO PODEMOS DEFINIR A SÍNDROME DOS OVÁRIOS POLICÍSTICOS (SOP)?

É uma doença multifatorial cuja suscetibilidade individual é determinada por fatores genéticos e ambientais. Dentre esses fatores temos a exposição pré-natal a andrógenos, a obesidade materna durante a gestação, o estado nutricional intraútero, a macrossomia fetal, o ganho de peso rápido pós-natal, a adrenarca exagerada, a resistência insulínica na puberdade, a síndrome metabólica e a própria obesidade. Sua prevalência na adolescência é em torno de 5%[1].

QUAIS OS CRITÉRIOS DIAGNÓSTICOS UTILIZADOS NA ADOLESCÊNCIA?

Os critérios diagnósticos de SOP foram definidos inicialmente em 1990 (National Institutes of Health – NHI Consensus) como a presença clínica e/ou bioquímica de hiperandrogenismo associado à oligomenorreia ou à anovulação. Mais tarde, em 2003, no Consensus de Rotterdan, acrescentou-se a presença dos ovários policísticos ao ultrassom a esses dois critérios anteriores, sendo o diagnóstico firmado na presença de dois desses três critérios. Em 2006, a sociedade de SOP estabeleceu que o hiperandrogenismo é um evento essencial no desenvolvimento da patologia e, portanto, seria critério obrigatório, associado a pelo menos um dos dois fatores: oligomenorreia e/ou ovários policísticos. Na adolescente, em virtude das incertezas dos achados ultrassonográficos, consideram-se os três critérios incluindo oligomenorreia por dois anos, desde a menarca ou amenorreia primária aos 16 anos; hiperandrogenismo bioquímico (em vez de sinais de hiperandrogenismo, exceto se hirsutismo progressivo estiver presente) e ovários policísticos com volume ovariano > 10 cm no ultrassom de abdome (Tabela 19.1)[2-5].

Tabela 19.1. Definição de SOP de acordo com as sociedades internacionais

Grupo	Data	Definição
NIH	1990	Anovulação crônica e hiperandrogenismo clínico ou bioquímico e exclusão de outras causas
ESHRE-ASRM/Rotterdan	2003	Presença de dois de três critérios: hiperandrogenismo clínico ou bioquímico, oligoanovulação, ovários policísticos
AES	2009	Hiperandrogenismo (hiperandrogenemia ou hirsutismo) e disfunção ovariana (oligoanovulação e ovários policísticos) e exclusão de outras doenças

AES: Androgen Excess Society; ASRM: America Society of Reproductive Medicine; ESHRE: European Society of Human Reproduction and Embriology; NIH: National Institutes of Health Conference.
Fonte: Setji TL e Brown AJ, 2014[5].

COMO PODEMOS DEFINIR O HIPERANDROGENISMO?

Clinicamente, é definido pela presença de hirsutismo, acne e alopecia androgênica. O hirsutismo tem variabilidade étnica (menos frequente nas mulheres asiáticas) e caracteriza-se por distribuição de pelos em áreas de padrão masculino, com escore 8 ou mais do índice de Ferriman-Galwey para mulheres adultas. Nas adolescentes é difícil estabelecer um escore, mas é importante diferenciar da hipertricose, que é a presença de pelos velosos em área sem influência hormonal, como membros superiores e inferiores, frequente em meninas de origem mediterrânea ou do Oriente Médio. Assim como o hirsutismo, a *acne vulgaris* também pode ser uma manifestação pilossebácea do hiperandrogenismo. Reflete a sensibilidade da região pilossebácea aos níveis androgênicos locais. Enquanto o comedão está presente em 69% das meninas saudáveis, a acne inflamatória moderada ou severa (10 ou mais lesões faciais) ocorre em menos de 5% e deve ser considerada. Já a alopecia não parece ter importância nas adolescentes e, por isso, o hirsutismo crescente é a característica mais valorizada do hiperandrogenismo nas adolescentes[6,7]. Na caracterização bioquímica do hiperandrogenismo observa-se aumento na testosterona total e livre e/ou na androstenediona e/ou do sulfato de di-hidroandrosterona (SDHEA), os quais devem ser medidos entre 8 e 10 horas, durante a fase folicular, para minimizar os efeitos da variação da testosterona diurna e no ciclo menstrual. A proteína carreadora dos esteroides sexuais (SHBG) encontra-se diminuída[8]. Como o hiperandrogenismo também é acompanhado por anovulação, o ultrassom pode identificar o aumento relativo dos ovários, aumento do número de folículos pequenos e a falta de um folículo dominante.

COMO É O CICLO MENSTRUAL DA MENINA COM SOP?

Considera-se um ciclo menstrual normal aquele que ocorre entre 21 e 45 dias. A irregularidade menstrual é característica do SOP na mulher adulta, especialmente a oligomenorreia (intervalo menstrual maior que 90 dias e geralmente anovulatório). Porém, na adolescência, a irregularidade menstrual e a anovulação são achados comuns, ocorrendo em 55% das meninas nos dois primeiros anos pós-menarca, sendo que 80% dos ciclos estão normalizados com 3 a 5 anos pós-menarca, de modo que, se a irregularidade menstrual persiste após esse período, o diagnóstico de SOP se afirma. Avaliando adolescentes diagnosticadas com SOP pelos critérios de Rotterdam, 98% delas apresentavam irregularidade menstrual, sendo 68,3% oligomenorreia, 27,7% amenorreia secundária e 4% amenorreia primária. Existe evidência de que, quanto mais irregular for ciclo menstrual, maior a chance de ter um fenótipo mais severo de SOP e maiores níveis de andrógenos[9]. Em razão da dificuldade de definir irregularidade menstrual na adolescência, alguns autores afirmam que a disfunção ovariana seja determinada quando houver ausência de períodos menstruais por períodos maiores que 90 dias ou ciclos persistentes mais longos que 45 dias. No entanto, o assunto é controverso, e muitos autores acreditam que o diagnóstico de SOP deva somente ser realizado na adolescente, após dois anos da menarca e com outros sinais e sintomas além da irregularidade menstrual[10].

COMO DEFINIR POR IMAGEM QUE OS OVÁRIOS SEJAM POLICÍSTICOS?

Inicialmente considerava-se SOP a presença de 12 ou mais folículos de 2 a 9 mm ou um volume ovariano maior que 10 cm^3, ao passo que outros autores sugeriam pelo menos 20 folículos. Na adolescência esse critério é difícil, já que 18% das meninas podem apresentar ovários com 3 a 6 folículos e, por isso, valoriza-se mais o volume ovariano maior que 10 cm^3 que o número dos folículos. Atualmente, com US de maior resolução, é possível visualizar folículos menores de 2mm e 20 a 25 folículos por ovário. O exame de ultrassom ideal para o diagnóstico é o US transvaginal, mas é inadequado para adolescentes virgens, e o US abdominal que se realiza tem suas limitações, especialmente na adolescente obesa. Em uma metanálise recente sobre a avaliação ultrassonográfica dos ovários, incluindo 262 adolescentes com SOP (10 a 19 anos), a média do volume ovariano das pacientes foi 9,2 cm^3 contra 4,77 cm^3 das meninas-controle. A morfologia mostrou mais de 10 folículos ovarianos em 83% dos casos. O volume ovariano se associou significativamente com os níveis de testosterona e insulina, sinais de resistência insulínica. Utilizando ultrassom 3D foi possível constatar aumento do estroma e da vascularização. Os autores concluíram que a avaliação do volume ovariano, apesar de importante, não foi suficiente para diagnóstico e a avaliação da distribuição dos folículos, o aumento da área estromal e da vascularização na ultrassonografia 3D pode contribuir significativamente para confirmar o diagnóstico[11].

QUAL A PREVALÊNCIA DA OBESIDADE NA SOP?

A prevalência crescente de obesidade na infância e em adolescentes está associada a comorbidades como resistência insulínica, síndrome metabólica, diabetes tipo 2 (DM2), dislipidemia, hipertensão arterial (HAS), esteatose hepática e hiperandrogenismo ovariano. Oitenta por cento das mulheres com SOP apresentam obesidade, sendo que elas apresentam risco aumentado de obesidade central (RR de 1,73). O aumento da cintura abdominal refletindo o aumento da adiposidade visceral está associado a um fenótipo mais severo da SOP, especialmente quanto aos distúrbios metabólicos. Também grande parte das adolescentes com SOP são obesas, e alguns estudos observam que essa prevalência atinge 2/3 destas meninas[12]. Um dado interessante é que um estudo demonstrou que a presença de obesidade nas meninas aos 14 anos foi associada a um risco 60% maior de ter sintomas de SOP aos 31 anos[13].

QUAL A INFLUÊNCIA DA OBESIDADE SOBRE A SOP?

O aumento de adiposidade está associado a uma concentração maior de andrógenos e disfunção menstrual. Essa relação pode ser parcialmente explicada pela influência negativa da obesidade sobre a globulina ligadora de hormônios sexuais (SHBG), cuja redução provoca o aumento da biodisponibilidade da testosterona. Por outro lado, a perda de peso melhora o hiperandrogenismo, a função ovulatória e a fecundidade[14]. A associação entre hiperandrogenismo e obesidade começa cedo. Crianças pré-púberes obesas (7 a 9 anos) apresentam testosterona total 4 vezes mais elevada, e enquanto nas crianças obesas púberes esse valor é 2 vezes maior e o sulfato de di-hidroepiandrostenediona (DHEAS) é 40% maior. Confirmando esses achados, a testosterona livre nas crianças obesas foi 2 a 9 vezes maior comparada a controles com peso normal, para o mesmo estágio de puberdade. Mas vale ressaltar que a perda de peso também na infância foi associada a uma redução dos andrógenos[15].

QUAL A IMPORTÂNCIA DO HORMÔNIO ANTIMÜLLERIANO?

O hormônio antimülleriano (HAM), uma glicoproteína secretada pelas células da granulosa de folículos em crescimento, parece se correlacionar com o número dos pequenos folículos no antro. Ele age como um inibidor do FSH e inibe o desenvolvimento do folículo. Além disso, inibe a atividade da aromatase, resultando na produção aumentada de andrógenos. Seus níveis se correlacionam com testosterona, androstenediona e LH. Acredita-se que o HAM possa ser um marcador importante do hiperandrogenismo ovariano e da dificuldade de desenvolvimento dos folículos. Um estudo recente comparou jovens com SOP de quadro leve (sem hiperandrogenismo, mas com alteração menstrual e ultrassonográfica) com jovens saudáveis e com meninas com SOP grave (hiperandrogenismo marcante), e demonstrou que, quando não for possível realizar o ultrassom vaginal, ou nas pacientes que não apresentam hiperandrogenismo, o HAM foi um exame superior aos andrógenos e gonadotrofinas para o diagnóstico de SOP[16]. Vale ressaltar que, apesar de o HAM ter boa acurácia para diagnóstico SOP nas adultas e apresentar valores aumentados nas adolescentes, nestas a sensibilidade é ruim, em torno de 64%, e especificidade de 70%[17,18]. De qualquer modo, como o ultrassom abdominal nas adolescentes não tem suas limitações, o HAM poderia contribuir para o diagnóstico.

COMO PODE-SE EXPLICAR A FISIOPATOLOGIA DO SOP?

A resistência insulínica parece ter papel importante. O excesso de insulina estimula a produção de andrógenos pelas células da teca ovariana e reduz a produção de SHBG pelo fígado, que, quando combinados, aumentam a secreção de LH pela hipófise e os níveis de testosterona na corrente sanguínea. Além disso, a insulina estimula a IGF1 nas células da teca, e esse estado bloqueia o efeito de resposta dos andrógenos sobre o LH, causando a manutenção do ambiente hiperandrogênico nos ovários. Alguns autores acreditam que a hipersecreção de andrógenos pelos ovários seja determinada geneticamente, favorecendo o excesso de LH e a resistência à insulina. Resumidamente, a hiperinsulinemia e o LH elevados são protagonistas do aumento dos ovários e da síntese dos andrógenos[19]. Geneticamente não há qualquer estudo comprovando anormalidades cromossômicas, mas alguns estudos mostram, nas famílias com mulheres afetadas, uma alta incidência de parentes afetados, outros demonstram uma associação entre a SOP na adolescente e a síndrome metabólica no pai[20,21].

EM QUAIS OUTRAS PATOLOGIAS DEVEMOS PENSAR DIANTE DE UMA ADOLESCENTE COM HIPERANDROGENISMO?

Hiperplasia adrenal não clássica, síndrome de Cushing, tumores secretores de andrógenos, hiperprolactinemia. O diagnóstico diferencial mais comum é com a hiperplasia adrenal não clássica, especialmente a deficiência de 21-hidroxilase cuja incidência é 1:1.000. Um teste de cortrosina (ACTH) permite a diferenciação ou com níveis basais matinais de 17-OH--progesterona > 200 ng/dL. Na suspeita de tumores secretores de andrógenos, observa-se uma virilização da paciente e são necessários exames de imagem do abdome e da região pélvica. Na síndrome de Cushing a dosagem de cortisol urinário e teste de supressão com dexametasona excluem essa patologia.

QUAIS SÃO AS ALTERAÇÕES METABÓLICAS MAIS COMUNS ASSOCIADAS À SOP?

A SOP está associada a um risco aumentado de distúrbios metabólicos, como intolerância a glicemia de jejum ou pós-glicose oral, DM2, aterosclerose subclínica, disfunção vascular, síndrome metabólica (SM) e doença cardiovascular. A prevalência de SM em meninas com SOP varia de 30 a 60% contra 5% de meninas saudáveis, e essa diferença não pode ser associada apenas à obesidade. Enquanto nas meninas maiores de 16 anos os critérios de diagnóstico de SM são os mesmos que para mulher adulta (obesidade central: cintura abdominal ≥ 88 cm, triglicérides ≥ 150 mg/dL, HD--colesterol ≤ 50 mg/dL, pressão arterial ≥ 130/85 mmHg e glicemia jejum ≥ 100 mg/dL), nas adolescentes (10 a 16 anos) a International Society for Pediatric and Adolescent (ISPAD) considera diagnóstico a presença de obesidade abdominal (cintura abdominal > percentil 90) mais dois sinais, tais como triglicérides elevado, HDL colesterol baixo, pressão arterial aumentada ou glicemia elevada[22]. Acredita--se que o hiperandrogenismo associado à SOP contribui para as anormalidades metabólicas[23,24]. Como a obesidade central está associada ao hiperandrogenismo e à doença cardiovascular, recomenda-se que as adolescentes com SOP sejam acompanhadas com o IMC (índice de massa corporal) e circunferência abdominal[25]. Um estudo recente reavaliou mulheres que na adolescência apresentaram hiperandrogenismo e demonstrou que a tolerância à glicose tende a piorar nessas mulheres (75% delas apresentaram intolerância a glicose, e 25%, DM2) na vida adulta[26].

QUAL O TRATAMENTO PARA A ADOLESCENTE COM SOP?

Os pontos principais são a mudança do estilo de vida e a perda de peso. Estudos com mulheres adultas mostram que uma redução de 5 a 10% do peso por meio de dieta e exercícios pode reduzir os níveis androgênicos e melhorar a função menstrual em 50%[27]. Apesar de existirem poucos estudos de intervenção em adolescentes, eles mostram que, além dos benefícios já citados nas adultas, observa-se que a redução do peso também diminuiu o risco cardiovascular e melhora a qualidade de vida[28]. No entanto, a mudança de hábito é muito difícil. A taxa de desistência varia de 46 a 60% das meninas (não conseguem perder peso), de modo que a intervenção é efetiva em apenas 25% das meninas. Na paciente com sobrepeso ou obesidade e sinais de resistência insulínica, a droga de eleição é a metformina, iniciando com 500 mg pós-refeição e aumentando gradualmente após 1 a 2 semanas para 1 ou 1,5 g/dia. Os efeitos colaterais mais comuns são intolerância gástrica, flatulência e náuseas, que habitualmente melhoram com o tempo. Quando não há sobrepeso significativo e a irregularidade menstrual e o hirsutismo são os fatores principais, os autores concordam que o anticoncepcional oral é uma opção medicamentosa. Recentemente, um estudo randomizado comparou o tratamento de adolescentes com SOP utilizando acetato de medroxiciproterona (Androcur®) ou Diane35, e concluiu que o Diane35 teve melhor resposta no escore de acne e da razão LH/FSH que o Androcur®, sendo considerado mais adequado para o tratamento dessas pacientes[29].

CASO CLÍNICO

Paciente com 18 anos, solteira, namora há dois anos, estudante de nutrição, sem filhos, natural e procedente de São Paulo, mora com os pais, vem à consulta com a mãe.

QD

Menstruação irregular há quatro anos.

HPMA

A paciente apresentou menarca aos 12 anos de idade e conta que sua menstruação nunca foi regular. Aos 15 anos, os ciclos passaram a se tornar cada vez mais longos, e ela conta que ficou sem menstruar por até três meses. Ganho de peso: cerca de 20 kg. Nesse período, acompanhado de piora na oleosidade da pele, queda de cabelos e aumento de pelos no buço, pernas, braços e abdome.

ISDA – Geral

Ganho de 12 kg ao longo de quatro anos. Nega fraqueza, fadiga, edemas, desânimo e cefaleia. Sem queixas visuais e auditivas. Dorme bem. Aparelho cardiovascular: sem queixas. Aparelho respiratório: rinite alérgica, sob controle com corticoide nasal. Sem outras queixas. Aparelho gastrointestinal: hábito intestinal diário, evacua uma vez ao dia. Nega náuseas, vômitos, dor abdominal. Aparelho geniturinário: telarca aos nove anos, menarca aos 12 anos, ciclos sempre foram irregulares e há quatro anos se tornaram mais prolongados. Tinha dismenorreia leve quando menstruava, nos dois primeiros dias, acompanhada de sangramento volumoso. Sem queixas urinárias. Sem queixas mamárias. Nega corrimento. Sexarca aos 17 anos, faz uso de preservativo. Aparelho musculoesquelético: sem queixas. Pele e anexos: queda de cabelo global, pior na região frontal. Aumento de oleosidade na face e colo, acompanhado de aumento de acne. Aumento dos pelos globalmente, principalmente nos MMII, abdome e buço. Depila-se com cera semanalmente.

Antecedentes familiares

Mãe obesa e hipertensa, sob controle com dois anti-hipertensivos. Pai e irmão hígidos. Avó materna com história de diabete melito tipo 2. Demais avós hipertensos, sob controle, vivos.

Antecedentes pessoais

Peso de nascimento: 2.680 g e 46 cm a termo. Apresentou pelos pubianos aos sete anos, mas fez exames hormonais normais (SIC). Rinite alérgica sob controle com corticoide nasal. Nega cirurgias, traumas, internações prévias. Não faz uso de nenhum medicamento.

Hábitos e vícios

Nega tabagismo e uso de drogas ilícitas. Ingere bebidas alcóolicas eventualmente, em festas, com amigos, geralmente 1 a 2 latas de cerveja. Alimentação aparentemente balanceada, com consumo de gorduras controlado (não consome frituras, ingere leite desnatado e evita produtos industrializados), e adequado de carboidratos, fibras e proteínas (prefere pão e arroz integrais, toma leite e come carne ou frango diariamente). Não faz atividade física.

Exame físico

- Peso 92 kg;
- Altura 1,66 m;
- IMC: 33,38 kg/m^2;
- Circunferência abdominal (CA): 116 cm;
- Circunferência do quadril (CQ): 106 cm;
- Pressão arterial: 130 × 80 mmHg;
- FC 76 bpm;
- FR 16 ipm.

Bom estado geral, corada, hidratada, anictérica, acianótica, afebril ao toque, eupneica. Sem anasarca ou edema facial. Auscultas cardíaca e pulmonar sem anormalidades. Abdome globoso, flácido, timpânico à percussão, indolor à palpação. Fígado palpável a 2 cm do rebordo costal direito. Sem outras visceromegalias. Ausência de estrias violáceas, porém, presença de algumas estrias finas e nacaradas na região dos flancos. Cabelos oleosos, finos, rarefeitos na região frontal, porém, sem falhas. Miliária e acne abundante na face, sem sinais de infecção. Acne no dorso e na face posterior dos braços. Pelos abundantes na face – principalmente buço e mento – abdome inferior, regiões pubiana e lombar e MMII. Ferriman-Gallway 19 (mento e buço 4 pontos, abdome 3 pontos, região pubiana 2 pontos, coxas 3 pontos, região lombar 3 pontos, demais 1 ponto cada). *Acantose nigricans* notável na região cervical e axilar. Sem giba costal. Extremidades com boa perfusão periférica, sem edemas. Tireoide de implantação baixa, difícil palpação por causa da adiposidade cervical. Sem nódulos nem linfonodos à palpação.

Hipóteses diagnósticas

Hirsutismo, irregularidade menstrual, obesidade, sinais de resistência insulínica: síndrome dos ovários policísticos? Hiperplasia adrenal congênita, variante tardia?

Conduta

Solicitados os seguintes exames: ultrassonografia transvaginal, perfil hormonal tireoidiano com anticorpos, dosagem de FSH, LH, estradiol, 17-OH-progesterona, androstenediona, testosterona, SHBG, colesterol total e frações, triglicérides, hemoglobina glicada, teste de tolerância oral à glicose com 75 g de glicose anidra, teste da cortrosina. Iniciada metformina 500 mg XR 1 x/dia na primeira semana, depois progredir para 2 x/dia. Orientações de manter alimentação com baixos teores de gorduras e carboidratos, além de tentar se exercitar ao menos 30 minutos por dia.

Primeiro retorno – 30 dias

Paciente ainda não menstruou. Notou leve redução na oleosidade da pele. Não ganhou peso. Resultados dos exames: ultrassonografia transvaginal – ovários micropolicísticos com discreto aumento do volume ovariano. Ovário direito com 19 cm^3, esquerdo 13 cm^3. Demais órgãos sem alterações. Teste de tolerância oral a glicose – 0': 104 mg/dL, 120': 160 mg/dL. Hb glicada: 6,1%. Colesterol total: 190 mg/dL, HDL: 34 mg/dL, LDL: 150 mg/dL. Triglicérides: 280 mg/dL. Teste da cortrosina – normal, 17-OH progesterona e androstenediona normais. FSH: 8 ng/dL, LH: 5 ng/dL, estradiol: 18 ng/dL (normais para fase folicular), Testosterona total: 118 ng/dL (15 a 80 ng/dL). Perfil tireoidiano normal. Conduta: aumentada a dose de metformina XR para 750 mg 2 vezes por dia. Paciente orientada a observar ciclos menstruais, pelos, oleosidade da pele. Encaminhada a nutricionista para iniciar acompanhamento dietético para perda de peso. Retorno em 60 dias.

Segundo retorno – 60 dias após a última consulta

Paciente relata que teve um sangramento menstrual por dois dias, 10 dias após a última consulta. Não menstrua desde então. Pele menos oleosa, acne discretamente mais leve. Queda de cabelos contínua. Paciente conta que tem depilado a cada 10 dias. Perdeu 2 kg. Conduta: Tomar metformina XR 750 mg 3 vezes por dia, iniciar pílula combinada de etilinestradiol 35 mcg + ciproterona 2 mg por 21 dias, com pausa por sete dias. Observar retorno e regularidade do ciclo menstrual. Retorno em três meses.

Terceiro retorno – 100 dias após a última consulta

A paciente apresentou sangramento menstrual nas pausas da pílula combinada. Perdeu 7 kg (CA 110 cm, CQ 100 cm). Notou redução significativa dos pelos (Ferriman-Gallway não depilada, 10 pontos), da oleosidade da pele e acne. Queda de cabelo mais leve, porém, ainda intensa. Iniciou atividade física – hidroginástica e pilates 2 vezes por semana cada, por uma hora. Conduta mantida.

REFERÊNCIAS

1. Carmina E, Oberfield SE, Lobo RA. The diagnosis of polycycstic ovary syndrome in adolescentes. Am J Obst Gynecol 2010;203:201-5.
2. Azzir R, Carmina E, Dewailly D, Diamanti-Kandarakis E, Escoba-Morreale HF, Futterweit E et al. The androgen excess and PCOS Society criteria for polycystic ovary syndrome: the complete task force report. Fert Steril 2009;91:465-488.
3. Zawadzki J, Dunaif A. Diagnostic criteria for polycystic ovary syndrome: towards a rational approach. In: Dunaif A, Givens J, Haseltine F, Merriam G, editors. Polycystic ovary syndrome. Cambridge: Blackwell; 1992. p.377.
4. Rotterdam ESHRE/ASRM-Sponsored PCOS Consensus Workshop Group. Revised 2003 consensus on diagnostic criteria and long-term health risks related to polycycstic ovary syndrome. Fertil Steril 2004;81:19-25.
5. Setji TL, Brown AJ. Polycystic ovary syndrome: update on diagnosis and treatment. Am J Med 2014;127:912-9.
6. Witchel S, Oberfield S, Rosenfield RL, Codner E, Bonny A, Ibanez L et al. The diagnosis of polycystic ovary syndrome during adolescence. Horm Res Ped 2015; 83:1-6.
7. Hickey M, Doherty DA, Atkinson H, Sloboda DM, Franks S, Normam RJ. et al. Clinical, ultrasound and biochemical features of polycystic ovary syndrome in adolescents: implications or diagnosis. Hum Reprod 2011;26:1467-77.
8. Rosner W, Auchus RJ, Azziz R, Sluss PM, Raff H. Position statement: utility, limitations, and pitfalls in measuring testosterone: an Endocrine Society position statement. J Clin Endocrinol Metab 2007;92:405-13.
9. Roe AH, Prochaska E, Smith M, Sammuel M, Dokras A. Using the androgen excess-PCOS society criteria to diagnose polycystic ovary syndrome and the risk of metablic syndrome in adolescents. J Pediatr 2013;162:937-41.
10. Merino PM, Codner E, Cassorla F. A rational approach to the diagnosis of polycystic ovarian

syndrome during adolescence. Arq Bras Endocrinol Metabol 2011;55:590-8.
11. Senaldi L, Gopi RP, Milla S, Shah B. Is ultrasound useful in the diagnosis of adolescents with polycystic ovary syndrome? J Pediatr Endocr Met 2015;28:605-12.
12. Christensen SB, Black MH, Smith N, Martinez MM, Jocobsen SJ, Porter AH et al. Prevalence of polycystic ovary syndrome in adolescents. Fertil Steril 2013;100:470-7.
13. Latinen J, Taponen S, Martikainen H, Pouta A, Milwood I, Hairtikaine AL. Body size from birth to adulthood as a predictor of self-reported polysystic ovary syndrome symptoms. Int J Obes Relat Metabol Disord 2003;27:710-5.
14. Pinola P, Lashen H, Bloigu A, Punkka K, Ulmanen M, Rnokonen A et al. Menstrual disorders in adolescence:a marker for hyperandrogenaemia and increased metabolic risks in later life? Finnish general population-based birth cohort sutdy. Hum Reprod 2012;27:3279-86.
15. MacCartney CR, Blank SK, Prendergast KA, Chhabra S, Eagleson CA, Helm KD et al. Obesity and sex steroid changes across puberty: evidence for marked hyperandorgenemia in pre-and early pubertal obese girls. J Clin Endocrinol Metab 2007;92:430-6.
16. Koninger A, Kock L, Edimiris P, Enekwe A, Ngarah J, Kasimir-Bauer S et al. Anti-mullerian hormone: an indicator for severity of polycystic ovarian syndrome. Arch Gynecol Obstet 2014;290:1023-30.
17. Hart R, Doherty DA, Normam RJ. Serum antimullerian hormone (AMH) levels are elevated in adolescent girls with polycystic ovaries and polycystic ovarian syndrome (PCOS). Fertil Steril 2010;94:1118-21.
18. Villarroel C, Merino PM, Lopez P, Eyzaguirre FC, Van Velzen A, Iniguez G et al. Polycystic ovarian morphology in adolescents with regular menstrual cycles is associated with elevated anti-Mullerian hormone. Hum Reprod 2011;26:2861-8.
19. Abbott DH, Dumesic DA, Franks S. Developmental origin of polycystic ovary syndrome-a hypothesis. J Endocrinol 2002;174:1-5.
20. Battaglia C, Regnani G, Mancini F, Lughetti L, Iamigni C, Venturoli S. Polycystic ovaries in childhood: a comon finding in daughters of PCOS patients: a pilot study. Human Reprod 2002;17:771-6.
21. Leibel NI, Baumann EE, Kocherginsky M, Rosenfield RL. Realtionship of adolescent polycystic ovary syndorme to parental metabolic syndrome. J Clin Endocrinol Metab 2006;91:1275-83.
22. Zimmet P, Alberti KG, Kaufman F, Tajima N, Silink M, Arslanian S et al. The metabolic syndrome in children and adolescents: an IDF consensus report. Pediatr Diabetes 2007;8:299-306.
23. Coviell AD, Legro RS, Duanif A. Adolescent girls with polycystic ovary syndrome have an increased risk of the metabolic syndrome associated with increasing androgen levels independent of obesity and insulin resistance. J Clin Endocrinol Metab 2006;91:492-7.
24. Rahmanpour H, Jamal L, Mousavinasab SN, Esmailzadeh A, Azarkhish K. Association between polycystic ovarian syndrome, overweight, and metabolic syndrome in adolescents. J Pediatr Adolesc Gynecol 2012;25:208-12.
25. Legro RS, Arslanian AS, Ehrmann DA, Hoeger Km, Murad MH, Pasquali R et al. Diagnosis and treatment of polycystic ovary syndrome: an endocrine society clinical practice guideline. J Clin Endocrinol Metabol 2013;98:4565-92.
26. Rosenfield L, Ehrmann DA, Littlejohn EE. Adolescent polycystic ovary syndrome due to functional ovarian hyperandrogenism persists into adulthood. J Clin Endocrinol Metab 2015;100:1537-43.
27. Moran LJ, Hutchison SK, Norman RJ, Teede HJ. Lifestyle changes in women with polycystic ovary syndrome. Cochrane Database Syst Rev 2011 Jul 6;(7):CD007506.
28. Lass N, Kleber M, Winkel K, Wunsch R, Reinehr T. Effects of lifestyle intervention on features of polycystic ovarian syndrome, metabolic syndrome, and intima-media thickness in obese adolescent girls. J Clin Endocrinol Metab 2011;96:3533-40.
29. Chung JPW, Yiu AKW, Chung TKW, Chan SCC. Randomized crossover study of medrocyprogesterone acetate and Diane-35 in adolescent girls with polycystic ovarina syndrome. Pediatr Adolesc Gynecol 2014;27:166-71.

Seção 6

Quando o Pediatra Deve Encaminhar? Nas Alterações do Metabolismo do Sódio e da Glicose

CAPÍTULO 20

Distúrbios do metabolismo do sódio

Patrícia Débora Cavalcanti Tosta-Hernandez

CONSIDERAÇÕES GERAIS

Como acontece o controle do sódio sérico?

O sódio, assim como a osmolaridade, são intimamente controlados pela homeostase da água, e esta é mediada pela sede, pela liberação hipofisária de vasopressina (ou hormônio antidiurético, HAD) e pelos rins. Uma ruptura no balanço da água será manifestada em anormalidades da concentração de sódio como hipo ou hipernatremia que terão como consequências alterações clínicas, sendo as cerebrais as mais sérias[1].

Qual é o efeito da tonicidade plasmática nas células?

O sódio é um soluto funcionalmente impermeável. Ele contribui para a tonicidade e induz o movimento de água através da membrana celular, afetando o volume celular. Um meio hipotônico fará a célula inchar e romper a membrana. A hipertonicidade a fará encolher. Se for extrema, isto danificará o citoesqueleto, fará rupturas no DNA e levará à apoptose. A hipernatremia sempre indica hipertonicidade e causa desidratação celular, pelo menos transitória. A hiponatremia geralmente indica hipotonia, mas há exceções como hiponatremia iso ou hipertônica pela presença de glicose e manitol. A hipotonia leva a sintomas clínicos e edema cerebral[1-4].

Quais são os mecanismos que permitem a passagem de água e sódio pela membrana celular?

A osmolaridade (concentração de solutos) deve ser igual dentro e fora da célula. Canais de aquaporina permitem que a água atravesse a membrana celular.

Também existe a bomba de sódio, que retira o sódio da célula e troca por potássio através de transporte ativo (Na⁺/K⁺ ATPase), assim, os gradientes osmóticos são rapidamente abolidos pelo movimento de água através das membranas[3].

O que é a osmolaridade?

A osmolaridade total é a concentração de todos os solutos em relação ao peso, independentemente de poderem atravessar as membranas celulares. A osmolaridade efetiva corresponde ao número de osmóis que contribuem para o movimento de água entre os compartimentos intra e extracelular[2].

Qual é o mecanismo de ação da vasopressina?

Os osmorreceptores cerebrais localizados no hipotálamo anterior detectam mudanças na distensão da célula em razão da mudanças na osmolaridade efetiva sistêmica. Diminuição na distensão célula aumenta o número dos osmorreceptores que provocam aumento da sede e aumento da liberação de vasopressina. Ela aumenta a reabsorção de água da urina primitiva nos túbulos distais do néfron, deixando a urina mais concentrada. Para evitar sede persistente, o limiar para liberar vasopressina é menor que o limiar da sede. Há inibição da sede e da vasopressina com valores de sódio plasmático menores que 135 mmol/L. Barorreceptores são receptores sensíveis à distensão no átrio esquerdo, seio carotídeo e arco aórtico, que são sensíveis ao volume circulante. Quando há aumento no volume, impulsos aferentes neuronais inibem a secreção de vasopressina, e vice-versa[2,3].

Como é a ação da vasopressina nos rins?

A membrana basolateral do ducto coletor é sempre permeável à água, graças à presença dos canais de aquaporina 3 de 4. A vasopressina regula a permeabilidade da membrana apical pela inserção de canais de aquaporina 2 após ligação ativadora nos receptores de vasopressina 2, permitindo a reabsorção de água e a concentração de urina[2,3].

Quais são as causas de rápida mudança na concentração de sódio?

O sódio pode diminuir rapidamente sua concentração se a água ingerida ou infundida exceder a capacidade dos rins de excretar água livre. Sua concentração pode subir rapidamente se grandes quantidades de sal são forem ingeridas ou infundidas, ou se ocorrerem perdas de água livre por diurese osmótica (por exemplo, na glicosúria) e estas não forem repostas[3].

Como é o movimento do sódio em relação à barreira hematoencefálica?

Os capilares cerebrais têm junções capilares bastante estreitas e cercadas por astrócitos, não permitindo, assim, que o sódio ultrapasse essa membrana. Consequentemente, uma concentração de sódio plasmático anormal levará ao movimento da água no tecido cerebral[3].

Quais são as alterações cerebrais que ocorrem na baixa concentração plasmática de sódio?

Quando há hiponatremia de rápida instalação, a água sairá do compartimento extracelular para o interior das células cerebrais, que se edemaciarão, pois não há tempo suficiente para a adaptação dessas células. Poderá haver também aumento da pressão intracraniana e herniação do tronco cerebral. Com o tempo, o cérebro reduz o número de osmóis ativos no interior células a fim de restaurar o volume cerebral[3,5].

Quais são as alterações cerebrais que ocorrem na alta concentração plasmática de sódio?

Na hipernatremia, a água sairá dos neurônios, e o parênquima cerebral, que está acomodado numa caixa rígida, vai se contrair. Isso resultará em ruptura vascular com sangramento cerebral, hemorragia subaracnoide, tromboses e dano neurológico permanente ou morte. A contração cerebral é uma resposta adaptativa imediata inicialmente. Com o tempo, serão formados osmóis idiogênicos (aminoácidos como aspartato, alanina, taurina, glutamina) que evitam a perda de água dos neurônios, completando a normalização do volume cerebral (adaptação lenta). Na correção rápida desse distúrbio, o cérebro pode se edemaciar e apresentar a síndrome de desmielinização, já que esses osmóis têm grande afinidade pela água, ocasionando coma, convulsões e morte. A mortalidade está relacionada com a severidade da condição e com a rapidez de sua instalação e correção. Todas essas respostas não corrigirão a hiperosmolaridade plasmática[1,3,4].

HIPONATREMIA

Como é definida a hiponatremia?

A hiponatremia é definida como concentração sérica de sódio < 135 mmol/L. É a alteração hidroeletrolítica mais comum na prática clínica, podendo ocorrer em mais de 30% dos pacientes hospitalizados. Constitui-se primeiramente no distúrbio do balanço de água, com relativo excesso de água corporal em comparação ao conteúdo de sódio e potássio. Está frequentemente associada a alterações na vasopressina[2,6].

Quais são as causas da hiponatremia?

As causas podem estar relacionadas à retenção de água livre de soluto em resposta a hipovolemia derivada de perdas gastrointestinais ou desnutrição, falência cardíaca, cirrose hepática ou relacionada à atividade não osmótica da vasopressina comum nas neoplasias, infecções, dor ou estresse[6].

Quais são as características clínicas dos pacientes com hiponatremia?

Os sintomas podem ser leves, não específicos ou severos. São eles: cefaleia, náuseas, vômitos, letargia, desorientação, depressão de reflexos tendinosos, convulsões, irritabilidade, fraqueza muscular, disfunção neurológica permanente, edema cerebral, aumento da pressão intracraniana, herniação e morte[3,5,7].

O que é a pseudo-hiponatremia?

É um quadro de artefato laboratorial que ocorre quando concentrações anormalmente altas de lipídios ou proteínas no sangue reduzem a fração aquosa do plasma, gerando uma medida incorretamente baixa de sódio[2].

Qual é o objetivo de classificar a hiponatremia?

A classificação serve para fazer o diagnóstico diferencial e guiar o tratamento[2].

Como a hiponatremia pode ser classificada pela tonicidade?

- **Isotônica:** quando o sangue contém osmóis adicionais (glicose, manitol) que aumentam a osmolaridade efetiva e reduzem a concentração sérica de sódio por meio da atração de água do compartimento intracelular.

- **Hipertônica:** quando a água retorna para o espaço intracelular, por exemplo, durante o tratamento de hiperglicemia, quando a concentração de sódio aumenta.
- **Hipotônica:** a maioria dos casos. A osmolaridade sérica é menor que 275 mOsm/kg[2].

Considerando as hiponatremias hipotônicas, como elas se dividem de acordo com o volume?

Elas dividem-se nas com diminuição do volume extracelular e naquelas com volume extracelular normal[2].

Qual é a etiologia das hiponatremias hipotônicas com diminuição do volume extracelular?

Elas podem ser provenientes de perda de sódio não renal, como as perdas gastrointestinais (diarreia e vômitos) e pela via transdérmica (transpiração excessiva na fibrose cística ou perda da barreira da pele em grandes queimados). As perdas de sódio renal compreendem o uso de diuréticos, insuficiência adrenal primária (hipoaldosteronismo), perda de sal cerebral (doenças neurológicas resultando no aumento do peptídio natriurético cerebral, discutido posteriormente), tubulopatias renais (pós-quimioterapia e medicamentos que impedem a reabsorção de sódio). Também podemos incluir as perdas para terceiro espaço (obstrução intestinal, pancreatite, sepsis, traumatismo muscular), situações com provável redução da volemia, provocando a ativação de barorreceptores e a liberação de vasopressina[2].

Qual é a etiologia das hiponatremias hipotônicas com volume extracelular normal?

Ela acontecerá quando houver aumento da água corporal por aumento inapropriado da vasopressina ou por diminuição de solutos (grande ingestão de água com pouco soluto)[2].

Em quais situações a vasopressina pode aumentar?

Ela está aumentada na própria síndrome de secreção Inapropriada do HAD (SIHAD) quando há incremento na secreção de vasopressina, independentemente do volume circulante ou da osmolaridade efetiva (produção hipotalâmica-hipofisária ectópica ou por aumento de sua atividade no rim). Estão presentes hiponatremia e hipo-osmolaridade resultantes da deficiente excreção de água. Outras situações que aumentam vasopressina são: anestesia geral, dor, estresse, drogas, câncer (leucemias, linfomas, tumores cerebrais, geniturinários), doenças pulmonares (pneumonia) ou do SNC (hemorragia subaracnóidea), insuficiência adrenal secundária (hipocortisolismo permanente deixando de suprimir a vasopressina), casos severos de hipotiroidismo (hiponatremia relacionada ao mixedema proveniente da redução do débito cardíaco e taxa de filtração glomerular)[2,8].

Qual é a etiologia das hiponatremias hipotônicas com volume extracelular aumentado?

Elas podem ser causadas por doença renal (inabilidade de diluir a urina por diminuição da taxa de filtração glomerular ou lesão tubular), falência cardíaca (redução do débito cardíaco), falência hepática (*shunt* arteriovenoso), síndrome nefrótica (baixa pressão oncótica). Nos últimos casos, pode haver redução da volemia, o que causa o aumento da liberação da vasopressina ativada pelos barorreceptores[2].

Como a hiponatremia pode ser classificada de acordo com a severidade bioquímica?

Considerando-se a concentração de sódio plasmático, ela pode ser classificada em: leve (130 a 135 mmol/L), moderada (125 a 129 mmol/L) e severa (< 125 mmol/L)[2].

Como a hiponatremia pode ser classificada de acordo com o tempo de desenvolvimento?

Ela pode ser dividida em aguda, quando a instalação do quadro acontece em menos de 48 horas, e crônica, se ocorrer em mais de 48 horas. A adaptação cerebral em um ambiente hipotônico leva pelo menos 48 horas. Esse período é crítico, pois pode provocar edema cerebral, pela entrada de água na célula. Se houver ruptura da bainha de mielina dos neurônios, ocorrerá a síndrome de desmielinização osmótica. A distinção entre aguda ou crônica colabora para a ciência do risco imediato de edema cerebral e desmielinização osmótica[2].

Como a hiponatremia pode ser classificada de acordo com sintomas?

Nesse caso, a hiponatremia pode ser moderada ou severa[2].

Como é o tratamento da hiponatremia?

Se for aguda, deve-se administrar NaCl 3% em *bolus* 2 mL/kg e repetido se necessário, em intervalos de 10 minutos, até três vezes. Pacientes com sintomas leves podem receber reposição de NaCl a 3%, para evitar piora da hiponatremia por demorada absorção de ingestão de água ou excreção de urina hipertônica. Se o paciente estiver assintomático, mas com excesso de água circulante, iniciar a restrição hídrica. O cálculo do excesso de água pode ser feito por meio da fórmula:

$$\frac{\text{Peso (kg)} \times 0{,}75 \times (130 - \text{Na}^+ \text{ observado})}{130}$$

Sendo 130 o valor do sódio plasmático a ser alcançado. Esse cálculo dará o volume em litros a ser restringido em 24 a 48 horas. Se a hiponatremia ocorrer por excesso de vasopressina, pode-se realizar a suplementação de sódio. O déficit de sódio pode ser calculado pela fórmula:

$$\text{Peso (kg)} \times 0{,}75 \times (130 - \text{Na}^+ \text{ observado})$$

Essa quantidade deverá ser administrada em 24 a 48 horas para a normalização do sódio em 130 mmol/L. Para que haja segurança, a velocidade de correção do sódio não deve ser maior que 10 mmol/L/dia[3,9].

Como deve ser o tipo de solução infundida?

Após a recomendação de manutenção fluídica de Holliday-Segar, os fluidos hipotônicos se tornaram os mais comumente prescritos por via endovenosa em pacientes pediátricos hospitalizados. Esse cálculo pode não ser o mais adequado para todas as crianças hospitalizadas, especialmente para as que estão em situação de estresse (pós-operatório, infectados, doenças pulmonares hipoxêmicas) que secretam excesso de vasopressina. Para estas, alguns autores recomendam a administração de fluidos isotônicos, evitando, assim, a hiponatremia iatrogênica[5,7].

Qual é o risco da rápida correção da hiponatremia crônica?

Essa situação pode levar à síndrome da desmielinização osmótica, compreendida inicialmente por redução dos sintomas seguida de gradual instalação de quadro neurológico (convulsões, alteração de comportamento, movimentos desordenados, imobilização total). Pode ser letal se houver desmielinização pontina[3].

HIPERNATREMIA

Qual é a definição de hipernatremia?

A hipernatremia representa o déficit de água em relação à reserva de sódio corporal em razão da perda de água ou do ganho de sódio. Ela consiste no aumento da concentração de sódio sérico para valores acima de 145 mmol/L[1].

Quais são as situações que podem levar à hipernatremia?

Ela pode ocorrer em pacientes domiciliares, mas frequentemente se desenvolve em pacientes hospitalizados, em decorrência de iatrogenias. As complicações mais sérias podem advir de seu tratamento inapropriado[1].

Qual é a causa mais comum da hipernatremia?

A perda de água constitui a maioria dos casos de hipernatremia. Pode ocorrer com ou sem perda de sódio (perda de água livre). Esta última compreende a desidratação hipernatrêmica[4] que acontece com maior frequência antes dos dois anos de idade, pois o compartimento extracelular se altera mais sensivelmente, e também pela movimentação da água na criança, que é maior que no adulto. Além disso, a criança pode não expressar adequadamente a sede. As gastroenterites colaboram com 75% das causas. Diarreias e vômitos provocam a perda de água superior à perda de sódio. Febre, taquipneia e ausência de alimentação oral favorecem o agravamento do quadro[1,4].

Quais são outras causas de hipernatremia?

As perdas insensíveis da pele têm importância principalmente nos recém-nascidos. Deve-se lembrar também de outras perdas insensíveis, como febre, taquipneia e em queimados[4,9]. O ganho de sódio geralmente acontece associado a intervenções clínicas, por exemplo, lavados bronquiais com solução salina ou medicações[1,3,9] ou à ingestão acidental ou proposital de sódio. Já a alimentação com carga osmótica elevada (leite concentrado, alimentação enriquecida em proteínas) com déficit de aporte hídrico, raramente é causa de desidratação hipernatrêmica. Nos pós-operatórios de tumores cerebrais (como craniofaringioma), traumatismo craniano, encefalopatia hipóxico-isquêmica, pode haver desidratação hipernatrêmica secundária ao *diabetes insipidus*[1,4].

Quais são as manifestações clínicas da hipernatremia?

A hipernatremia pode ter morbidade inconsequente, séria ou até mesmo causar risco de morte. Em grande parte, as manifestações clínicas refletem disfunções do sistema nervoso central (SNC) e são mais evidentes quando o sódio aumenta rapidamente ou sua concentração é muito alta. Os sintomas em crianças compreendem hiperpneia, fraqueza muscular, cansaço, choro estridente, insônia, letargia e coma. O nível de consciência está correlacionado à severidade da hipernatremia. A presença de convulsões não é comum. Se presente, ela alerta para o edema cerebral, nos casos em que o processo de reidratação ocorre de forma rápida. Nessas situações, a velocidade de correção deve ser diminuída, e está indicada realização de TC cerebral para averiguar se há hemorragias ou trombose. A sede intensa pode estar presente no início do quadro, mas diminui progressivamente com a progressão da desordem. É importante lembrar que fraqueza muscular, confusão mental e coma podem ser sintomas da doença de base. Tanto em crianças como em adultos, a presença de hipotensão ortostática e taquicardia refletem hipovolemia importante. O colapso circulatório significa desidratação muito grave (mais que 15%), mas nos casos habituais, a mucosa seca e os sintomas neurológicos são os mais evidentes[1,4].

Quando se dá a hipernatremia persistente?

Ela ocorre quando não há o mecanismo da sede ou o acesso à água está ausente. Os grupos com maior risco são pacientes com estado mental alterado, pacientes intubados, crianças e idosos[1].

Quais são as alterações que o cérebro sofre com a hipernatremia?

Com o extracelular hipertônico, ocorrerá a contração cerebral, com hemorragias, tromboses e dano neurológico ou morte, já citados anteriormente[1].

O que é preciso considerar no tratamento da hipernatremia?

Em linhas gerais, deve-se considerar a causa de base, corrigir perdas de líquidos gastrointestinais, controlar a febre, a hiperglicemia e a glicosúria, tratar a hipercalcemia e a hipocalemia e verificar a correta preparação dos alimentos infantis. Adicionalmente, deve-se corrigir a hipertonicidade. Na hipernatremia que se desenvolve em horas, a rápida correção melhora o prognóstico sem aumentar o risco de edema cerebral. Nessas condições, reduzir o sódio na velocidade de 1 mmol/L/hora é o mais adequado. Se a hipernatremia é crônica ou de duração desconhecida, recomenda-se corrigir mais lentamente, porque a dissipação dos solutos acumulados no cérebro demora alguns dias. Nesses pacientes, recomenda-se reduzir a concentração de sódio sérico na velocidade máxima de 0,5 mmol/L/hora, ou 10 mmol/L/dia, para prevenir o edema cerebral e convulsões. O objetivo do tratamento é elevar a concentração sérica de sódio para 145 mmol/L[1].

Quanto ao tratamento da desidratação hipernatrêmica, o que deve ser levado em consideração?

Deve-se levar em consideração o volume a ser administrado, o tipo de soluto e a velocidade de correção[4].

Como é o tratamento da desidratação hipernatrêmica?

Se há choque, esta é a prioridade na correção, com 10 a 20 mL/kg de NaCl a 0,9%, rapidamente podendo ser repetido. Na ausência do choque, segue-se a correção completa da desidratação que deve ser lenta e durar 48 horas[4]. O volume dessa fase deve incluir o déficit de água livre (DAL), calculado pela fórmula:

$$DAL = peso\ (kg) \times 0,6 \times [([Na^+]dosado/[Na^+]desejado) - 1]$$

ou

$$DAL = 4\ mL \times peso\ (kg) \times ([Na^+]dosado - [Na^+]desejado),$$

mais o volume das necessidades basais segundo a fórmula de Holliday-Segar e o volume das perdas contínuas. Nas primeiras 24 horas só deverá ser reposta metade do DAL calculado. A natremia não deve diminuir mais que 10 a 15 mmol/dia ou 0,5 a 0,6 mmol/hora. A monitorização da natremia deve ocorrer a cada 2 a 4 horas[4].

Quais são os tipos de fluidos utilizados?

Pode-se utilizar soluções como NaCl a 0,2% (solução a ¼) e NaCl a 0,45% (solução a ½). Quanto mais hipotônico é o fluido, mais lenta será a velocidade de correção. O volume deve ser restrito ao necessário para corrigir a hipertonicidade para evitar o edema cerebral e a síndrome de desmielinização[1,3].

Qual é a via de administração fluídica mais adequada?

A preferência é a via oral ou por sonda gástrica. Caso não seja possível, deve ser feita por via intravenosa. Se a natremia é inferior a 155 mmol/L, a via oral é a mais indicada, desde que a desidratação não ultrapasse os 10% e que haja tolerância por parte do doente. Se a natremia está entre 155 e 180 mmol/L, a reidratação deve ser intravenosa. Se superior a 180 mmol/L, alguns autores indicam a diálise[4].

CIRURGIAS

Quais são as condições que podem advir de intervenções cirúrgicas de tumores selares e suprasselares?

Nos pós-operatórios, podemos encontrar *diabetes insipidus* central (DI) transitório ou permanente, parcial ou completo, SIHAD e perda de sal cerebral (PSC)[8].

Qual é a condição mais comum dos pacientes em pós-operatório de tumores selares e parasselares?

O DI ocorre em 83% dos pacientes, principalmente naqueles com tumores de maiores tamanhos e com excisão radical, incluindo a haste hipofisária[8].

Quais são os principais tipos de lesões dessas localizações?

O craniofaringioma é o principal tumor que envolve essas regiões anatômicas, mas ocorrem também adenomas, germinomas e histiocitose de células de Langerhans[8].

O que é o *diabetes insipidus* central?

É uma condição caracterizada pela excreção de grandes volumes de urina diluída devido à deficiência da vasopressina. Poliúria e polidipsia são os sintomas iniciais mais frequentes. Está presente em 12% dos pacientes com tumores selares e suprasselares ao diagnóstico, e é a manifestação neurológica mais frequente na apresentação da histiocitose de células de Langerhans[8].

Como é caracterizada a poliúria?

Pelo aumento do volume urinário superior a 2 $L/m^2/24$ horas até dois anos de idade ou 40 a 50 mL/kg/24 horas em crianças mais velhas ou adultos[8].

Como pode ser o DI no pós-operatório?

Pode ser permanente, transitório ou trifásico. Este último ocorre em 3,4% dos pacientes que foram submetidos à cirurgia transesfenoidal. A fase inicial do DI é seguida por uma fase oligúrica de SIHAD e, depois, pela terceira e última fase de DI permanente. O DI se torna evidente em 24 a 48 horas pós-cirurgia. A poliúria hipotônica persiste por 5 a 7 dias. A SIHAD ocorre por liberação incontrolada de HAD. Nesse momento, o débito urinário diminui e a urina se torna concentrada. A duração dessa fase pode ser de 2 a 14 dias. A gravidade e a longa duração da hiponatremia podem predizer o DI permanente, já que ambas as condições se devem a dano nos neurônios secretores de HAD no hipotálamo. A terceira fase de DI permanente DI, no qual a poliúria reaparece em duas semanas, se deve à depleção de HAD da fase anterior[8].

Como as perdas urinárias dos pacientes com DI podem ser compensadas?

Os pacientes com sensação de sede preservada e livre acesso à ingestão de fluidos terão a osmolaridade e os eletrólitos plasmáticos normalizados. Se o paciente está incapacitado de compensar as perdas urinárias (inconscientes, com vômitos ou restritos ao acesso aos fluidos), ele desenvolverá aumento da osmolaridade plasmática para mais de 300 mOsm/L, com diminuição da osmolaridade urinária e da razão da osmolaridade urina/plasma[3,8].

Quais são os critérios para se diagnosticar *diabetes insipidus* no pós-operatório?

- Aumento da osmolaridade plasmática > 300 mOsm/L.
- Aumento do débito urinário > 2,5 mL/kg/h por 2 horas consecutivas[8].
- Osmolaridade urinária < 200 mOsm/kg.
- Razão da osmolaridade urina/plasma < 1.

Como é o tratamento do DI pós-operatório?

Deve-se realizar o balanço hídrico a cada seis horas e considerar as perdas insensíveis (300 mL/m²) no cálculo da reposição fluídica. Os líquidos podem ser repostos por água via oral, via sonda nasogástrica ou com solução salina a 0,45%, intravenosa em pacientes eunatrêmicos[8].

Quando começa o uso da desmopressina?

A administração da desmopressina auxilia na redução do balanço fluídico diário. A dose inicial pode ser de 5 a 10 mcg por via intranasal. As doses subsequentes devem ser dadas após constatação de urina diluída (< 200 mOsm/L) ou densidade urinária < 1.005 e débito urinário > 2,5 mL/kg/h por mais de duas horas. O tratamento resulta em diminuição do débito urinário e dura de 6 a 18 horas. O uso regular da desmopressina deverá ser prescrito quando o DI se tornar permanente e estável. O objetivo do tratamento é melhorar a poliúria e a polidipsia[8].

Qual é a frequência da SIHAD pós-cirurgias?

Em pós-operatórios de tumores hipofisários pode ocorrer em 8 a 21% dos casos[8].

Como é caracterizada bioquimicamente a SIHAD?

Ela é caracterizada por baixa osmolaridade plasmática (< 270 mOsm/kg) e alta osmolaridade urinária (> 100 mOsm/kg), hiponatremia com perda urinária de sódio > 20 mmol/L, atividade plasmática de renina suprimida, baixo hematócrito e baixa ureia e ácido úrico plasmáticos[8].

O que é a perda de sal cerebral?

Ela acontece quando há defeito no transportador renal de sódio em pacientes com doença intracraniana, resultando em diminuição do volume extracelular e hiponatremia (poliúria e natriurese). Acontece em 4% das crianças submetidas à neurocirurgia. Alguns autores sugerem que a presença de peptídios natriuréticos liberados pelo tecido cerebral lesionado e a perda da estimulação simpática no rim podem ser a causa dessa entidade. Se ela se tornar prolongada, deve-se averiguar a presença de infecção do SNC, obstrução liquórica e progressão tumoral[8].

Quais são os peptídios natriuréticos mais comuns?

Eles compreendem o peptídio natriurético cerebral e atrial. São pequenos polipeptídios que levam à natriurese, diurese, vasodilatação e supressão da secreção de renina, aldosterona e HAD[8].

Qual é a importância em diferenciar PSC e SIHAD?

Ambos os mecanismos podem provocar hiponatremia em pacientes com lesões cerebrais. Saber distingui-los é importante para que o tratamento seja adequado. Na PSC faz-se reposição de água e sal, e na SIHAD faz-se restrição fluídica (Tabela 20.1)[8].

CASO CLÍNICO

Paciente do sexo masculino, 5 anos e 4 meses. Mãe refere que há oito meses o menor apresentou nódulo amolecido na região frontal esquerda, tratado inicialmente como contusão, com medicação tópica. Pouco tempo depois notou outro nódulo amolecido, hiperemiado na região parietal do mesmo lado, associado à polidipsia, poliúria, hiporexia e cefaleia. Nascido de parto cesárea por desproporção cefalopélvica, a termo, peso de nascimento 3.100 g, estatura 52 cm. Refere ter tido varicela aos três anos. Sem alterações do desenvolvimento neuropsicomotor. Alimentação com predomínio de carboidratos e proteínas. Ao exame físico, encontrava-se em bom estado, corado, hidratado, peso: 15 kg (-2,13 DP) e estatura (-1,93 DP). Apresentava pequenos hemangiomas no tórax e linfonodos submandibulares de 1,5 cm de diâmetro, além de lesão granulomatosa em fundo de úlcera na região frontoparietal esquerda, com edema adjacente. Ausculta cardíaca e pulmonar e propedêutica abdominal sem alterações. Feita radiografia de crânio com diagnóstico de cisto (sic), procedida à drenagem da lesão com saída de material piossanguinolento e evidenciada lesão granulomatosa. Foi realizada uma nova radiografia de crânio, sendo observadas lesões líticas em região parietal e selar. O paciente foi, então, encaminhado para serviço de oncologia. Na tomografia de crânio foram visualizadas lesões osteolíticas. Procedida à biópsia da lesão e na conclusão do exame anatomopatológico, foi relatada lesão histiocitária com hemorragia e numerosos linfócitos e eosinófilos. O paciente evoluiu poliúria de 12 mL/kg/h, densidade urinária 1.005, sódio sérico: 149. Feito o diagnóstico de histiocitose de células de Langherans, iniciada quimioterapia e uso de desmopressina intranasal.

Tabela 20.1. Diferenças bioquímicas entre SIHAD, PSC e DI Central

	SIHAD	PSC	DI Central
Volume urinário	Normal/baixo	Alto	Alto
Osmolaridade plasmática	Baixa	Baixa	Alta
Osmolaridade urinária	Alta	Alta	Baixa
HAD plasmático	Alto	Baixo	Baixo
Osmolaridade urinária/plasmática	> 1	> 1	< 1

Fonte: modificada de Edate S e Albanese A, 2015[8].

Comentários

A histiocitose de células de Langerhans é uma doença rara, com etiopatogenia desconhecida. Ocorre em qualquer faixa etária, principalmente em crianças (3:1.000.000). Pode ter quadro clínico e evolução variáveis. Acomete principalmente ossos, pele e linfonodos. A quimioterapia pode diminuir recidivas e sequelas. O *diabetes insipidus* é a endocrinopatia mais frequente na histiocitose, podendo ocorrer em até metade dos casos. É caracterizado por deficiência da secreção do hormônio antidiurético, resultando em poliúria hipotônica, polidipsia e hipernatremia. O uso da desmopressina tende a normalizar o balanço hidroeletrolítico.

REFERÊNCIAS

1. Adrogué H, Madias N. Hypernatremia. N Engl J Med 2000 May;342(20):1493-9.
2. Spasovski G, Vanholder R, Allolio B, Annane D, Ball S, Bichet D et al. Clinical practice guideline on diagnosis and treatment of hyponatraemia. Eur J Endocrinol 2014 Feb 25;170(3):G1-47.
3. Sterns RH. Disorders of plasma sodium-causes, consequences, and correction. N Engl J Med 2015 Jan 1;372(1):55-65.
4. Teixeira A, Ribeiro A. Hipertonia plasmática na criança. Acta Med Port 2010;23:455-64.
5. Alves JTL, Troster EJ, Oliveira CAC. Isotonic saline solution as maintenance intravenous fluid therapy to prevent acquired hyponatremia in hospitalized children. J Pediatr (Rio J) 2011;87(6):478-86.
6. Nagler EV, Vanmassenhove J, van der Veer SN, Nistor I, Van Biesen W, Webster AC et al. Diagnosis and treatment of hyponatremia: a systematic review of clinical practice guidelines and consensus statements. BMC Med 2014 Dec 11;12:1.
7. Wang J, Xu E, Xiao Y. Isotonic versus hypotonic maintenance IV fluids in hospitalized children: a meta-analysis. Pediatrics 2014 Jan;133(1):105-13.
8. Edate S, Albanese A. Management of electrolyte and fluid disorders after brain surgery for pituitary/suprasellar tumours. Horm Res Paediatr 2015;83(5):293-301.
9. Bockenhauer D, Zieg J. Electrolyte disorders. Clin Perinatol 2014 Sep;41(3):575-90.

CAPÍTULO 21

Hipoglicemia

Rodrigo José Custodio
Raphael Del Roio Liberatore Junior

QUAL É A DEFINIÇÃO DE HIPOGLICEMIA?

É a situação na qual a concentração de glicose no sangue está baixa, com ou sem a concomitância de sintomatologia clínica. É considerada particularmente importante na faixa etária pediátrica e durante a adolescência, haja vista a alta necessidade de glicose para a manutenção do metabolismo cerebral. Concentrações sanguíneas menores que 50 mg/dL em recém-nascidos; e menores que 60 mg/dL em crianças fora do período neonatal definem a situação de hipoglicemia[1].

QUANDO SE DEVE SUSPEITAR DE HIPOGLICEMIA?

A presença de sintomas e sinais sugestivos aponta para a suspeita de hipoglicemia. No período neonatal, esses sintomas e sinais são extremamente inespecíficos, de forma que qualquer mudança do estado clínico de um paciente no período neonatal pode ser sugestiva de hipoglicemia. Nas crianças maiores e adolescentes, pode haver dificuldade na diferenciação entre hipoglicemia e outras patologias com manifestações sincopais (como arritmias e disfunções simpáticas). No entanto, hipoglicemias leves podem ter sintomas como sudorese, ansiedade e palpitações podem fazer parte do quadro hipoglicêmicos. Quadros mais graves podem cursar com sonolência, convulsões e coma[1,2].

COMO IDENTIFICAR OS EPISÓDIOS HIPOGLICÊMICOS E DIFERENCIÁ-LOS DE OUTRAS PATOLOGIAS COM SINTOMATOLOGIA SEMELHANTE?

Principalmente nas crianças maiores e nos adolescentes com relatos prévios de episódios sugestivos de hipoglicemias, a tríade de Whiple é útil para o correto diagnóstico. A tríade é composta por: presença de sintomas sugestivos de hipoglicemia, confirmação laboratorial e resposta com melhora à administração de glicose nos episódios. A presença da tríade é altamente sugestiva de que os sintomas apresentados pelo paciente são decorrentes de crises hipoglicêmicas[1,2].

NA INVESTIGAÇÃO DO QUADRO HIPOGLICÊMICO, QUAIS SÃO OS DADOS RELEVANTES A SEREM PESQUISADOS NA ANAMNESE E NO EXAME FÍSICO QUE PODEM ORIENTAR O DIAGNÓSTICO ETIOLÓGICO?

Perguntas sobre o ineditismo, a frequência dos episódios, a relação temporal destes com a alimentação e se há algum alimento específico capaz de desencadear a crise hipoglicêmica são importantes como guias para o diagnóstico etiológico. Além disso, é fundamental questionar a família sobre os medicamentos em uso (pelo paciente e pelos familiares), se os episódios são de fácil controle em domicílio, se há casos semelhantes na família ou consanguinidade e se há odor diferente do habitual das fezes e da urina.

No exame físico é importante pesquisar a adequação do peso e da estatura do paciente, assim como a genitália, dada a relação com hipopituitarismo nos meninos com micropênis. Hepatomegalias, alterações oculares e odor característico podem ser sugestivos de erro inatos de metabolismo. Observar a presença de macroglossia, hemi-hipertrofia, fissuras nos lobos das orelhas, pois são sugestivas de síndrome de Beckwith-Wiedemann. Em todos os pacientes, a aferição da pressão arterial e do pulso deve ser procedida[1-4].

HÁ ALGUM EXAME IMPORTANTE A SER COLETADO PARA A ELUCIDAÇÃO ETIOLÓGICA DOS QUADROS DE HIPOGLICEMIA?

Existem diversos exames que orientam a definição da etiologia, porém, mais importante que os exames é o momento em que estes são colhidos. Assim, durante a crise hipoglicêmica deve ser colhida o que se pode chamar de "amostra crítica". Na realidade, a amostra crítica representa um conjunto de ensaios laboratoriais (principalmente em amostras de sangue e urina) obtidos no momento da crise hipoglicêmica.

Em geral, fazem parte da amostra crítica os seguintes exames: glicemia, insulina e/ou peptídio C, hormônio de crescimento, cortisol, gasometria venosa, lactato, piruvato, amônia, cetonúria ou cetonemia, substâncias redutoras na urina e exames específicos para erro inatos de metabolismo e glicogenose (teste do glucagon, aminoacidograma, ácido úrico e ácidos graxos)[1-5].

Os resultados da amostra crítica podem ser interpretados da seguinte forma:
- Cetonemia normal ou cetonúria ausente:
  - Substâncias redutoras positivas:
    - Galactosemia ou frutosemia.
  - Substâncias redutoras negativas:
    - Insulinemia detectável: hiperinsulinismo.
    - Insulinemia indetectável: defeitos de oxidação de ácidos graxos deficiência de carnitina.
- Cetonemia aumentada ou cetonúria presente:
  - GH/cortisol normais:
    - Com hepatomegalia: glicogenoses.
    - Sem hepatomegalia: hipoglicemia cetótica.
  - GH/cortisol baixos:
    - Hipopituitarismo ou deficiência isolada.

COMO PODE SER REALIZADO O TRATAMENTO DA CRISE HIPOGLICÊMICA?

O tratamento da crise hipoglicêmica deve ser imediato, com correção o mais rapidamente possível da glicemia. A oferta de alimentos via oral pode ser utilizada desde que o paciente tenha condições de deglutir de forma segura. No entanto, nas situações de hipoglicemia grave, geralmente ocorre prejuízo do sensório e perda de consciência. Assim, torna-se necessária a utilização da via endovenosa segura para a infusão de glicose. As soluções glicosadas devem estar em concentrações baixas, principalmente em recém-nascidos, nos quais soluções em concentrações altas podem provocar edema cerebral, além de provocar flebites quando infundidas em veias periféricas. Recomenda-se o uso de 1 a 2 mL/kg/dose de solução glicosada a 10% em lactentes, 1 a 2 mL/kg/dose de solução a 25% em escolares e adolescentes.

Nas situações em que a via oral e a obtenção rápida do acesso venoso estão indisponíveis, a utilização do glucagon na dose entre 0,5 mg (crianças abaixo de 20 kg) e 1 mg (crianças acima de 20 kg) via subcutânea pode auxiliar no restabelecimento da glicemia em pacientes com boa reserva de glicogênio. Tal conduta deve ser tomada enquanto a via endovenosa não estiver disponível.

Em geral, a oferta de glicose deve ser mantida, pois a glicemia pode apresentar uma queda após o *bolus* inicial. O objetivo é a manutenção da glicemia ao redor de 100 mg/dL, o que nos casos leves pode ser alcançado com oferta oral. No entanto, na maioria dos casos, principalmente nos graves, é necessária a utilização da via endovenosa inicialmente com oferta de 2 a 4 mg/kg/min de glicose. A monitoração deve ser periódica, e a taxa de infusão deve ser ajustada de acordo com a necessidade. Vale ressaltar que necessidades acima de 10 mg/kg/min são sugestivas de hiperinsulinismo. Caso as concentrações das soluções glicosadas forem superiores a 12%, é imperiosa a obtenção de acesso calibroso; por isso, geralmente, deve ser puncionado acesso central.

A manutenção do aporte de glicose deve ser mantida e, quando for possível, a sua suspensão deve ser lenta e gradativa. Normalmente a redução do aporte ocorre após a estabilização da glicemia, e a elucidação diagnóstica, acompanhada do tratamento adequado e específico[1-5].

EXISTEM DROGAS QUE AUXILIAM NO CONTROLE DA HIPOGLICEMIA? QUAIS SÃO ELAS?

Existem medicamentos que poder ser associados no controle da glicemia. O grupo dos contrarreguladores representa alternativa importante para a estabilização da glicemia. O glucagon pode ser usado endovenoso contínuo na dose de 1 mg/dia. Apesar dos efeitos colaterais, os corticoides representam uma alternativa ao glucagon, dada sua disponibilidade e o custo inferior; a hidrocortisona pode ser usada na dose de 1 a 2 mg/kg a cada 6 ou 8 horas. O hormônio do crescimento na dose de 0,1 UI/kg/dia (dose única) é a alternativa mais cara e de resposta mais lenta, além da disponibilidade extremamente restrita.

Outras drogas que podem ser usadas são o octreotide e o diazóxido. O octreotide pode ser usado endovenoso ou subcutâneo, na dose de 5 a 20 mcg/kg/dia. O diazóxido é a droga de escolha para os casos de hipoglicemia hiperinsulinêmica da infância na dose de 5 a 20 mg/kg/dia via oral. No caso do uso do diazóxido, é importante o uso associado de hidroclorotiazida (7 a 10 mg/kg/dia, tomadas a cada 12 horas), que reduz a retenção hídrica promovida pelo diazóxido e auxilia na estabilização da glicemia, uma vez que apresenta efeito hiperglicemiante[2-4].

CASO CLÍNICO 1

Menino de 5 anos e 6 meses de idade foi levado à Unidade Básica de Saúde (UBS) pela mãe pelo fato de, pela manhã em casa, ter apresentado inicialmente dificuldade de concentração, que foi seguida de sudorese e tremores. Conforme orientações médicas prévias, a mãe realizou glicosimetria do paciente, que teve como resultado 47 mg/dL. Naquele momento, a criança estava consciente, mas ainda apresentava dificuldade de realizar comandos simples. A mãe ofereceu alimentação oral (leite com açúcar) para o paciente, que apresentou dificuldade em deglutir e recusou todo o volume. Após tal procedimento, o quadro clínico do paciente evoluiu para incapacidade de responder ao chamado de seu nome, rebaixamento de consciência e crise convulsiva.

A mãe negou qualquer intercorrência na véspera. Refere que o paciente se alimentou normalmente e que usou a dose prescrita de insulina. Refere que fez lanche antes de se deitar, composto por leite com três biscoitos de água e sal. Negou quadro febril no período.

O paciente é portador de diabete melito tipo 1 (DM1) há três meses, sendo que a abertura do quadro foi com Cetoacidose Diabética (CAD). Após o controle do quadro de CAD, o paciente ficou internado por quatro dias para adequação das doses de insulina, educação e orientações para o tratamento da doença. O paciente teve alta hospitalar em uso de insulina NPH subcutânea na dose de 10 unidades pela manhã e cinco unidades antes de dormir. No entanto, durante o seguimento, a dose diária de insulina foi gradualmente reduzida, sendo que atualmente está em uso de insulina NPH oito unidades pela manhã e duas unidades antes de dormir.

Na chegada à UBS, o paciente apresentava-se, pálido, torporoso, sudoreico e hiporresponsivo. A frequência cardíaca era de 100 batimentos por minuto e respiratória era de 20 incursões por minuto. A glicosimetria era de 38 mg/dL. Foi obtido acesso venoso periférico e realizado *bolus* de glicose endovenosa na dose de 2 mL/kg/dose de solução de glicose a 10%. Houve reversão do quadro sendo que a glicosimetria era de 74 mg/dL e o paciente tornou-se consciente e responsivo a comandos verbais.

Discussão

O paciente do caso relatado é portador de DM1 há três meses, tendo seu início com episódio de CAD. O diagnóstico de DM1 ocorreu há três meses e, de acordo, com a história relatada pela mãe, houve redução da quantidade de insulina utilizada nesse período. A necessidade de redução da dose diária de insulina apresentada pelo paciente, provavelmente em função de episódios hipoglicêmicos prévios após o início da insulinoterapia, caracteriza a instalação da "fase de lua de mel". Geralmente, nesse período, as necessidades diárias de insulina são reduzidas e há maior número de hipoglicemias.

Em crianças maiores e adolescentes, o diagnóstico de hipoglicemia, em geral, deve ser baseado na existência da tríade de Whipple: clínica sugestiva, hipoglicemia confirmada por dosagem laboratorial e melhora clínica com ingestão ou infusão de glicose. As manifestações clínicas iniciais podem ser ansiedade, palpitação e sudorese. Caso não haja reversão do quadro, inclusive podendo cursar com piora da glicemia, as manifestações tardias podem ser sonolência, torpor, convulsões e coma.

É importante orientar os responsáveis sobre os sintomas e sinais de hipoglicemia para que o reconhecimento do quadro não seja tardio, o que poderia ocasionar o agravamento do episódio hipoglicêmico. De acordo com o relato, a mãe estava atenta à possibilidade dessa complicação e soube reconhecer os sinais. Além disso, procedeu a dosagem da glicemia em glicosímetro confirmando o diagnóstico; entretanto, ao tentar corrigir a glicemia com oferta oral de alimentos, dada a situação do paciente, houve importante dificuldade, o que impossibilitou o tratamento e colaborou para a progressão para a crise convulsiva.

Nessas situações, o tratamento deve ser rápido, para evitar o agravamento do quadro e danos no sistema nervoso central. Em domicílio, recomenda-se a oferta pronta de alimentos, preferencialmente líquidos açucarados, quando o paciente estiver em condições de recebê-lo.

Apesar do reconhecimento do episódio hipoglicêmico pela mãe, da confirmação por meio da glicosimetria e da tentativa de tratamento com ingestão oral, o paciente evoluiu para o agravamento da hipoglicemia culminando com a crise convulsiva. Vale ressaltar que o uso do glucagon é extremamente útil no tratamento da hipoglicemia, em pacientes inconscientes e sem acesso venoso rápido, portanto, no atendimento prévio à chegada à unidade de saúde que estão impossibilitados de usar a via oral. Se o paciente tiver boa reserva de glicogênio, a aplicação de glucagon (0,5 mg para crianças menores de 20 kg e 1 mg para crianças maiores de 20 kg, via subcutânea ou intramuscular) diminuiria o risco da evolução para o quadro convulsivo.

CASO CLÍNICO 2

Lactente do sexo masculino, branco, de três meses de vida, foi admitido na unidade de emergência pediátrica com crise convulsiva tônico-clônica generalizada. Durante a investigação, não foram notados sinais meníngeos ou alteração da fontanela anterior. O paciente estava corado, hidratado, eupneico, acianótico e pouco sonolento, em função do estado pós-ictal. Não havia sinais sugestivos de estigmas de doenças genéticas. Pesava 6.500 g e media 60 cm, sem visceromegalias. Períneo com genitália masculina típica com testículos tópicos bilateralmente, e pênis medindo 3,5 cm de comprimento.

O paciente havia nascido por parto normal em apresentação cefálica, com 38 semanas pesando 3.500 g e medindo 51 cm; índice de Apgar 8 no primeiro minuto e 10 no quinto minuto. Não houve intercorrências neonatais, tendo alta hospitalar com 48 horas de vida em aleitamento materno exclusivo, o qual era mantido até o momento da admissão na urgência. De acordo com a mãe, a aceitação do seio materno era pouco satisfatória. A genitora era saudável e tinha feito pré-natal sem alterações. O pai também era saudável e não havia história de consanguinidade. Os pais negavam casos parecidos na família.

O paciente apresentava história prévia de crises convulsivas de difícil controle desde os 20 dias de vida. No momento, estava em uso de duas medicações anticonvulsivantes sem controle adequado. A mãe referiu que, desde uma semana de vida, o paciente apresenta esporadicamente episódios de sudorese fria associada à hipoatividade momentânea. Não havia notado alterações urinárias ou intestinais.

No atendimento inicial do caso na emergência pediátrica foram colhidos exames para investigar causas metabólicas gerais que justificassem a crise convulsiva. A glicemia capilar foi realizada, sendo o resultado indetectável pelo aparelho (*low*). Após a coleta de glicemia venosa, imediatamente foi obtido acesso venoso periférico e procedida a infusão de solução glicosada a 10% na dose de 2 mL/kg. Após a infusão, a crise convulsiva cessou. O resultado da glicemia venosa desse momento foi 10 mg/dL e os resultados dos demais exames foram normais.

No entanto, após 15 minutos da infusão da solução glicosada, novamente o paciente voltou a apresentar crise convulsiva associada à glicosimetria capilar de 35 mg/dL. Em função desse novo episódio, foi instalado soro endovenoso com velocidade de infusão de glicose (VIG) de 4 mg/kg/min. Porém, apesar da infusão contínua de glicose endovenosa e da oferta de leite materno oral (quando o paciente apresentava condições para tal), a glicemia permanecia abaixo de 60 mg/dL, fato que ocasionou substancial aumento da VIG para até 15 mg/kg/min.

O paciente permaneceu internado e, para melhor investigação da etiologia do quadro, foi coletada uma amostra de sangue em um dos momentos de hipoglicemia concomitante a uma amostra de urina para dosagem de corpos cetônicos. Os resultados das dosagens dessa amostra de sangue foram: glicemia; 11 mg/dL; insulina: 32 mU/mL; GH: 10 ng/dL; cortisol: 25 mcg/dL; pH: 7,35 e bicarbonato: 23 mEq/L; lactato: 1,5 mmol/L; amônia: 25 mcmol/L; e, cromatografia de ácidos orgânicos: normal. A cetonúria foi negativa. Imediatamente após essa coleta foi realizado um teste com glucagon na dose de 0,03 mg/kg subcutâneo e procedidas dosagens de glicemia após a aplicação cujos resultados mostraram aumento adequado dos níveis glicêmicos.

O paciente evoluiu necessitando de VIGs altas, o que ocasionou a obtenção de acesso venoso calibroso para a infusão de glicose e a introdução de glucagon (1 mg/dia), com boa resposta dos níveis glicêmicos.

Após os resultados dos exames da amostra crítica, concomitante às medidas prévias de manutenção da glicemia, foi iniciado o tratamento com diazóxido (10 mg/kg/dia via oral a cada 8 horas) e hidroclorotiazida (7 mg/kg/dia via oral a cada 12 horas), com boa resposta e manutenção de glicemias adequadas e estáveis.

Discussão

O relato descreve o caso de um lactente que apresenta episódios de hipoglicemias graves. É importante salientar que, durante o atendimento de urgência, foi realizado o diagnóstico de hipoglicemia.

A abordagem do episódio hipoglicêmico na urgência deve ser com o objetivo de corrigir o mais rapidamente possível as concentrações de glicose circulante. No caso descrito, dada a situação clínica, foi necessária a obtenção de acesso venoso para a infusão de glicose. Entretanto, na eventualidade da não obtenção de acesso venoso, devem ser utilizadas outras vias, tais como a intraóssea e a subcutânea. Após a infusão aguda de glicose, é fundamental o aporte de glicose para a manutenção adequada da glicemia. Além disso, pode ser usado glucagon via subcutânea na dose de 0,5 a 1 mg. Após o controle inicial do quadro hipoglicêmico, deve ser oferecida glicose suficiente para manter a glicemia aproximadamente em 100 mg/dL. Para que esse objetivo fosse alcançado no paciente relatado, foram necessários o uso do glucagon e a obtenção de acesso venoso calibroso para a infusão de glicose.

A partir da observação da presença de hipoglicemia, pode-se concluir que o antecedente de epilepsia de difícil controle na realidade tratava-se de crises convulsivas secundárias a episódios repetidos de hipoglicemia.

Dentre diversas causas, os episódios hipoglicêmicos nessa faixa etária podem ser manifestações de hiperinsulinismo, hipopituitarismo e erros inatos de metabolismo. Alguns dados de história e exame físico auxiliam na elaboração mais apurada das hipóteses diagnósticas mais prováveis. A presença de genitália externa normal com tamanho peniano adequado, além da apresentação cefálica, são dados que tornam menos provável a hipótese de hipopituitarismo. Além disso, o ganho pôndero-estatural acentuado e a reduzida aceitação da dieta oral podem ser encontrados nos casos de hiperinsulismo congênito. Por outro lado, a ausência de visceromegalias e de consanguinidade associadas à urina de aspecto normal reduzem a possibilidade de haver erro inato de metabolismo.

Apesar das características gerais de cada uma das hipóteses contribuírem para o direcionamento diagnóstico, em princípio, torna-se fundamental a coleta de amostra crítica, uma vez que efetivamente os dados de história e exame físico não afastam ou definem o diagnóstico. Conforme ocorreu no caso relatado, a coleta de amostra crítica de sangue e urina é essencial para a realização do diagnóstico.

Os resultados obtidos mostraram a presença de insulina circulante, mesmo na presença de hipoglicemia. Atualmente considera-se que, para glicemias baixas, os valores de insulinemia também devem estar baixos. O comportamento da insulinemia do paciente não seguiu esse conceito; portanto, naquela glicemia (11 mg/dL) qualquer valor detectável de insulina deve ser considerado alto, fato que direcionou o diagnóstico para hipoglicemia hiperinsulinêmica da infância.

A hipótese de hipopituitarismo foi descartada em função dos resultados normais dos hormônios contrarreguladores (cortisol e GH) na situação de hipoglicemia. Vale ressaltar que a resposta adequada do GH pode não ser demonstrada na amostra crítica, pois a elevação das concentrações desse hormônio pode ocorrer somente após 30 minutos do estímulo hipoglicêmico, sendo necessária coleta posterior à crítica para efetivamente excluir a deficiência de GH.

Os resultados normais de amônia, lactato, gasometria, urina, cromatografia tornam a hipótese de erro inato do metabolismo muito pouco provável. A resposta adequada ao estímulo com glucagon também torna a hipótese de glicogenose pouco provável. No entanto, respostas inadequadas ao glucagon podem ser verificadas em pacientes que, em razão das hipoglicemias repetidas, têm seus estoques de glicogênio reduzidos e, por isso, não apresentam aumento satisfatório de glicemia.

O diazóxido é a droga de escolha nos casos de hipoglicemia hiperinsulinêmica da infância. Através da sua ligação aos canais KATP, o diazóxido é capaz de mantê-los abertos, o que impede a despolarização da membrana citoplasmática e a consequente secreção de insulina pelas células beta-pancreáticas. A dose recomendada de diazóxido varia entre 5 e 20 mg/kg/dia, divididas em três tomadas diárias via oral, e pode apresentar com efeitos colaterais retenção hídrica, leucopenia e hipertricose.

O uso de hidroclortiazida na dose entre 7 e 10 mg/kg/dia divididas em duas tomadas via oral justifica-se pelo seu efeito hiperglicemiante e a proteção contra a sobrecarga hídrica proporcionada pelo uso do diazóxido. Pacientes que utilizam tiazídicos podem apresentar hiponatremia e hipocalcemia, fato que torna necessário o monitoramento periódico desses eletrólitos.

A terapêutica combinada (diazóxido e hidroclortiazida) pode levar ao controle glicêmico, o que proporciona a suspensão do uso da glicose endovenosa, como ocorreu no caso.

REFERÊNCIAS

1. Custodio RJ, Liberatore Jr RDR. Distúrbios metabólicos agudos: hipoglicemia. In: Santoro Jr M, Segre CAM, editores. Temas complexos em pediatria. São Paulo: Atheneu; 2015. p.75-8.
2. Rozance PJ. Update on neonatal hypoglycemia. Curr Opin Endocrinol Diabetes Obes 2014;21: 45-50.

3. Arya VB, Senniappan S, Guemes M, Hussain K. Neonatal hypoglycemia. Indian J Pediatr 2014:81(1):58-65.
4. De Leon DD, Stanley CA. Determination of insulin for the diagnosis of hyperinsulinemic hypoglycemia. Best Practice and Research Clinical Endocrinology and Metabolism 2013:27:763-9.
5. Liberatore Junior RDR, Martinelli Junior CE. Hipoglicemia hiperinsulinêmica da infância. Arq Bras Endocrinol Metab 2011;55(3):177-83.

CAPÍTULO 22

Cetoacidose diabética

Thais Della Manna
Luis Eduardo P. Calliari

O QUE É CETOACIDOSE DIABÉTICA?

A cetoacidose diabética (CAD) é um distúrbio metabólico agudo e grave caracterizado por hiperglicemia, perdas hidroeletrolíticas, acidose metabólica, hiperosmolalidade e cetose, consequente a uma série de alterações do metabolismo dos carboidratos, proteínas e lipídios. É resultante da secreção insuficiente ou ausente de insulina associada a um estado de resistência à ação da insulina, causado pela presença de hormônios do estresse (catecolaminas, glucagon, GH e cortisol) secretados em resposta à hipoperfusão tecidual, infecção ou trauma.

A CAD é definida por:
- Hiperglicemia: glicemia > 200 mg/dL.
- Acidose: pH venoso < 7,3 ou bicarbonato >15 mmol/L.
- Cetonemia (BOH Butirato > 3 mmol/L) e/ou cetonúria (2+ ou mais)[1].

A CAD É MUITO FREQUENTE?

A CAD é a forma mais comum de descompensação em pacientes pediátricos com diabete melito tipo 1 (DM1). É elevada a frequência de CAD ao diagnóstico do DM1, ou seja, na primodescompensação, ao passo que, em crianças com DM estabelecido, o risco é de aproximadamente 10% por paciente por ano.

O percentual de ocorrência da CAD ao diagnóstico varia de acordo com o local, tendo em nosso meio frequência de 42 a 64%[2,3], ao passo que em outros países chega a 12 a 80%[4]. Há uma relação de maior prevalência de CAD em países com menor produto interno bruto, maior latitude e menor incidência populacional de DM1[4].

A incidência de CAD após o diagnóstico vem reduzindo com a intensificação do tratamento, que inclui maior número de monitorizações glicêmicas e de aplicações de insulina. Em nosso meio, dados nacionais mostram que o controle metabólico ambulatorial está associado às condições socioeconômicas (HbA1c = 8,6 ± 1,9% versus 9,1 ± 2,1% versus 9,4 ± 2,4% versus 9,8 ± 2,7% para alto, médio, baixo e muito baixo nível socio-econômico, respectivamente; p < 0,001). Neste levantamento, outros fatores de risco associados a pior controle metabólico foram: menor idade, menor dose de insulina, menor frequência de automonitorização glicêmica (AMG) e sexo feminino, sendo esses fatores também considerados de risco para CAD[5].

COMO SE DEFINE A GRAVIDADE DA CAD?

Os critérios diagnósticos para gravidade da CAD são baseados no grau de acidose, sendo considerada[6]:
- **Leve:** pH < 7,3 ou bicarbonato (Bic) < 15 mEq/L.
- **Moderada:** pH < 7,2 ou Bic < 10 mEq/L.
- **Grave:** pH < 7,1 ou Bic < 5 mEq/L.

QUAIS SÃO AS ALTERAÇÕES METABÓLICAS QUE DESENCADEIAM A CAD?

No DM1, a destruição autoimune das células beta-pancreáticas leva a uma deficiência quase completa de insulina e à ocorrência de vários distúrbios que, se não corrigidos, vão culminar com a descompensação metabólica.

Essa deficiência de insulina sempre vem acompanhada da elevação dos hormônios contrarreguladores – glucagon, cortisol, catecolaminas e hormônio do crescimento (GH), promovendo importantes modificações na fisiologia glicêmica[7]:
- Redução da utilização de glicose, com piora da resistência à insulina.
- Aumento da glicogenólise hepática.
- Aumento da proteólise e redução da síntese proteica, liberando substratos para gliconeogênese.
- Aumento da lipólise, liberando ácidos graxos livres para o fígado, que, por meio da cetogênese, aumenta a produção de corpos cetônicos, ocasionando acidose metabólica.

Na evolução desse processo há elevação progressiva da glicemia, a taxa de reabsorção tubular renal de glicose é ultrapassada (geralmente com glicemia acima de 180 mg/dL), levando à glicosúria e diurese osmótica, com perda de água e eletrólitos. A perda hídrica causa desidratação, que desencadeia a polidipsia. O aumento progressivo da osmolaridade promove saída do líquido intracelular para o extracelular. Os sinais clínicos de desidratação nem sempre são evidentes por esse motivo. Por algum período, o quadro pode ser parcialmente compensado pela ingesta de água, e o aparecimento de vômitos geralmente resulta em agravamento do estado geral. Evolutivamente, o quadro vai se agravando, com piora da desidratação, perda de eletrólitos pela diurese, acidose metabólica (pela desidratação e cetonemia)[1,7].

A Figura 22.1 resume a sequência metabólica que provoca a descompensação.

QUAL É A RELEVÂNCIA DA CAD PARA O PEDIATRA?

A incidência de DM1 na infância vem aumentando no mundo todo, e na quase totalidade dos casos a queixa clínica é direcionada ao pediatra, tanto ambulatorialmente quanto em serviços de emergência. O pediatra deve estar preparado para pensar na possibilidade de o paciente pediátrico apresentar CAD. O aparecimento cada vez mais frequente de DM1 em lactentes traz consigo também maiores dificuldades de identificação, já que os sintomas nem sempre são típicos.

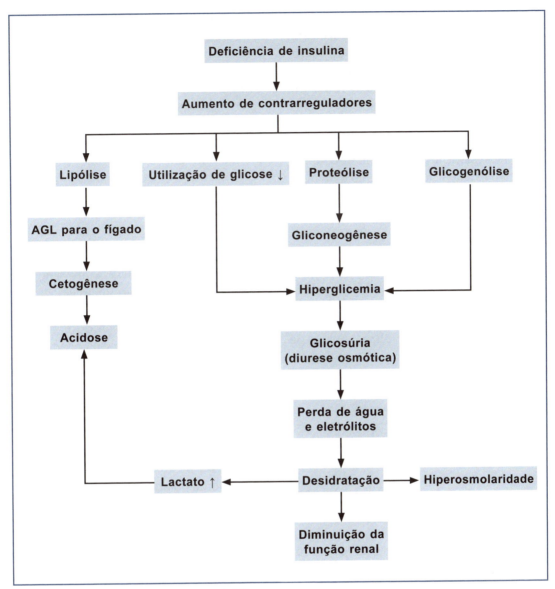

Figura 22.1. Fisiopatologia da CAD.
Fonte: modificada de Wolfsdorf JI et al., 2014[1].

O paciente com CAD é geralmente um paciente gravemente enfermo, com vários distúrbios metabólicos, cujo tratamento exige conhecimentos específicos e atento acompanhamento evolutivo.

Dependendo da formação do médico (endocrinopediatra, clínico ou intensivista) e do local de treinamento, haverá muita variação na forma de tratamento, o que dificulta a padronização da conduta e obtenção de melhores resultados[8].

Para uniformizar condutas e evitar riscos do tratamento, é recomendável que todos os serviços pediátricos tenham um protocolo de atendimento de CAD.

COMO A CAD APARECE PARA O PEDIATRA NO PS?

A história clínica geralmente é de 2 a 4 semanas, mas o tempo de evolução para a CAD é bastante variável. Os sintomas iniciais típicos são poliúria, polidipsia, perda de peso e polifagia. Pode haver concomitantemente algum fator precipitante, como infecções, estresse ou outros. Em pacientes portadores de diabete, as causas mais comuns são infecções ou falta de aplicação de insulina. A presença de vômitos acelera a piora do quadro.

Ao exame físico o paciente geralmente apresenta emagrecimento, desidratação, taquicardia, taquipneia e hálito cetônico. Com a evolução ocorre piora progressiva da desidratação e dos vômitos e desenvolvimento de respiração de Kussmaul. Há comprometimento neurológico que pode se iniciar como confusão mental, tontura e evoluir para perda de consciência. A dor abdominal pode mimetizar quadro de abdome agudo[1].

POR QUE O DIAGNÓSTICO DE CAD PODE PASSAR DESPERCEBIDO?

Para o pediatra que trabalha em serviço de pronto-socorro, a CAD é um evento incomum. O pediatra deve estar atento a algumas peculiaridades da CAD que dificultam sua detecção.

A desidratação na CAD é predominantemente intracelular, portanto, sem sinais evidentes, e pode ser de difícil avaliação. Os três sinais mais úteis no diagnóstico da desidratação são: prolongamento do tempo de enchimento capilar (normal < 1,5 -2 s), turgor de pele anormal e padrão respiratório anormal (hiperpneia)[1].

A taquipneia é algumas vezes confundida com pneumonia ou broncoespasmo. A presença de vômitos muitas vezes induz a um diagnóstico de gastroenterocolite aguda. Em adolescentes, confusão mental, tontura e alteração do nível de consciência podem ser confundidos com intoxicação exógena ou consumo de substâncias ilícitas.

Por fim, o aparecimento cada vez mais frequente de diabete em lactentes, faixa etária de maior prevalência de CAD, traz um desafio ainda maior. Nessa idade, raramente há história prévia de sintomas típicos, e o quadro clínico geralmente é mais grave, sendo que a CAD deve ser pensada em lactente desidratado ou em choque sem causa evidente.

COMO É CONFIRMADO O DIAGNÓSTICO?

A realização de uma glicemia capilar com punção de ponta de dedo pode rapidamente demonstrar a presença de hiperglicemia. A confirmação se dá por meio de exames laboratoriais demonstrando hiperglicemia, presença de cetonas e acidose metabólica, conforme citado anteriormente. Associado a glicemia, cetonemia ou cetonúria e gasometria, deve-se avaliar natremia, calemia e procurar evidências de processo infeccioso no hemograma.

Durante a descompensação há perda urinária de sódio, mas os valores aparecem ainda mais baixos em virtude da lipemia e da hiperosmolaridade. O potássio sérico pode estar baixo, normal ou elevado no momento da chegada do paciente. Esse íon tem sua saída do intracelular aumentada pela acidose e insulinopenia, tendendo a elevar a calemia, mas é eliminado em grande quantidade pela diurese osmótica. A calemia deve ser avaliada de acordo com a acidose, devendo estar mais elevada quanto mais acidótico estiver o soro. A avaliação da calemia vai ser muito importante para definir o momento e a quantidade de reposição de potássio durante o tratamento.

O hemograma pode evidenciar leucocitose com desvio à esquerda apenas pela descompensação, não sendo patognomônico de processo infeccioso. O diagnóstico de associação com infecção deve levar em consideração parâmetros clínicos e laboratoriais[1,7].

COMO REALIZAR A AVALIAÇÃO CLÍNICA À ADMISSÃO DO PACIENTE?

A avaliação inicial do paciente no setor de emergência deve incluir exame físico detalhado, com atenção para o estado circulatório (pulso, pressão arterial e perfusão periférica), grau de desidratação, nível de consciência pela escala do coma de Glasgow, presença de respiração acidótica, hálito cetônico e também sinais de quadros infecciosos associados; medir o peso do paciente. Devem ser realizados à beira do leito exames de glicemia e cetonemia de ponta de dedo, ou cetonúria e glicosúria por fita urinária. A avaliação laboratorial inicial deve incluir glicemia, gasometria venosa, sódio, potássio, cloro, ureia e creatinina, permitindo o cálculo da osmolalidade sérica e do ânion *gap*[9,10]. Verifique as fórmulas na Tabela 22.1.

ONDE DEVE SER CONDUZIDO O TRATAMENTO DA CAD?

O paciente desidratado moderado/grave deve ser admitido em centro especializado em emergência, em local onde seu estado neurológico, sinais vitais, glicemias capilares possam ser reavaliados de hora em hora, onde existam protocolos escritos para o tratamento da CAD na faixa etária pediátrica e que tenha acesso a laboratório preparado para fornecer ininterruptamente os resultados das variáveis bioquímicas necessárias para a condução do tratamento. Recomenda-se o encaminhamento para a Unidade de Terapia Intensiva, já desde o início do tratamento, os casos de CAD graves com longa duração de sintomas, comprometimento do estado circulatório ou depressão do nível de consciência, assim como aqueles em risco aumentado para edema cerebral, ou seja, crianças menores de cinco anos de idade, acidose grave, baixo pCO_2 e ureia elevada[11,12].

COMO DEVE SER CONDUZIDO O TRATAMENTO DA CAD?

As condutas devem ser padronizadas e registradas em folha de fluxo que correlacione as horas decorridas desde a admissão do paciente com a evolução dos sinais vitais, nível de consciência, resultados das análises de glicemia e cetonemia capilares (ou cetonúria) realizadas à beira do leito, das dosagens de glicose plasmática, eletrólitos, gasometria venosa, e também com as alíquotas de fluido administradas, reposições eletrolíticas e doses de insulina[13]. As análises bioquímicas devem ser realizadas pelo menos a cada 2 a 4 horas, e a monitorização cardíaca estará indicada se houver distúrbios nas concentrações de potássio[11,12].

Tabela 22.1. Fórmulas utilizadas para cálculo da osmolalidade sérica, ânion *gap* e sódio corrigido na CAD

Osmolalidade sérica efetiva (normal = 280 a 290 mOsm/kg)	2 × [Na^+ + K^+] + glicose (mg/dL)/18
Ânion *gap* (normal = 12 ± 2 mEq/L)	Na^+ (mEq/L) − [Cl^- + HCO_3^- (mEq/L)]
Sódio corrigido para a glicemia (normal = 135 a 145 mEq/L)	Na^+ (mEq/L) dosado + 2 × ([glicose (mg/dL) − 100]/100)

Fonte: Wolfsdorf JI et al., 2007[9]; Savoldelli RD et al., 2010[10].

É importante salientar que a reposição hidroeletrolítica adequada e bem planejada, e a monitorização frequente do paciente são os fatores críticos no tratamento da CAD.

Em pacientes com quadros extremos de diminuição do nível de consciência, coma ou sinais de fadiga respiratória, a sondagem nasogástrica e a intubação orotraqueal devem ser realizadas para que uma via aérea segura seja estabelecida[9].

QUAIS SÃO OS OBJETIVOS DO TRATAMENTO DA CAD?

Os objetivos do tratamento são[10-12]:
1. Reparação das perdas hídricas.
2. Correção das perdas eletrolíticas.
3. Reversão da cetose e correção da acidose metabólica.
4. Correção da hiperglicemia.
5. Tratamento do processo infeccioso (se presente).
6. Prevenção das complicações do tratamento, como o edema cerebral, a hipocalemia e a hipoglicemia.
7. Identificação e tratamento dos fatores desencadeantes.

COMO CONDUZIR A REPARAÇÃO DAS PERDAS HÍDRICAS?

O choque com instabilidade hemodinâmica costuma ser raro em pacientes pediátricos e a estimativa clínica do déficit de volume tende a ser subjetiva e pouco precisa; portanto, em casos de CAD de gravidade moderada, o déficit volumétrico é estimado em 5 a 7%, e nos casos graves em 7 a 10%[11], entretanto, as diretrizes (2009) da Sociedade Britânica de Diabetes e Endocrinologia Pediátrica aconselham utilizar, para os cálculos da fluidoterapia, um déficit volumétrico máximo de 8%. Todos os fluidos infundidos na criança antes dessa avaliação deverão ser computados nos cálculos de reposição[14].

A reposição de volume deve ser iniciada imediatamente, antecedendo a insulinoterapia, pois a perfusão adequada é necessária para que a insulina atinja seus receptores nos tecidos-alvo.

O tratamento consiste na expansão do compartimento extracelular até normalização da circulação periférica, devendo ser iniciada com solução isotônica: soro fisiológico (SF) 0,9% a 20 mL/kg/hora (máximo de 1.000 mL/hora); novas alíquotas de 10 mL/kg/hora podem ser necessárias até que haja melhora clínica da hidratação do paciente. Durante a fase de expansão, se a glicemia atingir níveis iguais ou inferiores a 250 mg/dL, deve-se acrescentar soro glicosado (SG) a 5% ao SF 0,9% (1:1), uma vez que a resolução da acidemia costuma levar mais tempo que o controle da glicemia.

A reposição volumétrica após as primeiras 12 horas da admissão deverá ser realizada com uma solução salina de tonicidade igual ou superior a 0,45%. O risco da utilização de grandes quantidades de SF 0,9% seria a acidose metabólica hiperclorêmica, entretanto, não existem evidências de que o uso de coloides seja superior ao de cristaloides no tratamento da CAD.

A manutenção das necessidades diárias de fluido deverá ser administrada até que o aporte oral seja satisfatório. As perdas urinárias não deverão ser adicionadas ao cálculo da reposição[12,14].

COMO CONDUZIR A CORREÇÃO DAS PERDAS ELETROLÍTICAS?

A reposição de potássio deve ser iniciada assim que o paciente começar a urinar, desde que seu nível sérico seja ≤ 6,5 mEq/L. Isso geralmente ocorre a partir da segunda hora da hidratação, com 20 a 40 mEq/L de potássio no fluido de hidratação, em uma velocidade máxima de 0,5 mEq/kg/hora[15-17]. Não há consenso quanto à administração de cloreto de potássio ou fosfato de potássio, podendo-se proceder à correção total com solução de KCl 19,1%. Se a opção for para o uso de sais de fosfato de potássio, preconiza-se 1/3 de fosfato monopotássico a 25% (1 mL = 1,8 mEq de potássio) e 2/3 de KCl 19,1% (1 mL = 2,5 mEq de potássio)[10]. Uma vez iniciada a hidratação parenteral e a reposição do potássio, os níveis glicêmicos começarão a baixar.

Os níveis de fosfato estão geralmente diminuídos no quadro de CAD e, com o início da insulinoterapia, esses níveis caem ainda mais, existindo uma justificativa teórica para sua reposição (síndrome da depleção do fosfato, diminuição da oxigenação tecidual por diminuição do nível do 2,3 DPG); porém, na prática, os benefícios dessa suplementação ainda não foram comprovados, havendo possibilidade de precipitar hipocalcemia e hipomagnesemia[18,19].

COMO PROMOVER A REVERSÃO DA CETOSE, A CORREÇÃO DA ACIDOSE METABÓLICA E DA HIPERGLICEMIA?

A insulinoterapia deverá ser iniciada 1 a 2 horas após o início da reparação volumétrica, quando já se obteve melhora da perfusão periférica, podendo-se, então, optar por esquemas de administração de baixas doses de insulina por via intravenosa, intramuscular ou subcutânea[19-21]. A infusão intravenosa contínua de pequenas doses de insulina humana regular sem *bolus* inicial tem sido o esquema de eleição por acarretar uma taxa de queda de glicemia mais previsível e por permitir ajustes de dose mais imediatos[9,19]. Entretanto, haverá necessidade de acessos venosos distintos para permitir manipulações independentes da hidratação parenteral e do ritmo de infusão da insulina. Em crianças que utilizam o sistema de infusão subcutânea contínua de insulina (bomba de insulina), este deverá ser descontinuado durante o tratamento da CAD[14].

A solução de insulina humana regular deve ser infundida na dose de 0,1 UI/kg/hora a partir da diluição de 50 UI de insulina humana regular em 500 mL de SF 0,9%, no qual 1 mL = 0,1 UI. O objetivo será promover um ritmo de queda da glicemia em torno de 60 a 90 mg/dL/hora[9]. A cada hora deve-se realizar glicemia de ponta de dedo e monitorar a taxa de queda da glicemia; caso haja grande sensibilidade à insulina, deve-se acrescentar 5% de glicose ao soro para que a insulinoterapia intravenosa seja mantida até o controle da cetose e acidose metabólica[9,13-15]. Quando o pH estiver ≥ 7,3 com a glicemia inferior a 250 mg/dL e um soro com glicose já estiver sendo infundido, considerar reduzir a taxa de infusão da insulina para 0,05 UI/kg/hora[14].

Como alternativa, utiliza-se no Instituto da Criança do HC-FMUSP o análogo de ação ultrarrápida da insulina (lispro ou asparte) por via subcutânea, na dose 0,15 U/kg a cada 2 horas, sendo reduzida para 0,1 U/kg se a taxa de queda da glicemia exceder 100 mg/dL/hora[10,21].

Na maioria dos episódios de CAD, o controle da acidose metabólica ocorrerá em consequência à reposição hídrica e à insulinoterapia. A reposição de bicarbonato poderá ser considerada somente nos casos extremos, com choque e falência circulatória, que cursam com pH < 6,9 mesmo após a primeira hora de expansão volumétrica[10,13,14,22], na dose de 1 a 2 mEq/kg em 1 a 2 horas ou calculada pela fórmula[10]:

Bicarbonato a administrar (mEq) = (15 − Bicarbonato encontrado) × 0,3 × peso (kg)

Durante o tratamento da CAD, as elevadas concentrações séricas do ácido beta-hidroxibutírico são convertidas em ácido acetoacético que será eliminado na urina, mantendo positiva a reatividade nas fitas de cetonúria por ainda algumas horas após o controle da cetonemia. As fitas urinárias reagem normalmente com o ácido acetoacético e, portanto, a cetonúria não deve ser utilizada como parâmetro de controle do tratamento. Por outro lado, as fitas para monitorização da cetonemia em sangue capilar da ponta de dedo, à beira do leito, reagem com o ácido beta-hidroxibutírico e têm sido úteis nesse controle[13,14].

Após o controle da acidose metabólica (pH ≥ 7,3 e bicarbonato ≥ 15), a insulina regular intravenosa poderá ser substituída pela aplicação subcutânea intermitente de insulina regular (0,1 UI/kg a cada 4 horas), com o cuidado de iniciá-la 1 a 2 horas antes de a infusão intravenosa ser interrompida. Para o esquema de insulinoterapia com análogo de ação ultrarrápida subcutânea intermitente, nesse momento doses de 0,1 UI/kg poderão ser aplicadas a cada três horas. Para evitar hipoglicemia, deve ser acrescentado soro glicosado 5% ao SF (1:1) quando os níveis glicêmicos estiverem próximos de 200 mg/dL[11]. Cerca de 12 horas após o início do tratamento, já com a melhora da acidose, a insulina de ação intermediária NPH deverá ser introduzida na dose de 0,5 a 1 U/kg/dia, fracionada em 2 a 3 doses, associada às aplicações de insulina de ação rápida ou ultrarrápida que forem necessárias conforme os controles de glicemia capilar a cada 3 ou 4 horas[9,10,21]. Os análogos de ação lenta da insulina (glargina ou detemir) poderão ser utilizados em substituição à insulina NPH[13].

QUAIS SERÃO OS CRITÉRIOS DE RECUPERAÇÃO DA CAD?

A melhora clínica do paciente, mostrando-se alerta, vigil, com boa aceitação alimentar, em conjunto com a correção bioquímica da acidose metabólica (pH ≥ 7,3 e bicarbonato ≥ 15 mEq/L e/ou ânion gap = 12 ± 2 mEq/L), podem ser utilizadas como parâmetros de recuperação da CAD.

A dieta poderá ser liberada quando houver melhora do nível de consciência, das náuseas e vômitos. Se a aceitação alimentar não for suficiente para manter níveis glicêmicos entre 90 e 180 mg/dL, deverá ser introduzido soro de manutenção com glicose 5% para que a insulinoterapia não seja interrompida antes do controle total do processo cetogênico. A reposição de potássio também poderá ser mantida por via oral, quando da suspensão do soro endovenoso[10].

QUAIS SÃO AS COMPLICAÇÕES DO TRATAMENTO DA CAD?

Dentre as possíveis complicações como hipoglicemia, hipocalemia, arritmia cardíaca, fenômenos trombóticos venosos e arteriais, é o edema cerebral a principal causa de mortalidade associada à CAD[9,15].

O edema cerebral pode acontecer em 0,5 a 1% de todos os casos de CAD na infância, surgindo em média 5 a 15 horas após o início do tratamento, acompanhado de altas taxas de morbimortalidade como sequela neurológica permanente, em uma frequência entre 10 e 25%, e mortalidade entre 20 e 25% dos casos[9,15]. Fatores de risco associados ao edema cerebral seriam a idade menor que cinco anos, o diagnóstico recente de DM, a longa duração dos sintomas, presença de hipocapnia, acidose grave, uso de bicarbonato para tratamento da acidose, excesso de reposição de volume nas primeiras quatro horas e administração de insulina na primeira hora de reposição hídrica[9]. Um pior prognóstico parece estar associado à presença de maior depressão neurológica e níveis elevados de ureia no momento do diagnóstico do edema cerebral, assim como a hiperventilação com uma pCO_2 inferior a 22 mmHg[11]. O diagnóstico do edema cerebral é clínico, existindo forte evidência de que a administração precoce do manitol previne a lesão cerebral e morte.

QUAL É O TRATAMENTO DO EDEMA CEREBRAL NA CAD?

Diante de suspeita clínica, o tratamento deverá ser instituído rapidamente com administração de manitol 0,5 a 1 g/kg EV em 20 minutos, que poderá ser repetido se não houver resposta em 30 minutos a duas horas; a infusão de líquidos deverá ser reduzida em 1/3, e a cabeceira do leito deverá ser elevada. Caso exista suspeita de herniação, deve-se proceder também à intubação orotraqueal do paciente para mantê-lo em hiperventilação (pCO_2 entre 27 a 30 mmHg), evitando-se a hiperventilação agressiva com pCO_2 menor que 22 mmHg que tem sido associada a um pior prognóstico. Após o início do tratamento, uma tomografia de crânio deverá ser realizada para excluir trombose ou hemorragia cerebral[9,13].

COMO É POSSÍVEL PREVENIR A CAD?

A prevenção é uma etapa fundamental na abordagem da CAD. Campanhas educativas sobre diabete melito na infância voltadas à comunidade e à atenção primária de saúde conseguiram reduzir drasticamente a prevalência de primodescompensações diabéticas com cetoacidose na Itália[17]. Por outro lado, entre pacientes que apresentam episódios recorrentes de CAD, a omissão da insulina ou o manejo inadequado de situações de estresse são as causas mais comuns; portanto, educação e treinamento para a monitorização glicêmica mais frequente, pesquisa de cetonas na urina e aumento das doses de insulina durante períodos de doença intercorrente deverão ser intensificados. A administração da insulina por um adulto responsável, avaliação e apoio psicológico para o paciente diabético e sua família podem contribuir para a redução dos episódios de descompensação diabética[9,23].

REFERÊNCIAS

1. Wolfsdorf JI, Allgrove J, Craig ME, Edge J, Glaser N, Jain V et al. A Consensus Statement from the International Society for Pediatric and Adolescent Diabetes: diabetic ketoacidosis and hyperglycemic hyperosmolar state. Pediatric Diabetes 2014;15(Suppl 20):154-79.
2. Negrato CA, Cobas RA, Gomes MB; Brazilian Type 1 Diabetes Study Group. Temporal changes in the diagnosis of type 1 diabetes by diabetic ketoacidosis in Brazil: a nationwide survey. Diabet Med 2012 Sep;29(9):1142-7.
3. Maruichi MD, Takamune DM, Noronha RM, Schechtman H, Belhaus MS, Kochi C et al. Characteristics of children and adolescents with type 1 Diabetes Mellitus at diagnosis. Comparison of two periods ten years apart in a University Hospital. Arq Med Hosp Fac Cienc Med Santa Casa São Paulo 2012;57(2):55-8.
4. Usher-Smith JA, Thompson M, Ercole A, Walter FM. Variation between countries in the frequency of diabetic ketoacidosis at first presentation of type 1 diabetes in children: a systematic review. Diabetologia 2012 Nov;55(11):2878-94.
5. Gomes MB, de Mattos Matheus AS, Calliari LE, Luescher JL, Manna TD, Savoldelli RD et al. Economic status and clinical care in young type 1 diabetes patients: a nationwide multicenter study in Brazil. Acta Diabetol 2013 Oct;50(5):743-52.
6. Chase HP, Garg SK, Jelley DH. Diabetic ketoacidosis in children and the role of outpatient management. Pediatr Rev 1990;11:297-304.
7. Calliari LEP. Cetoacidose diabética. In: Monte O, Longui CA, Calliari LEP, Kochi C. Endocrinologia para o pediatra. 3. ed. São Paulo: Atheneu; 2006. p.355-62.
8. Glaser NS, Kuppermann N, Yee CK, Schwartz DL, Styne DM. Variation in the management of pediatric diabetic ketoacidosis by specialty training. Arch Pediatr Adolesc Med 1997 Nov;151(11):1125-32.
9. Wolfsdorf JI, Craig ME, Daneman D, Dunger D, Edge JA, Lee WRW et al. ISPAD Clinical Practice

Consensus Guidelines 2006-2007 – Diabetic Ketoacidosis. Pediatr Diabetes 2007;8:28-43.
10. Savoldelli RD, Farhat SC, Manna TD. Alternative management of diabetic ketoacidosis in a Brazilian pediatric emergency department. Diabetol Metab Syndr 2010;2:41.
11. Wolfsdorf JI, Craig ME, Daneman D, Dunger D, Edge JA, Lee WRW et al. ISPAD Clinical Practice Consensus Guidelines 2009 Compendium – Diabetic ketoacidosis in children and adolescents with diabetes. Pediatr Diabetes 2009;10(Suppl 12):118-13.
12. Klein M, Sathasivam A, Novoa Y, Rapaport R. Recent consensus statements in pediatric endocrinology: a selective review. Endocrinol Metab Clin N Am 2009;38:811-25.
13. Rosenbloom AL. The management of diabetic ketoacidosis in children. Diabetes Ther 2010; 1(2):103-20.
14. Edge JA. BSPED recommended guideline for the management of children and young people under the age of 18 years with diabetic ketoacidosis 2015. Available from: <http://www.bsped.org.uk/clinical/docs/DKAguideline.pdf>.
15. Wolfsdorf JI, Glaser N, Sperling MA. Diabetic ketoacidosis in infants, children, and adolescents: a consensus statement from the American Diabetes Association. Diabetes Care 2006;29:1150-9.
16. Orlowski JP, Cramer CL, Fiallos MR. Diabetic ketoacidosis in the Pediatric ICU. Pediatr Clin N Am 2008;55:577-87.
17. Vanelli M, Chiari G, Ghizzoni L, Costi G, Giacalone T, Chiarelli F. Effectiveness of a prevention program for diabetic ketoacidosis in children. An 8-year study in schools and private practices. Diabetes Care 1999;22:7-9.
18. Dunger DB, Sperling MA, Acerini CL, Bohn DJ, Daneman D, Danne TP et al.; European Society for Pediatric Endocrinology; Lawson Wilkins Pediatric Endocrine Society. European Society for Pediatric Endocrinology/Lawson Wilkins Pediatric Endocrine Society consensus statement on diabetic ketoacidosis in children and adolescents. Pediatrics 2004 Feb;113(2):e133-40.
19. Kitabchi AE, Nyenwe EA. Hyperglycemic crisis in diabetes mellitus: diabetic ketoacidosis and hyperglycemic hyperosmolar state. Endocrinol Metab Clin N Am 2006;35:725-51.
20. Kitabchi A, Umpierrez G, Murphy M. Management of hyperglycemic crises in patients with diabetes. Diabetes Care 2001;24:131-53.
21. Della Manna T, Steinmetz L, Campos PR, Farhat SCL, Schvartsman C, Kuperman H et al. Subcutaneous use of a fast-acting insulin analog: an alternative treatment for pediatric patients with diabetic ketoacidosis. Diabetes Care 2005;28:1856-61.
22. Chua HR, Schneider A, Bellomo R. Bicarbonate in diabetic ketoacidosis: a systematic review. Annals of Intensive Care 2011;1:23-35.
23. Bismuth E, Laffel L. Can we prevent diabetic ketoacidosis in children? Pediatr Diabetes 2007;8(Suppl 6):24-33.

SEÇÃO 7

QUANDO O PEDIATRA DEVE ENCAMINHAR? NOS DISTÚRBIOS DO METABOLISMO DE CÁLCIO E FÓSFORO

CAPÍTULO 23

Principais distúrbios de cálcio e fósforo

Lilia D'Souza-Li

QUAL É A DISTRIBUIÇÃO DE CÁLCIO NO ORGANISMO?

O indivíduo adulto possui 1 kg de cálcio no corpo e a maior parte se encontra nos ossos sob a forma de hidroxiapatita. Apenas 1% se encontra nas células e no espaço extracelular. A concentração sérica do cálcio varia de 8,5 a 10 mg/dL, sendo que 50% se encontram na forma iônica biologicamente ativa e variam de 1,16 a 1,31 mM (4,65 a 5,25 mg/dL), 40% são ligados à albumina, e 10%, ligados a citratos e fosfatos. O cálcio sérico sofre influência do pH e da albumina. A presença de acidose diminui sua ligação com proteínas plasmáticas e aumenta a sua fração iônica, e alcalose aumenta sua ligação com proteínas plasmáticas e reduz sua fração iônica. Para cada grama de redução da albumina a partir de 4 g, há uma queda de 0,8 g da concentração de cálcio total sem interferir no cálcio iônico[1].

QUAL É A IMPORTÂNCIA DO CÁLCIO NO ORGANISMO?

O cálcio tem papel fundamental no nosso organismo. Nos ossos, em conjunto com o fósforo, forma a hidroxiapatita, que proporciona resistência e sustentabilidade. A porção metabolicamente ativa localizada nos ossos trabeculares está constantemente se remodelando e liberando e recebendo cálcio para o controle e manutenção do cálcio extracelular. O cálcio extracelular é importante para a manutenção e o controle de inúmeros eventos bioquímicos, incluindo: como cofator no processo de coagulação; controlando a estabilidade da membrana plasmática e a permeabilidade da membrana ao sódio[2]. Cálcio é um dos mais importantes mensageiros secundários intracelular, e é mantido a uma concentração 10.000 vezes menor do que o cálcio extracelular, sofrendo grandes variações através da abertura de canais de cálcio.

O aumento de cálcio intracelular ativa proteínas quinases específicas e resulta em secreção de neurotransmissores, hormônios e ativação de diversas vias de transmissão de sinal intracelular. Nos músculos, o cálcio regula a contração muscular[3].

O controle do cálcio é mediado pelo receptor sensor de cálcio (CASR) encontrado principalmente nas células das paratireoides, ossos e rins, mas também em outros tecidos não envolvidos diretamente no metabolismo ósseo. Além do CASR, diversos hormônios estão envolvidos na regulação do cálcio com o paratormônio (PTH) e vitamina D exercendo ação mais proeminente.

QUAIS SÃO OS HORMÔNIOS QUE REGULAM A HOMEOSTASE DE CÁLCIO?

O cálcio sérico é rigidamente controlado pelas paratireoides. Pequena queda da concentração sérica do cálcio resulta em grande aumento na produção e secreção de paratormônio (PTH) que age nos ossos e rins[2]. Nos rins, ele aumenta a reabsorção de cálcio e reduz a reabsorção de fósforo, aumenta a conversão de 25-hidroxivitamina D em seu composto mais bioativo 1,25-di-hidroxivitamina D, e os dois hormônios vão agir sinergisticamente nos ossos promovendo reabsorção de cálcio e fósforo. A vitamina D age nos intestinos promovendo reabsorção de cálcio e fósforo. Aumento das concentrações séricas de cálcio ativam o CASR, que inibe a secreção de PTH nas paratireoides e aumenta a excreção de cálcio nos rins, junto com inibição da ação da vasopressina por redução de aquaporina com aumento da diurese evitando, assim, a formação de cálculo pela precipitação da calciúria[4]. O cálcio também regula a secreção de calcitonina, presente nas células parafoliculares C da tiroide, através do CASR. A hipercalcemia estimula a secreção de calcitonina, cuja principal ação é inibir, de forma indireta, a reabsorção óssea, pois inativa o receptor de calcitonina presente nos osteoclastos.

COMO O CÁLCIO É METABOLIZADO?

O balanço de cálcio é mantido principalmente por meio de controle renal. Cerca de 10 g de cálcio é filtrado diariamente nos rins e 99% são reabsorvidos. Menos de 200 mg de cálcio é excretado na urina com valores de excreção normal em 24 horas variando de 100 a 300 mg/dia (2,5 a 7,5 mmol/dia). A cada 1.000 mg de cálcio ingeridos, menos de 200 mg são absorvidos no intestino. A absorção intestinal de cálcio depende da idade e da quantidade ingerida na dieta, podendo variar de 20 a 60%[4]. Em virtude da remodelação óssea, cerca de 500 mg de cálcio são liberados do osso e incorporados novamente ao longo do dia. A Tabela 23.1[5] mostra quais as doses diárias de cálcio recomendadas. Mesmo em indivíduos com doenças associadas a hipocalcemia, recomenda-se que pelo menos 40% sejam provenientes da ingesta alimentar, e o restante, via suplemento de cálcio.

Tabela 23.1. Necessidades diárias de cálcio

Idade	Cálcio elemento (mg)
0-6 meses	200
7-12 meses	260
1-3 anos	700
4-8 anos	1.000
9-13 anos	1.300
14-18 anos	1.300
19-50 anos	1.000

Fonte: Ross AC et al., 2011[5].

QUAL É A DISTRIBUIÇÃO DO FÓSFORO NO ORGANISMO?

O fósforo geralmente se encontra no organismo sob a forma de fosfato. O indivíduo adulto possui 542 g de fosfato (PO$_4$), 85% se encontram no osso sob a forma de hidroxiapatita, 15% nos tecidos moles como fosfoproteínas, fosfolipídios e ácidos nucléicos e apenas 0,1% no meio extracelular. As concentrações séricas de fósforo sofrem grandes variações dependendo do gênero, idade, consumo alimentar, taxa de crescimento e de diferentes hormônios. Diferentemente do cálcio, o gradiente extracelular/intracelular é pequeno (0,1 mM/0,2 mM)[2].

QUAL É A IMPORTÂNCIA DO FÓSFORO NO ORGANISMO?

O fósforo extracelular é importante para manter a relação Ca × PO$_4$ em uma proporção ideal para induzir a mineralização óssea. Excesso de fosfato está associado ao processo de envelhecimento[6].

O fósforo intracelular está envolvido em inúmeros processos: participa da formação da membrana fosfolipídica, da fosforilação de proteínas das vias de sinalização intracelular, da formação do ATP responsável pela geração, estocagem e transferência de energia nas mitocôndrias e da composição do DNA e RNA.

QUAIS SÃO AS PROTEÍNAS ENVOLVIDAS NA REGULAÇÃO DO FÓSFORO?

Diversas proteínas são envolvidas na regulação de fósforo nos diversos órgão, incluindo PTH e vitamina D nos rins e ossos, fator de crescimento fibroblasto 23 (FGF-23) e klotho nos rins, proteínas cotransportadoras de sódio e fosfato nos rins (NaP2a e NaP2c) e intestinos (NaP2b) e PHEX nos ossos e rins, além de uma variedade enorme de proteínas fosfatúricas atualmente descritas, incluindo proteína relacionada a Frizzled secretada (sFRP4), fosfoglicoproteína da matriz extracelular (MEPE) e FGF-7[3].

Como descrito anteriormente, o PTH e a vitamina D regulam o fósforo junto com cálcio. O PTH é um dos principais hormônios reguladores do fósforo, aumentando sua excreção urinária. Outro hormônio fundamental na regulação da homeostase do fósforo é o FGF-23. Sua principal função é inibir a reabsorção de fosfato e inibir a 1,25(OH)2D3, protegendo o organismo de excesso dessa vitamina[6]. A ação do FGF-23 é mediada pela interação com vários receptores de FGFs se ligando preferencialmente ao receptor FGFR1c, junto com o correceptor alfa-klotho, provocando inibição da expressão de cotransportadores de sódio dependentes de fosfato (Npt2a e Npt2c), o que resulta em menor reabsorção renal de fósforo[6].

COMO O FÓSFORO É METABOLIZADO?

Nos rins, 90% da carga total filtrada de fósforo é reabsorvida, sendo que 90% ocorre no túbulo proximal, e 10%, no túbulo distal. De toda a carga ingerida na dieta, 70% é absorvida nos intestinos, sendo a maior parte de forma passiva, aparentemente não saturável[6]. Alguns fatores podem diminuir a absorção intestinal, como os quelantes de fósforo (cálcio e alumínio) enquanto a vitamina D e em menor intensidade o PTH e o GH estimulam a absorção.

DISTÚRBIOS DE CÁLCIO E FÓSFORO NA INFÂNCIA

Defeitos em diversas proteínas incluindo hormônios, receptores, correceptores, proteínas de sinalização intracelular e transportadoras, são associados a doenças congênitas que resultam em distúrbios minerais de cálcio e fósforo (Tabela 23.2).

CASO CLÍNICO

Paciente do sexo feminino, 10 anos, iniciou quadro com massa em região maxilar esquerda de aumento progressivo invadindo região nasal. História de acompanhamento no primeiro ano de vida por hipotonia a esclarecer abandonando acompanhamento aos nove meses de idade sem diagnóstico definido. Desde o nascimento apresenta hipotonia, dificuldade de ganhar peso e de se alimentar. Durante a infância evoluiu com deformidades ósseas, atraso do desenvolvimento neuropsicomotor e desnutrição grave, não conseguindo deambular. Ao exame de admissão aos 10 anos, a criança apresentava REG, peso: 11 kg (z-escore = −5,35), não conseguindo avaliar estatura em razão da hipotonia intensa. Apresentava massa em região maxilar esquerda e em joelho direito. Investigação laboratorial demonstrou cálcio sérico total: 18,3 mg/dL (valor de ref. 8,5 a 10); cálcio iônico: 2,79 mmol/L (valor ref. 1,15 a 1,29); fósforo: 2,04 mg/dL (valor de ref. 2,7 a 7); magnésio: 3,1 mEq/L (valor de ref. 1,3 a 2,1); fosfatase alcalina: 2.268 IU/L (valor de referência para crianças < 700); 25-hidroxivitamina D: 27 ng/mL (valor de referência > 32); PTH: 671 pg/mL (valor de referência 12 a 72); razão de *clearance* de cálcio e creatinina: 0,0004. A imagem radiológica mostrou várias calcificações na região de pâncreas e rins, e lesões osteolíticas múltiplas em metáfise e diáfise de tíbia esquerda, fêmur direito, úmero esquerdo, mandíbula e maxila. A biópsia do tumor em maxila esquerda foi compatível com tumor marrom. Não havia história de consanguinidade na família. Em avaliação laboratorial dos pais, a mãe apresentava cálcio sérico normal (9,4 mg/dL) com PTH: 23 pg/mL, e o pai apresentava calcemias discretamente elevada (10,7 mg/dL) e PTH inapropriadamente normal para o valor de calcemias (PTH: 43 pg/mL), e ambos apresentavam *clearance* de cálcio menor do que 0,01, sugestivo de hipercalcemia hipocalciúrica familiar nos pais e hiperparatireoidismo neonatal grave na criança. A paciente tem dois irmãos, um sem doença e outro que também apresentou hiperparatireoidismo neonatal grave identificado precocemente. As duas crianças foram para cirurgia para remoção total das paratireoides que apresentavam aumentadas de volume. Após cirurgia houve queda das concentrações séricas de cálcio e PTH, e ganho ponderal com redução das lesões osteolíticas.

Discussão

A hipercalcemia, junto com o hipotireoidismo, é um diagnóstico diferencial importante de hipotonia neonatal e deve ser sempre afastada. Felizmente, a hipercalcemia na primeira e segunda décadas de vida é rara, entretanto, pelo risco de retardo mental associado a valores de calcemia acima de 15 mg/dL, deve ser considerada emergência médica. Na infância, doenças genéticas devem sempre ser afastadas, e a avaliação laboratorial dos pais é importante para se estabelecer o diagnóstico etiológico. Nessa família, ambos os pais apresentavam uma mutação inativadoras no CASR em posições diferentes, e tanto a menina como seu irmão eram compostos heterozigotos para as mutações. Tanto na hipercalcemia hipocalciúrica familiar como no hiperparatireoidismo neonatal grave o ajuste do valor do cálcio sérico está alterado, e nos casos mais graves há uma intensa reabsorção óssea para manter a calcemias no *set point*, determinado pelo receptor mutante, resultando em tumores marrons[7]. Quando não realizada a para-

Tabela 23.2. Causas de distúrbios de cálcio e fósforo na infância

	Proteína	
Hipocalcemia	CASR	Mutações com ganho de função, anticorpos ativadores
	G alfa-11	Mutação com ganho de função
	PTH	Perda de função, mutações em proteínas reguladoras
	G alfa-s	Perda de função (pseudo-hipoparatireoidismo)
	Vitamina D	Hipovitaminose D, mutações no VDR, mutações 1-alfa-hidroxilase
	Magnésio	Hipomagnesemia transitória, mutação nos transportadores de magnésio (TRPM6 no intestino, Claudin-16, Claudin-19 nos rins)
Hipercalcemia	CASR	Perda de função (hipercalcemia hipocalciúrica familiar tipo 1), anticorpos contra o CASR
	G alfa-11	Perda de função (hipercalcemia hipocalciúrica familiar tipo 2)
	AP2S1	Perda de função (hipercalcemia hipocalciúrica familiar tipo 3)
	PTH	Adenomas de paratireoides (isolado é muito raro na infância)
	Vitamina D	Hipervitaminose D
	Menin	Neoplasia endócrino múltipla tipo I (MEN I)
	Parafibromin (CDC73)	Síndrome tumor mandíbula e hiperparatireoidismo
	CASR	Perda de função (hiperparatireoidismo neonatal grave)
	PTH	Hiperparatireoidismo
Hipofosfatemia	FGF-23	Ganho de função (raquitismo hipofosfatêmico autossômico dominante)
	PHEX	Perda de função (raquitismo hipofosfatêmico dominante ligado ao X)
	DMP-1	Perda de função (raquitismo hipofosfatêmico autossômico recessivo)
Hiperfosfatemia	CASR	Mutações com ganho de função
	PTH	Hipoparatireoidismo
	Vitamina D	Hipervitaminose D
	FGF-23	Mutação com perda de função (calcinose tubular familiar)
	GALNT3	Mutação com perda de função (calcinose tubular familiar)
	Klotho	Mutação com perda da função (calcinose tubular familiar)
	Adquiridas	Insuficiência renal, lise tumoral, lise muscular, acidose lática e cetoacidose diabética

Fonte: elaborada pela autora.

tireoidectomia total, 50% dos pacientes morrem no primeiro ano de vida por infecções respiratórias associadas à hipotonia muscular. A hipercalcemia hipocalciúrica familiar geralmente é assintomática e com baixo grau de complicações. É comum esses indivíduos irem para paratireoidectomia por diagnóstico errôneo de adenoma de paratireoide. Após a cirurgia, esses indivíduos persistem com discreta hipercalcemia. Diferentemente de adenoma de paratireoide, como o nome já diz, em hipercalcemia hipocalciúrica familiar, em vez de hipercalciúria comum em adenomas, o indivíduo apresenta hipocalciúria.

REFERÊNCIAS

1. Favus MJ, Goltzman D. Regulation of calcium and magnesium. In: Rosen CJ, editor. Primer on the metabolic bone diseases and disorders of mineral metabolism. 8. ed. Oxford: Wiley-Blackwell; 2013. p.173-9.
2. Moma CA, D'Souza-Li L. O papel dos íons no metabolismo ósseo: cálcio, fósforo e magnésio. In: Maeda SS, Silva DMW, editores. Guia prático em osteometabolismo. São Paulo: Segmento Farma; 2014. p.25-30.
3. Bonjour JP. Calcium and phosphate: a duet of ions playing for bone health. J Am Coll Nutr 2011 Oct;30(5 Suppl 1):438S-48S.
4. Miller RT. Control of renal calcium, phosphate, electrolyte, and water excretion by the calcium-sensing receptor. Best Pract Res Clin Endocrinol Metab 2013;(27):345-58.
5. Ross AC, Taylor CL, Yaktine AL, Del Valle HB, editors; Institute of Medicine (US) Committee to Review Dietary Reference Intakes for Vitamin D and Calcium. Dietary Reference Intakes for Calcium and Vitamin D. Washington (DC): National Academies Press (US); 2011.
6. Carpenter TO. Primary Disorders of Phosphate Metabolism. [Updated 2014 Aug 17]. In: De Groot LJ, Beck-Peccoz P, Chrousos G et al., editors. Endotext [Internet]. South Dartmouth (MA): MDText.com, Inc.; 2000-2014. Available from: <http://www.ncbi.nlm.nih.gov/books/NBK279172/>.
7. Hendy GN, Cole DE. Genetic defects associated with familial and sporadic hyperparathyroidism. Front Horm Res 2013;41:149-65.

CAPÍTULO 24

Raquitismos

Hamilton Cabral de Menezes Filho

O QUE É O RAQUITISMO?

O raquitismo é uma doença óssea que se caracteriza pela diminuição da mineralização da placa de crescimento[1]. Como afeta a placa de crescimento, ocorre apenas durante o período de crescimento da criança.

QUAL A DEFINIÇÃO DE OSTEOMALÁCIA? COMO DIFERENCIAR A OSTEOMALÁCIA DO RAQUITISMO?

A osteomalácia também é uma doença decorrente da diminuição da mineralização, mas afetando especialmente o osso cortical e trabecular[1]. Tanto no raquitismo quanto na osteomalácia ocorre acúmulo de matriz óssea não mineralizada, denominada osteoide[1]. Em geral o raquitismo e a osteomalácia ocorrem associadamente, sendo que, após o fechamento da placa de crescimento (ou seja, após o término do período de crescimento), permanece apenas a osteomalácia[1].

VITAMINA D: COMO É O SEU METABOLISMO E QUAIS SÃO AS SUAS PRINCIPAIS AÇÕES?

A vitamina D é sintetizada na pele a partir dos precursores 7-deidrocolesterol (pró-vitamina D_3) ou ergosterol (pró-vitamina D_2)[2]. A exposição da pele aos raios ultravioleta B (UVB) resulta na transformação da pró-vitamina D_3 e da pró-vitamina D_2, respectivamente, em pré-vitamina D_3 e pré-vitamina D_2[2]. A pré-vitamina D_3 e a pré-vitamina D_2 sofrem um processo de isomerização induzido pelo calor, assim, convertidas em vitamina D_3 (colecalciferol) e vitamina D_2 (ergocalciferol)[2]. É interessante observar que a exposição intensa à luz solar leva à conversão da pré-vitamina D_3 e da pré-vitamina D_2 em compostos inertes (lumisterol e taquisterol), prevenindo-se, desse modo, uma possível intoxicação pela vitamina D^2. As vitaminas D_3 e D_2 sofrem a mesma metabolização, de forma que a partir de agora será adotado apenas o termo vitamina D. A vitamina D é translocada para a circulação, formando um complexo com a sua proteína ligante, transportada até o fígado[2]. No fígado, a vitamina D é convertida em 25(OH)Vitamina D (calcidiol) por meio da ação da enzima 25-hidroxilase[2]. O calcidiol é biologicamente inerte, e sua importância reside no fato de representar a principal forma circulante da vitamina D^2. O calcidiol é levado até o túbulo renal proximal onde, a partir da ação da enzima 1-alfa-hidroxilase, originará a 1,25(OH)$_2$Vitamina D (calcitriol), forma ativa da vitamina D^2. A atividade da 1-alfa-hidroxilase é estimulada pelo PTH, pela hipocalcemia e pela hipofosfatemia[2]. Por outro lado, a 1,25(OH)$_2$Vitamina D é capaz de autorregular sua síntese por meio da inibição tanto da enzima 1-alfa-hidroxilase quanto da expressão do gene do PTH[2].

A metabolização do calcidiol e do calcitriol é realizada pela enzima 24-hidroxilase no intestino, osso, fígado e rins[2]. A metabolização do calcidiol e do calcitriol origina os compostos 24,25(OH)$_2$ Vitamina D e 1,24,25(OH)$_3$ Vitamina D^2.

A síntese e o metabolismo da vitamina D são apresentados no Quadro 24.1.

A 1,25(OH)$_2$Vitamina D é um hormônio esteroide cujo receptor está localizado no núcleo. Suas principais ações estão relacionadas ao controle da calcemia e da fosfatemia. A 1,25(OH)$_2$Vitamina D estimula a absorção de cálcio no duodeno e de fósforo no jejuno[3]. No osso a 1,25(OH)$_2$Vitamina D tem papel no desenvolvimento da placa de crescimento, na formação óssea pelos osteoblastos, na reabsorção óssea pelos osteoclastos, e na ação integrada de ambos tipos celulares na remodelação óssea[3]. Diante da redução da ingestão e/ou da absorção intestinal de cálcio a 1,25(OH)$_2$Vitamina D, atuando em conjunto com o PTH, estimula a diferenciação e a ação dos osteoclastos com o intuito de aumentar a reabsorção óssea e disponibilizar o cálcio presente no osso[4]. Nas paratireoides a 1,25(OH)$_2$Vitamina D, atuando em cooperação com o íon cálcio, inibe a proliferação celular e a síntese do PTH, e modula a resposta das paratireoides ao cálcio por meio da indução do gene do receptor sensível ao cálcio extracelular[3]. Nos rins, a 1,25(OH)$_2$Vitamina D aumenta a reabsorção de cálcio no túbulo distal e a reabsorção de fosfato nos túbulos proximal e distal[3]. Outras ações renais da 1,25(OH)$_2$Vitamina D incluem a inibição da 1-alfa-hidroxilase e o estímulo da 24-hidroxilase, de forma a autorregular sua formação e degradação[3]. Em resumo, as ações da 1,25(OH)$_2$Vitamina D no intestino, nos rins e nos ossos resultam em aumento da calcemia e da fosfatemia.

QUAIS SÃO AS PRINCIPAIS FUNÇÕES DO FGF-23? QUAL É A FISIOLOGIA DO FGF-23 NO METABOLISMO OSTEOMINERAL?

O FGF-23 (*fibroblast growth factor – 23*) é uma proteína com importante papel na homeostase mineral, destacando-se sua função no controle da fosfatemia. O FGF-23 é um hormônio produzido especialmente pelos osteoblastos e osteócitos, e as suas ações principais ocorrem nos rins. O principal sítio de ação do FGF-23 é o túbulo renal proximal, inibindo tanto a proteína cotransportadora de fósforo sódio-dependente tipo II (NPT-II) quanto a enzima 1-alfa-hidroxilase, e estimula a enzima 24-hidroxilase[5]. Essas ações do FGF-23 resultam em redução da fosfatemia por levarem tanto à diminuição da reabsorção tubular de fosfato (RTF) quanto da

Quadro 24.1. Síntese e metabolismo da vitamina D

1. Síntese das vitaminas D_2 e D_3

Pele:

Ergosterol (pró-vitamina D_2) —luz ultravioleta→ Pré-vitamina D_2 → Vitamina D_2 (ergocalciferol)

7-deidrocolesterol (pró-vitamina D_3) —luz ultravioleta→ Pré-vitamina D_3 → Vitamina D_3 (celecalciferol)

2. Circulação das vitaminas D_2 e D_3

Complexo vitamina D_2 – proteína ligante da vitamina D

Complexo vitamina D_3 – proteína ligante da vitamina D

3. Hidroxilação hepática das vitaminas D_2 e D_3

Vitamina D_2 —25-hidroxilase→ 25(OH)Vitamina D_2 (calcidiol)

Vitamina D_3 → 25(OH)Vitamina D_3 (calcidiol)

4. Hidroxilação renal das vitaminas D_2 e D_3 (túbulo renal proximal)

25(OH)Vitamina D_2 —1-alfa-hidroxilase→ 1,25(OH)$_2$Vitamina D_2 (calcitriol)

25(OH)Vitamina D_3 → 1,25(OH)$_2$Vitamina D_3 (calcitriol)

5. Metabolização das vitaminas D_2 e D_3 (fígado, intestino, osso, rins):

25(OH)Vitamina D_2 —24-hidroxilase→ 24,25(OH)$_2$Vitamina D_2

25(OH)Vitamina D_3 → 24,25(OH)$_2$Vitamina D_2 (calcitriol)

1,25(OH)$_2$Vitamina D_2 —24-hidroxilase→ 1,24,25(OH)$_3$Vitamina D_2

1,25(OH)$_2$Vitamina D_3 → 1,24,25(OH)$_3$Vitamina D_3

Fonte: elaborado pelo autor.

sua absorção no jejuno. O FGF-23 atua mediante um complexo formado com seu receptor e a proteína klotho[5]. A inativação do FGF-23 é realizada por convertases.

Quanto à fisiologia do FGF-23, destaca-se o papel de algumas proteínas produzidas pelos osteócitos que têm papel relevante no controle da secreção do FGF-23. Assim, as proteínas PHEX (proteína reguladora do fosfato (P) com homologia (H) para as endopeptidases (E), cujo gene localiza-se no cromossomo X) e DMP-1 (proteína da matriz da dentina), inibem a transcrição do gene do FGF-23, ao passo que a proteína MEPE (fosfoglicoproteína da matriz extracelular) inibe a proteína PHEX e, consequentemente, estimula a transcrição do gene do FGF-23[5].

QUAL É A FISIOPATOLOGIA DO RAQUITISMO?

No raquitismo há mineralização inadequada da matriz osteoide da placa de crescimento. Por meio da mineralização, os cristais de hidroxiapatita, formados a partir dos íons cálcio e fósforo, são depositados na matriz osteoide. No raquitismo observa-se expansão da zona hipertrófica da placa de crescimento decorrente da redução da apoptose dos condrócitos nesta zona[6]. O fosfato é um dos fatores mais importantes para o controle da apoptose dos condrócitos da zona hipertrófica, sendo responsável pela ativação da caspase-9, uma enzima-chave da via apoptótica mitocondrial[6]. A importância do fosfato foi evidenciada a partir do estudo de três modelos de raquitismo em animais: raquitismo por diminuição da ação da vitamina D ativa (induzido por deleção do gene do receptor da 1,25(OH)$_2$Vitamina D), raquitismo induzido por dieta rica em cálcio e pobre em fosfato, e raquitismo hipofosfatêmico por mutações no gene *PHEX*. Nos três modelos, a única alteração em comum foi a redução da fosfatemia[6]. Segundo alguns autores, a redução da concentração e/ou da ação do fosfato na placa de crescimento é uma condição essencial para a ocorrência do raquitismo.

QUAIS SÃO AS PRINCIPAIS CAUSAS DE RAQUITISMO?

Conforme destacado anteriormente, nas diversas causas de raquitismo espera-se encontrar redução da fosfatemia e/ou da sua ação na placa de crescimento. As principais causas de raquitismo podem ser classificadas como: raquitismo relacionado às alterações da vitamina D; raquitismo relacionado à redução do fosfato extracelular; raquitismo relacionado à redução do cálcio extracelular; e raquitismo relacionado aos defeitos primários da mineralização. Pode haver concomitância de dois ou mais desses fatores.

O Quadro 24.2 relaciona as principais causas de raquitismo.

QUAIS SÃO AS PRINCIPAIS MANIFESTAÇÕES CLÍNICAS DO RAQUITISMO?

As manifestações clínicas do raquitismo dependem da sua etiologia, da idade de início e da intensidade. Inicialmente os sintomas são inespecíficos, destacando-se o retardo ponderoestatural, retardo da erupção dentária, irritabilidade, aumento da incidência das infecções de vias aéreas e sudorese cefálica. As deformidades ósseas ocorrerão posteriormente, sendo notadas principalmente nos ossos submetidos às maiores cargas (ou seja, nos membros superiores nos lactentes que engatinham, e nos membros inferiores nos pacientes que andam)[7]. A expansão metafisária, típica do raquitismo, provoca o alargamento de punhos, joelhos e tornozelos[7]. Podem ser observadas também deformidades em membros inferiores (*genu varus, genu valgus*), fronte proeminente, rosário raquítico (notado na extremidade anterior das costelas, por expansão da junção costocondral), deformidade torácica por projeção anterior do esterno (tórax em peito de pombo) e sulco de Harrison (notado entre o tórax e o abdome durante a respiração, e decorrente da ação do diafragma)[7]. Embora o comprimento ao nascer seja normal, frequentemente o raquitismo evolui com redução do ganho pôndero-estatural nos primeiros anos de vida (ou seja, o raquitismo deve ser incluído no diagnóstico

Quadro 24.2. Principais causas do raquitismo

Raquitismo relacionado à vitamina D

- Exposição solar deficiente.
- Ingestão deficiente de vitamina D.
- Síndrome de má absorção.
- Alteração do metabolismo da vitamina D: hepatopatia crônica, insuficiência renal crônica, uso de anticonvulsivantes (fenobarbital, difenil-hidantoína), acidose prolongada.
- Causas genéticas: raquitismo dependente da vitamina D tipo I (deficiência da 1-alfa-hidroxilase) e tipo II (defeito no receptor da vitamina D).

Raquitismo relacionado à redução do fósforo extracelular

- Doenças que produzem aumento da fosfatúria:
- Aumento da fosfatúria FGF-23 independente: tubulopatias, síndrome de Fanconi.
- Aumento da fosfatúria FGF-23 dependente: tumores mesenquimatosos, síndrome dos nevus epidérmicos, neurofibromatose e displasia fibrosa.
- Síndrome de má absorção.
- Uso de medicamentos: antiácidos (hidróxido de alumínio) e glicocorticoides.
- Causas genéticas:
  - Aumento da fosfatúria FGF-23 dependente: raquitismo hipofosfatêmico ligado ao X (RHX), raquitismo hipofosfatêmico de herança autossômica dominante (RHHAD), raquitismo hipofosfatêmico de herança autossômica recessiva (RHHAR).
  - Aumento da fosfatúria FGF-23 independente: raquitismo hipofosfatêmico hereditário com hipercalciúria (RHHH).

Raquitismo relacionado à redução do cálcio extracelular

- Ingestão deficiente de cálcio.
- Síndrome de má absorção.
- Uso de medicamentos: glicocorticoides, colestiramina.

Raquitismo relacionado aos defeitos primários da mineralização

- Hipofosfatasia.
- Uso de medicamentos que interferem na mineralização.

Fonte: modificado de Mechica JB, 1999[1].

---

diferencial de lactentes apresentando *failure to thrive*, denominação universalmente adotada). Vale destacar que a redução do crescimento afeta predominantemente os ossos longos, resultando em baixa estatura desproporcionada (havendo aumento da relação segmento superior/segmento inferior)[7].

Dependendo da etiologia do raquitismo, outras alterações clínicas, além das descritas anteriormente, poderão estar presentes. Desse modo, no raquitismo relacionado à vitamina D pode haver fraqueza muscular, que resultará em hipotonia e retardo do desenvolvimento motor[7]. Raramente, no raquitismo relacionado à vitamina D, a hipocalcemia pode ser grave a ponto de causar tetania e crise convulsiva[8]. O raquitismo dependente da vitamina D tipo II (causado por aumento da resistência à ação da 1,25(OH)$_2$Vitamina D) caracteriza-se clinicamente por alopecia universal[7].

Nos raquitismos genéticos RHX e RHHAD existe tendência para a formação de abscessos dentários[7-10]. A força muscular é normal no RHX, podendo estar comprometida no RHHAD, no RHHH e no raquitismo hipofosfatêmico induzido por tumores[7-10]. Além disso, vale destacar que, no RHX, as manifestações clínicas podem variar entre pacientes com a mesma mutação do *PHEX*, e que no RHHAD a hipofosfatemia pode se agravar após os primeiros anos de vida (de forma que os sintomas podem estar presentes apenas na adolescência)[7-10]. Finalmente, adultos com osteomalácia hipofosfatêmica ligada ao X podem evoluir com entesopatia (ossificação dos tendões, dos ligamentos e da cápsula articular), pseudofraturas, dor articular e osteoartrite (principalmente em membros inferiores)[9]. As Figuras 24.1 e 24.2 mostram algumas características observadas no exame físico de pacientes com raquitismo.

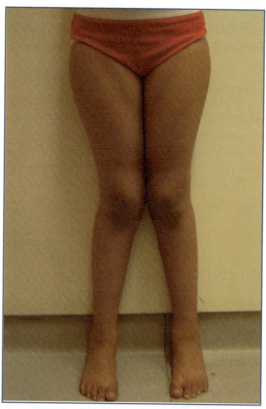

Figura 24.2. Paciente com raquitismo hipofosfatêmico com deformidade em membros inferiores (*genu valgus* bilateral).
Fonte: acervo do autor.

QUAIS SÃO AS PRINCIPAIS MANIFESTAÇÕES RADIOLÓGICAS DO RAQUITISMO?

Inicialmente as manifestações radiológicas do raquitismo são observadas na extremidade metafisária dos ossos longos em rápido processo de crescimento: fêmur distal, tíbia proximal, e rádio e ulna distais[11]. A principal característica radiológica consiste no desaparecimento da fina linha radio-opaca que demarca a zona provisória de calcificação[11]. O acúmulo do osteoide não mineralizado torna as metáfises espessas, alargadas, irregulares e côncavas[11]. No osso cortical observam-se afinamento e textura grosseira. Deformidades e encurvamento dos

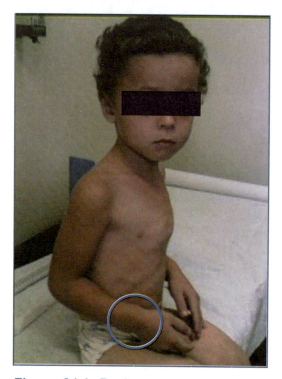

Figura 24.1. Paciente com raquitismo hipofosfatêmico: fronte proeminente, deformidade torácica (peito de pombo) e alargamento de punhos (círculo).
Fonte: acervo do autor.

ossos longos podem originar o *genu varus* ou o *genu valgus*. Nos casos mais graves podem ocorrer fraturas por insuficiência, com aspecto de hipotransparência cortical linear bilateralmente, e osteopenia generalizada[11]. O rosário raquítico manifesta-se com retificação e alargamento da extremidade esternal das costelas.

Convém destacar que, nos pacientes com raquitismo, as alterações radiológicas são observadas no raio X de mão e punho, frequentemente solicitado para avaliação da idade óssea em paciente com diminuição do crescimento. Por isso, ao analisar o raio X de mão e punho, deve-se estar atento não apenas à idade óssea, mas também à presença de alterações compatíveis com o raquitismo.

A Figura 24.3 mostra as principais características radiológicas do raquitismo.

QUAIS SÃO AS PRINCIPAIS CARACTERÍSTICAS LABORATORIAIS DO RAQUITISMO?

O raquitismo pode, em geral, ser suspeitado a partir da redução da calcemia e/ou da fosfatemia e da elevação da fosfatase alcalina. A elevação da fosfatase alcalina representa a alteração laborato-

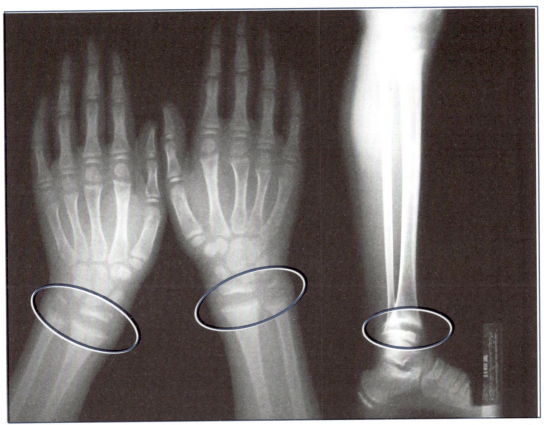

Figura 24.3. Características radiológicas do raquitismo. Desaparecimento da linha demarcatória da zona de cartilagem provisional calcificada e alterações metafisárias, como espessamento, alargamento, irregularidade e concavidade (elipses), além do adelgaçamento da cortical diafisária de membros em paciente com raquitismo hipofosfatêmico em seguimento na Unidade de Endocrinologia do Instituto da Criança do HCFMUSP.

Fonte: acervo do autor.

rial mais precoce do raquitismo, podendo ser observada a partir dos 4 a 6 meses, inclusive antecedendo a hipofosfatemia e/ou a hipocalcemia. Vale salientar que a fosfatemia varia de acordo com a idade, sendo tanto maior quanto mais nova a criança. Os valores normais da fosfatemia são: nos lactentes até 3 meses: 4,8 a 7,4 mg/dL; nas crianças entre 1 e 5 anos: 4,5 a 6,2 mg/dL; nas crianças entre 6 e 12 anos: 3,6 a 5,8 mg/dL; nos adultos jovens: 2,5 a 4,5 mg/dL[12].

A deficiência da vitamina D caracteriza-se por concentrações plasmáticas de calcidiol inferiores a 11 ng/mL[13]. No entanto, na maior parte dos pacientes com raquitismo por deficiência da vitamina D o calcidiol plasmático é inferior a 5 ng/mL[14]. No raquitismo por deficiência da vitamina D as alterações laboratoriais dependem da intensidade da deficiência da vitamina D, tendendo a ser tanto mais significativas quanto menores os valores do calcidiol. As principais características laboratoriais do raquitismo por deficiência da vitamina D são a hipofosfatemia, tendência à hipocalcemia, elevação da fosfatase alcalina, hiperparatiroidismo secundário e hipocalciúria. Nas formas genéticas de raquitismo relacionado à vitamina D as alterações laboratoriais são intensas, incluindo hipocalcemia acentuada, hipofosfatemia, acentuada elevação da fosfatase alcalina sérica, hipocalciúria e elevação significativa do PTH. O calcitriol sérico é muito reduzido, até indetectável, no raquitismo dependente da vitamina D tipo I, e muito elevado no raquitismo dependente da vitamina D tipo II[15,16].

Os raquitismos hipofosfatêmicos por aumento da ação do FGF-23 caracterizam-se por hipofosfatemia, calcemia normal (podendo haver tendência para a hipocalcemia), elevação da fosfatase alcalina e calciúria normal ou diminuída. Há redução da reabsorção tubular de fosfato (RTF), com valores geralmente inferiores a 85%. O calcitriol sérico é inapropriadamente normal (ou mesmo reduzido), apesar da hipofosfatemia, por causa da ação inibitória do FGF-23 sobre a 1-alfa-hidroxilase[7,9]. Nessas formas de raquitismo, geralmente o PTH plasmático é normal (podendo apresentar-se discretamente elevado caso haja tendência para a hipocalcemia).

No RHHH, a hipofosfatemia reduz a secreção do FGF-23 e estimula a formação do calcitriol. A elevação do calcitriol resulta em supressão da secreção do PTH e em hipercalciúria[9]. A hipofosfatemia também contribui para a redução do PTH.

O diagnóstico do RHX nos primeiros meses de vida é difícil, uma vez que as principais alterações laboratoriais (elevação da fosfatase alcalina sérica, hipofosfatemia e redução da RTF) podem ser identificadas apenas a partir do sexto mês de idade[17].

A RTF é calculada por meio da seguinte fórmula[18]:

$$\text{RTF} = 1 - \text{fração de excreção de fósforo}$$

$$= 1 - \left[\frac{\textit{clearance} \text{ de fósforo}}{\textit{clearance} \text{ de creatinina}}\right]$$

$$= 1 - \left[\frac{Pu/Pp}{Cr.u/Cr.p}\right] = 1 - \left[\frac{Pu \times Cr.p}{Cr.u \times Pp}\right] \times 100$$

- Pu e Pp: concentração de fósforo na urina e no plasma, respectivamente.
- Cr.u e Cr.p: concentração de creatinina na urina e no plasma, respectivamente.
- Todas as concentrações devem estar na mesma unidade.

Valor normal: > 90%

Ao contrário das demais causas de raquitismo e osteomalácia, na hipofosfatasia os valores da fosfatase alcalina são inferiores ao normal. O diagnóstico da hipofosfatasia é dificultado pelo fato de os laboratórios normalmente destacarem os valores máximos da fosfatase alcalina sérica, não havendo informação quanto aos seus limites inferiores.

A Tabela 24.1 apresenta as principais características laboratoriais dos raquitismos por falta da vitamina D ou por ação deficiente da vitamina D, e do RHX.

COMO SE TRATAM OS RAQUITISMOS RELACIONADOS À VITAMINA D E OS RAQUITISMOS HIPOFOSFATÊMICOS?

Tratamento do raquitismo por deficiência da vitamina D

De acordo com consenso sobre raquitismo nutricional apresentado na 7th International Conference on Children's Bone Health (ICCBH), realizada entre 26 e 30 de junho de 2015, o tratamento da deficiência da vitamina D pode ser feito por meio da administração por via oral de vitamina D_2 ou vitamina D_3, utilizando-se doses não inferiores a 2.000 UI por dia por período não inferior a 12 semanas. Nesse consenso recomenda-se o tratamento por via oral, que é capaz de normalizar o calcidiol plasmático mais rapidamente do que a administração de vitamina D por via intramuscular. Quando se utiliza a vitamina D por via oral diariamente, não há diferença entre as vitaminas D_2 ou D_3. No entanto, quando o tratamento for realizado por meio de administração oral em dose única de elevadas quantidades de vitamina D, deve-se preferir o uso de vitamina D_3, já que sua meia-vida é maior do que a da vitamina D_2. Em pacientes nos quais há

Tabela 24.1. Principais características laboratoriais dos raquitismos relacionados à vitamina D e do RHX

Parâmetro laboratorial	Raquitismo relacionado à vitamina D*	Raquitismo relacionado à vitamina D*	Raquitismo dependente da vitamina D tipo II	RHX
Calcemia	Normal/ ↓	↓↓	↓↓	Normal
Fosfatemia	Normal/ ↓	↓↓	↓↓	↓↓
Calcidiol	↓	Normal	Normal	Normal
Calcitriol	Normal/ ↓	↓↓↓	↑↑↑	Normal
Fosfatase alcalina	↑	↑↑	↑↑	↑
PTH	Normal/ ↑	↑↑	↑↑	Normal
Calciúria	Normal/ ↓	↓	↓	Normal/ ↓

* Causas de raquitismo relacionado à vitamina D diferentes do raquitismo dependente da vitamina D tipos I e II.
↑ / ↓: Níveis acima/abaixo dos valores de referência; normal: níveis dentro dos valores de referência
RHX: raquitismo hipofosfatêmico ligado ao X.
Fonte: elaborada pelo autor.

dificuldade na aderência ao tratamento a vitamina D_3 pode ser utilizada em dose única, recomendando-se doses de 50.000 UI, 150.000 UI e 300.000 UI respectivamente nos pacientes com idades entre 3 e 12 meses, entre 1 e 12 anos e superior a 12 anos. Essas doses de vitamina D podem ser aplicadas por via intramuscular quando houver dificuldade na absorção intestinal da vitamina D, como nas doenças mal absortivas.

Durante o tratamento da deficiência da vitamina D deve-se garantir que o paciente receba ao menos 500 mg ao dia de cálcio elementar, considerando a quantidade ingerida de leite e derivados mais a quantidade fornecida por meio de medicamentos à base de carbonato de cálcio, quando necessários. Deve-se estimular o consumo de alimentos ricos em cálcio (ou seja, leite, queijo branco e iogurte), uma vez que a biodisponibilidade do cálcio presente nos alimentos é maior do que a dos medicamentos à base de carbonato de cálcio. A quantidade de cálcio ingerida pode ser assim estimada: 1 mL de leite de vaca (integral, semidesnatado ou desnatado) fornece 1,2 mg de cálcio elementar; 30 g de queijo branco fornece 250 mg de cálcio elementar. O carbonato de cálcio, quando necessário, deve ser oferecido junto às refeições, com o intuito de otimizar a absorção intestinal de cálcio.

É importante lembrar que, nos pacientes em tratamento por deficiência da vitamina D, a concentração plasmática do calcidiol deve ser avaliada após 12 semanas do início do tratamento, o que permitirá ao pediatra saber se o tratamento deverá ser continuado ou não. Caso seja continuado, os valores do calcidiol plasmático deverão ser checados novamente dentro de aproximadamente mais 12 semanas. O tratamento deve resultar em normalização do PTH e da fosfatase alcalina.

Durante o tratamento deve-se estar atento a sinais e sintomas compatíveis com a intoxicação pela vitamina D, destacando-se: náusea, vômitos, fraqueza, letargia, irritabilidade, anorexia, obstipação intestinal, poliúria, polidipsia e hipertensão arterial[19]. Laboratorialmente a intoxicação pela vitamina D caracteriza-se por calcidiol plasmático superior a 100 ng/mL, hipercalcemia, hiperfosfatemia, supressão da secreção do PTH e hipercalciúria[20]. A hipercalciúria é caracterizada pela excreção urinária de cálcio superior a 4 mg/kg/dia na urina de 24 horas, ou pela relação entre cálcio e creatinina em amostra urinária superior a 0,7 durante o primeiro ano de vida ou superior a 0,3 nos anos seguintes (os valores de cálcio e creatinina devem estar na mesma unidade)[18].

Tratamento do raquitismo dependente da vitamina D tipos I e II

O raquitismo dependente da vitamina D tipo I é tratado com dose fisiológica de calcitriol (10 a 15 ng/kg/dia) por via oral administrado em uma ou duas tomadas e 1 a 1,5 g de cálcio elementar por dia[1]. O raquitismo dependente da vitamina D tipo II é tratado com doses elevadas de calcitriol (até 10 mcg/dia) em duas tomadas ao dia, ou de vitamina D_3 ou D_2 (até 600.000 UI/dia), além de 2 a 3 g/dia de cálcio elementar[1].

Tratamento do raquitismo hipofosfatêmico

O tratamento do raquitismo hipofosfatêmico depende da etiologia e da existência de ação aumentada do FGF-23. Nos raquitismos hipofosfatêmicos FGF-23 independentes, em que não há aumento da ação do FGF-23, o tratamento consiste na reposição de fosfato por via oral na dose de 30 a 60 mg de fósforo elementar/kg/dia. O fosfato deve ser fracionado a cada seis horas para prevenir o hiperparatireoidismo secundário, uma vez que a sua administração em quatro tomadas ao dia evita a hiperfosfatemia, um dos estímulos mais potentes para a secreção do PTH. O tratamento deve ser iniciado com 30 mg de fósforo elementar/kg/dia, aumentando-se a dose gradativamente. O paciente deve ser orientado a não ingerir de alimentos contendo cálcio (leite e derivados) concomitantemente à administração do fosfato, evitando-se, assim, a redução da absorção intestinal de fósforo causada pela formação de complexos fosfato-cálcio no intestino.

Nos raquitismos hipofosfatêmicos FGF-23 dependentes, o calcitriol deve ser acrescentado ao fosfato, por via oral, na dose de 30 a 70 ng/kg/dia. A necessidade do calcitriol explica-se pela ação inibitória do FGF-23 sobre a enzima 1-alfa-hidroxilase, impedindo, assim, a formação do calcitriol. O calcitriol incrementa a absorção intestinal e a reabsorção renal de cálcio e fósforo, e ajuda também a reduzir o defeito da mineralização óssea nessas formas de raquitismo[21]. O fosfato deve ser reposto preferencialmente na forma de cápsula ou drágea, porque esses tipos de apresentação permitem que o fosfato seja absorvido mais lentamente e têm menor conteúdo em sódio[21]. A reposição do fosfato pode causar dor abdominal e diarreia osmótica[21].

Características do tratamento do RHX

O adequado tratamento do RHX deve permitir que a fosfatase alcalina plasmática diminua progressivamente, até que valores normais ou pouco acima do normal sejam atingidos. A dose de fosfato e/ou de calcitriol deve ser ajustada caso a fosfatase alcalina permaneça elevada[22]. A redução da fosfatase alcalina no primeiro ano de tratamento é maior nos pacientes tratados precocemente, desde os primeiros meses de vida, em relação àqueles tratados após os dois anos, nos quais pode não haver normalização da fosfatase alcalina[22].

O tratamento do RHX deve ser interrompido uma semana antes de cirurgias ortopédicas eletivas para evitar a hipercalcemia no pós-operatório, decorrente da reabsorção óssea pela imobilização prolongada[7]. Nesses casos o tratamento deverá ser reiniciado assim que o paciente voltar a deambular[7].

CASO CLÍNICO

Paciente do sexo feminino com idade de dois anos e meio, avaliada por baixa estatura. Segundo os pais, o pediatra notou redução da velocidade de crescimento principalmente a partir da idade de um ano. A paciente é saudável, não tendo apresentado intercorrências até o momento da consulta. Não houve intercorrências durante o pré-natal, tendo nascido de parto normal, com idade gestacional de 39 semanas, peso de 3.250 g e 49 cm de comprimento; recebeu alta do berçário com três dias de vida. O DNPM foi normal. Os seus pais, não consanguíneos, são saudáveis. Altura do pai: 159 cm, altura da mãe: 164 cm. A sua altura-alvo é de 155 cm (percentil 10 da curva NCHS). A paciente tem um irmão de sete anos, saudável e com crescimento normal. Ao exame físico não apresenta alterações, exceto discreta deformidade em membros inferiores (geno varo) e alargamento epifisário notado em punhos. O seu comprimento foi 83 cm (inferior ao percentil 5 da curva NCHS), e o peso, 11,5 kg (percentil 10 da curva NCHS).

Na investigação da baixa estatura os exames realizados foram normais, exceto por hipofosfatemia (2,5 mg/dL; valores normais para idade: 4,5 a 6,2 mg/dL) e elevação da fosfatase alcalina (980 U/L; valores normais para idade: até 420 U/L). A calcemia total foi normal (8,6 mg/dL; valores normais: 8,5 a 10,5 mg/dL). A idade óssea foi compatível com um ano.

A paciente foi encaminhada para avaliação endocrinológica, tendo sido completada a avaliação do metabolismo osteomineral. Nessa avaliação foram confirmadas hipofosfatemia, elevação da fosfatase alcalina e normocalcemia. O valor do PTH plasmático foi discretamente aumentado (90 pg/mL; valores normais: 10 a 65), e o cálculo da reabsorção tubular de fosfato mostrou valor inferior ao normal, apesar da hipofosfatemia (reabsorção tubular de fosfato: 75%; valores normais: > 90%). A calciúria, avaliada a partir da relação cálcio/creatinina em amostra isolada, foi diminuída (0,05). Ao avaliar o raio X de mão e punho esquerdo, realizado para a obtenção da idade óssea, foram notados, além do atraso já mencionado, as seguintes características de raquitismo: desaparecimento da linha demarcatória da zona de cartilagem provisional calcificada e espessamento, alargamento e irregularidade das metáfises.

Trata-se, portanto, de baixa estatura causada por raquitismo hipofosfatêmico. Os dados apresentados não permitem definir a etiologia do raquitismo. No entanto, chama a atenção a altura do seu pai (159 cm). Se a anamnese do pai revelar dados compatíveis com o diagnóstico prévio de raquitismo (por exemplo, deformidades em membros durante a infância), a paciente em questão pode apresentar raquitismo hipofosfatêmico ligado ao X, tendo herdado do seu pai o cromossomo X albergando a mutação do gene *PHEX*. Cabe ressaltar que o raquitismo hipofosfatêmico ligado ao X representa a principal causa de raquitismo de causa genética. As mutações inativadoras do gene *PHEX* (gene regulador da fosfatemia com homologia para as endopeptidases e localizado no cromossomo X) resultam em menor inativação do FGF-23 pela proteína PHEX e, consequentemente, em maior ação do FGF-23.

O caso ilustra também a importância de se considerar o raquitismo no diagnóstico diferencial de pacientes investigados por baixa estatura. As manifestações clínicas de raquitismo nos primeiros anos podem ser pouco evidentes, devendo-se estar atento às deformidades em membros (inicialmente presentes em membros superiores, submetidos à maior pressão nos lactentes que engatinham, e posteriormente observadas em membros inferiores, coincidindo com o início da deambulação). Vale destacar que, no raquitismo hipofosfatêmico ligado ao X, a força muscular é normal, ao passo que os raquitismos dependentes da vitamina D caracterizam-se por fraqueza muscular.

Quanto à investigação da paciente, salienta-se o fato de no raio X de mão e punho esquerdo os sinais de raquitismo não terem sido notados inicialmente. Esses sinais, muito importantes para o diagnóstico do raquitismo, foram claramente observados após análise mais cuidadosa do raio X. Assim, o pediatra, ao analisar o raio X de mão e punho esquerdo de seus pacientes, deve não apenas considerar a idade óssea, mas também estar atento ao aspecto da metáfise e da placa de crescimento.

Quanto à investigação laboratorial, destacam-se hipofosfatemia, redução da reabsorção tubular de fósforo, valores normais de calcemia, elevação da fosfatase alcalina, discreta elevação do PTH e redução da calciúria. Essas características podem ser observadas no raquitismo hipofosfatêmico ligado ao X, em que o aumento da ação do FGF-23 resulta em menor reabsorção do fósforo no túbulo renal proximal e, consequentemente, em hipofosfatemia. A ação aumentada do FGF-23 também é responsável pela redução da atividade da enzima 1-alfa-hidroxilase, impedindo que a elevação da 1,25(OH)$_2$Vitamina D plasmática pudesse melhorar a fosfatemia. Portanto, no raquitismo hipofosfatêmico ligado ao X, a incapacidade de aumentar a 1,25(OH)$_2$Vitamina D pode contribuir para maior tendência para a hipocalcemia, corrigida pela elevação discreta do

PTH plasmático. No entanto, a elevação do PTH, mesmo que discreta, contribui para a piora da hipofosfatemia. Nos raquitismos normalmente há elevação da fosfatase alcalina, enzima produzida pelos osteoblastos e que participa do processo de mineralização. A fosfatase alcalina é importante tanto para o diagnóstico do raquitismo quanto para o controle do seu tratamento. Um dos objetivos do tratamento dos raquitismos consiste na normalização da fosfatase alcalina (os outros objetivos são a melhora da velocidade de crescimento e das deformidades em membros). Apesar da importância da fosfatase alcalina para o diagnóstico e monitorização do tratamento dos raquitismos, convém salientar que a hipofosfatasia representa causa de raquitismo com valores reduzidos de fosfatase alcalina. Portanto, diante de um paciente com características de raquitismo e valores reduzidos de fosfatase alcalina, deve-se pensar na hipofosfatasia como etiologia. Finalmente, vale a pena destacar que a hipocalciúria pode sugerir problema no metabolismo osteomineral de forma mais consistente do que a calcemia. Isso acontece porque, por exemplo, no raquitismo hipofosfatêmico ligado ao X, a elevação do PTH tende a corrigir a hipocalcemia, ao passo que a redução da 1,25(OH)$_2$Vitamina D resulta em menor absorção intestinal de cálcio e em hipocalciúria.

Considerando a hipótese diagnóstica de raquitismo hipofosfatêmico ligado ao X, essa paciente deverá ser tratada com fósforo elementar e 1,25(OH)$_2$Vitamina D, conforme apresentado neste capítulo.

REFERÊNCIAS

1. Mechica JB. Raquitismo e osteomalácia. Arq Bras Endocrinol Metab 1999;43:457-66.
2. Holick MF. Vitamin D: photobiology, metabolism, mechanism of action, and clinical applications. In: Favus MJ. Primer on the metabolic bone diseases and disorders of mineral metabolism. 5. ed. Washington, DC: The American Society for Bone and Mineral Research; 2003. p.129-37.
3. Dusso AS, Brown AJ, Slatopolsky E. Vitamin D. Am J Physiol Renal Physiol 2005;289:F8-28.
4. Holick MF, Garabedian M. In: Favus MJ. Primer on the metabolic bone diseases and disorders of mineral metabolism. 6. ed. Washington, DC: The American Society for Bone and Mineral Research; 2006. p.106-14.
5. Liu S, Quarles LD. How fibroblast growth factor 23 works. J Am Soc Nephrol 2007; 18:1637-47.
6. Sabbagh Y, Carpenter TO, Demay MB. Hypophosphatemia leads to rickets by impairing caspase-mediated apoptosis of hypertrophic chondrocytes. Proc Natl Acad Sci 2005;102:9637-42.
7. Mughal Z. Rickets in childhood. Sem Musculoskelet Radiol 2002;6:183-90.
8. Bloom E, Klein EJ, Shushan D, Feldman KW. Variable presentations of rickets in children in the emergency department. Pediatr Emerg Care 2004;20:126-30.
9. de Beur SMJ, Levine MA. Molecular pathogenesis of hypophosphatemic rickets. J Clin Endocrinol Metab 2002;87:2467-73.
10. Econs MJ, McEnery PT. Autosomal dominant hypophosphatemic rickets/osteomalacia: clinical characterization of a novel renal phosphate-wasting Disorder. J Clin Endocrinol Metab 1997;82:674-81.
11. Gilsanz V. Imaging in children and adults. In: Favus MJ. Primer on the metabolic bone diseases and disorders of mineral metabolism. 6. ed. Washington, DC: The American Society for Bone and Mineral Research; 2006. p.133-50.
12. Portale AA. Blood calcium, phosphorus, and magnesium. In: Favus MJ. Primer on the metabolic bone diseases and disorders of mineral metabolism. 5. ed. Washington, DC: The American Society for Bone and Mineral Research; 2003. p.151-4.
13. Bischoff-Ferrari HA, Giovannucci E, Willett WC, Dietrich T, Dawson-Hughes B. Estimation of optimal serum concentrations of 25-hydroxyvitamin D for multiple health outcomes. Am J Clin Nutr 2006;84(1):18-28.
14. Pettifor JM. Rickets and vitamin D deficiency in children and adolescents. Endocrinol Metab Clin N Am 2005;34:537-53.
15. Kitanaka STK, Murayama A, Sato T, Okumura K, Nogami M, Hasegawa Y et al. Inactivating mutations in the 25-hydroxyvitamin D 1 alpha hydroxylase gene in patients with pseudovitamin D-deficiency rickets. N Engl J Med 1998;338:653-61.
16. Brooks MH, Bell NH, Love L, Stern PH, Orfei E, Queener SF et al. Vitamin D-dependent rickets typeII: resistance of target organs to 1,25-dihydroxyvitamin D. N Engl J Med 1978;298:996-9.

17. Moncrieff MW. Early biochemical findings in familial hypophosphataemic, hyperphosphaturic rickets and response to treatment. Arch Dis Child 1982;57:70-2.
18. Kruse K, Hinkel GK, Griefahn B. Calcium metabolism and growth during early treatment of children with X-linked hypophosphataemic rickets. Eur J Pediatr 1998;157:894-900.
19. Holick MF, Binkley NC, Bischoff-Ferrari HA, Gordon CM, Hanley DA, Heaney RP et al. Endocrine Society. Evaluation, treatment, and prevention of Vitamin D deficiency: an Endocrine Society clinical practice guideline. J Clin Endocrinol Metab 2011;96(7):1911-30.
20. Barrueto Jr F, Wang-Flores HH, Howland MA, Hoffman RS, Nelson LS. Acute vitamin D intoxication in a child. Pediatrics 2005;116(3):e453-6.
21. Glorieux FH. Hypophosphatemic vitamin D-resistant rickets. In: Favus MJ. Primer on the metabolic bone diseases and disorders of mineral metabolism. 5. ed. Washington, DC: The American Society for Bone and Mineral Research; 2003. p.414-7.
22. Mäkitie O, Doria A, Kooh SW, Cole WG, Daneman A, Sochett E. Early treatment improves growth and biochemical and radiographic outcome in X-linked hypophosphatemic rickets. J Clin Endocrinol Metab 2003 Aug;88(8):3591-7.

CAPÍTULO 25

Hipocalcemias

Lilia D'Souza-Li

QUAIS SÃO OS SINAIS E SINTOMAS DE HIPOCALCEMIA?

A hipocalcemia resulta em alterações de potencial da membrana plasmática, pois aumenta sua permeabilidade ao sódio e aumenta a excitabilidade, provocando sintomas neuromusculares com aumento da gravidade de acordo com o grau de hipocalcemia. A hipocalcemia leve (calcemia entre 7,5 e 8 mg/dL) pode ser assintomática ou cursar com fraqueza e mialgia. A hipocalcemia moderada (calcemia entre 6 e 7,5 mg/dL) cursa com tremores, espasmos musculares, cãibras, disfagia, cólica intestinal, broncoespasmo e laringoespasmo. A hipocalcemia grave (calcemia abaixo de 6 mg/dL) apresenta tetania, convulsões e espasmo carpopedal espontâneo, e ao ECG, presença de aumento do intervalo QT[1]. No período neonatal os sinais e sintomas podem ser mais inespecíficos, como hipotonia, taquicardia, taquipneia, apneia, baixa ingesta, tremores, tetania e convulsões. Entretanto, quando a hipocalcemia é crônica, indivíduos podem ser pouco sintomáticos mesmo na vigência de calcemias abaixo de 6 mg/dL, e apresentar alterações de dentição na infância com hipoplasia de esmalte, atraso dentição, raízes curtas e perda dentes.

QUAIS SÃO OS EXAMES NECESSÁRIOS PARA AVALIAR A HIPOCALCEMIA?

Para elucidação diagnóstica de hipocalcemias é importante avaliar as concentrações séricas não apenas do cálcio, mas também do fosfato, magnésio, o PTH, a albumina, creatinina e avaliar e excreção de cálcio urinário (*clearance* de cálcio = cálcio urinário × creatinina sérica/cálcio sérico × creatinina urinária), solicitando cálcio e creatinina em urina de 24 horas[2]. Em hipocalcemias associadas a doenças causadas por problemas na glândula paratireoide ou do PTH, os valores de cálcio e fósforo variam em direções opostas, ou seja, a hipocalcemia ocorre com hiperfosfatemia. O paratormônio (PTH) pode estar baixo, inapropriadamente normal ou alto, e a calciúria pode estar reduzida ou aumentada[3].

Em hipocalcemias associadas a doenças com redução ou perda de função da vitamina D, os valores de ambos os íons estão abaixo do normal. Nesses casos, o PTH está alto, tentando compensar a hipocalcemia (hiperparatireoidismo secundário), e a calciúria está bem reduzida.

QUAIS SÃO AS CAUSAS MAIS COMUNS DE HIPOCALCEMIA NA INFÂNCIA?

Dentre as causas de hipocalcemia na infância estão as causas transitórias e as permanentes. No período neonatal, as causas transitórias que ocorrem nos primeiros 3 a 4 dias em razão das condições materno-fetais são as mais comuns. Prematuridade, pequeno para a idade gestacional, hipóxia neonatal, hipovitaminose D materna, diabete gestacional ou hiperparatireoidismo materno podem levar à hipocalcemia transitória por diferentes mecanismos. Durante toda a gestação há um balanço positivo de calcemia no feto em relação à calcemia materna em uma razão de 1,4:1. Após o nascimento, as paratireoides do recém-nascido devem ajustar a secreção de PTH para manter a calcemia. Há queda da calcemia até o segundo dia, com valores retornando ao normal entre o 5º e o 10º dias. Esse período de adaptação pode levar um tempo, principalmente nos prematuros ou PIGs, e resultar em um período de hipocalcemia nessa transição. A hipocalcemia neonatal afeta 75% das crianças prematuras nos primeiros dias de vida, principalmente as de muito baixo peso (< 1.500 g), geralmente de curta duração e assintomática e associada a imaturidade da ativação da vitamina D, hipoparatireoidismo transitório, hipercalcitoninemia e resistência periférica a ação hormonal.

Essas hipocalcemias transitórias aparecem precocemente e melhoram com o manejo da doença de base ou espontaneamente após o ajuste das paratireoides. Causas tardias de hipocalcemia ocorrem entre o 5º e o 10º dias e incluem: hipovitaminose D e hiperparatireoidismo maternos, excesso de fosfato na dieta, enemas de fosfato, hipomagnesemia e insuficiência renal aguda/crônica. A hipocalcemia neonatal muito tardia está presente em prematuros entre 2 e 4 meses de vida, associado a hipomineralização e dieta pobre em minerais e vitaminas. Diversas drogas podem levar à hipocalcemia, entre elas: bisfosfonatos, plicamicina, calcitonina, nitrato de gálio, fosfato, agentes antineoplásicos (asparaginase, cisplatina, arabinoside, doxorrubicina), cetoconazol, pentamidina, foscarnet.

Quando a hipocalcemia persiste, devem ser excluídas as causas genéticas, em razão dos defeitos nas diversas proteínas envolvidas na regulação do cálcio. A hipocalcemia com PTH abaixo do normal pode estar associada a:
- Destruição das paratireoides (autoimune, cirurgia, irradiação, infiltração).
- Redução da função das paratireoides (hipomagnesemia, defeitos gene do PTH ou fatores de transcrição que regulam o gene, tais como *GCM2*, *GATA-3* e genoma mitocondrial e mutações ativadoras com ganho de função do receptor sensor de cálcio-CASR).
- Agenesia das paratireoides (síndrome de DiGeorge ligada ao X, Kenny-Caffey, neuropatias mitocondriais).

Defeitos na molécula do PTH, ou na região reguladora do gene do PTH podem resultar em sua redução ou ausência[4]. Ganho de função do receptor sensor de cálcio CASR ou da proteína G alfa-11 está associado às hipocalcemias autossômicas dominantes 1 e 2, respectivamente[5]. A hipocalcemia pode fazer parte da apresentação da síndrome de DiGeorge ou da síndrome 22q por defeito do 4º e do 5º arcos branquiais com aplasia ou hipoplasia de timo, e paratireoides, e em casos mais raros na infância por destruição das paratireoides autoimune ou por infiltração ou cirurgia na região anterior do pescoço. As hipocalcemias com PTH elevado estão associadas a resistência ao PTH (pseudo-hipoparatireoidismo e hipomagnesemia) ou deficiência de vitamina D (nutricional, falta de sol, má absorção, raquitismos dependentes de vitamina D e resistente a vitamina D, doença renal crônica) (Tabela 25.1).

A hipocalcemia também está presente em pancreatite aguda, fome óssea, síndrome do choque tóxico, doenças agudas graves e por uso de quelantes.

QUANDO DEVO PENSAR EM DOENÇAS RELACIONADAS À GLÂNDULA PARATIREOIDE?

O hipoparatireoidismo geralmente cursa com valores de PTH abaixo do normal ou inapropriadamente no limite inferior

Tabela 25.1. Causas de hipocalcemias congênitas e achados laboratoriais

Defeito	Doença	PTH	Calcemia	Fósforo	Calciúria
PTH	Hipoparatireoidismo	↓	↓	↑	↓
Ganho de função CASR ou proteína G-alfa-11	Hipocalcemia autossômica dominante tipo 1 ou 2	↓ ou limite inf.	↓	↑	↑
Perda de função da proteína G-alfa-s	Pseudo-hipoparatireoidismo	↑	N ou ↓	N ou ↑	↓
Vitamina D/ VDR	Hipovitaminose D/ raquitismo vitamina D resistente	↑	↓	↓	↓
Transportador de magnésio	Hipomagnesemia	↓	↓	↑	↓
PHEX	Raquitismo Hipofosfatêmico	↑	N ou ↓	↓↓	N
Valores de referência		15 a 65 pg/dL	8,5 a 10 mg/dL	4,5 a 7 mg/dL	Clearance de cálcio entre 0,01 a 0,25

CASR: receptor sensor de cálcio; PHEX: endopeptidase neutra reguladora de fosfato; PTH: paratormônio; VDR: receptor de vitamina D.
Fonte: elaborada pela autora.

do normal na vigência de hipocalcemia e hiperfosfatemia[6]. Nesses casos é importante dosar calciúria em urina de 24 horas para afastar hipercalciúria associada à hipocalcemia autossômica dominante. Nessa doença ocorre uma alteração no ajuste da calcemia em virtude da mutação ativadora do CASR, que percebe uma calcemia baixa como normal e inibe secreção de PTH nas paratireoides e induz excreção de cálcio nos rins. Essa é uma causa comum de hipocalcemia persistente e seu diagnóstico é importante, pois doses de vitamina D comumente usadas no tratamento de hipoparatireoidismo podem piorar a calciúria e provocar nefrocalcinose. O crescimento geralmente é normal, com exceção da osteodistrofia de Albright, em que o pseudo-hipoparatireoidismo está associado a baixa estatura, obesidade, alterações ósseas e, algumas vezes, retardo mental.

QUANDO DEVO PENSAR EM UM PROBLEMA DE VITAMINA D?

A vitamina D é produzida na pele mediada pelos raios UV pela conversão de 7-di-hidrocolesterol em pré-vitamina D, que espontaneamente se isomeriza em colecalciferol. Hipocalcemias associadas a problemas de hipovitaminose D por baixa ingesta e baixa exposição solar ou por problemas de produção do seu composto mais bioativo por mutações na enzima CYP-24 que produz 1-alfa-hidroxilase nos rins ou por mutações no receptor de vitamina D (VDR) cursam com hipocalcemia e hipofosfatemia, sendo esta mais importante e com hiperparatireoidismo secundário, ou seja, o PTH se eleva na tentativa de manter a calcemia dentro dos valores normais. Alterações da vitamina D, com deficiência ou por alterações hereditárias com perda da função, cursam com raquitismo e comprometimento do crescimento na infância.

QUANDO PENSAR EM PROBLEMAS DE FÓSFORO?

Raquitismos hipofosfatêmicos (ver Capítulo 24) geralmente cursam com fósforo sérico muito baixo e hipocalcemias com valores de cálcio próximo do normal e PTH elevado[7]. O crescimento está comprometido na infância. O diagnóstico se faz com a dosagem de fosfatúria e avaliação da perda renal de fósforo. Valores de reabsorção tubular de fosfato menor do que 80% sugerem raquitismo hipofosfatêmico.

QUANDO PENSAR EM PROBLEMAS DE MAGNÉSIO?

A hipomagnesemia é uma causa comum de hipocalcemia transitória no período neonatal. O magnésio é um dos mais importantes íons intracelulares. A concentração de magnésio intracelular é rigidamente controlada, pois é um elemento essencial como cofator e regulador de inúmeros sistemas biológicos, tais como na atividade catalítica de várias metaloenzimas, estabilização de conformação de domínios proteicos metal-dependentes, como em proteínas e receptores ligantes de cálcio, canais iônicos e regulação de sinalização intracelular. O mecanismo pelo qual a hipomagnesemia causa hipocalcemia não está totalmente elucidado, entretanto, o magnésio abaixo de 1 mg/dL parece interferir na função do PTH. Portanto, nas hipocalcemias que cursam com hipomagnesemia deve-se repor o magnésio para regularizar a calcemia[8].

QUAIS SÃO AS COMPLICAÇÕES MAIS COMUNS NA HIPOCALCEMIA?

É comum os pacientes com hipocalcemia congênitas ficarem assintomáticos durante anos e apenas apresentar manifestação clínica por volta dos 6 a 8 anos de idade. Como consequência do prolongado desequilíbrio entre cálcio e fósforo, é comum já ao diagnóstico a presença de algum grau de calcificação metastática, incluindo nefrocalcinose e calcificação de núcleos da base do encéfalo (síndrome de Fahr).

COMO TRATAR A HIPOCALCEMIA AGUDA?

Deve-se tratar hipocalcemias agudas sintomáticas quando a calcemia estiver abaixo de 7 mg/dL em neonatos a termo, ou abaixo de 6mg/dL em neonatos pré-termos. Dar preferência a gluconato ou glubionato de cálcio, pois apresenta menor risco de necrose tecidual quando extravasado. A concentração de cálcio elemento no gluconato de cálcio é 9%, portanto, para cada 100 mL, há apenas 9 mg de cálcio elemento. A dose de infusão deve ser 2 mL/kg de gluconato de cálcio a 10% (200 mg/kg) em infusão EV lenta por 30 minutos com monitoração cardíaca. Passar para dose de manutenção EV de gluconato de cálcio 400 a 800 mg/kg/dia em soro de manutenção. Quando a criança puder se alimentar: se a criança se alimentar com leite materno, manter, e se com fórmula, indicar uma fórmula láctea com baixo teor de fosfato. Repor vitamina D3 400 a 800 UI até os seis meses de idade. Se a hipocalcemia persistir, considerar causas congênitas e iniciar reposição de cálcio e vitamina D3 e calcitriol.

COMO TRATAR A HIPOCALCEMIA CRÔNICA?

Após tratamento agudo de hipocalcemia e estabilização do paciente, deve-se iniciar reposição de cálcio VO. Há diversas fórmulas de cálcio e as mais comuns são: o carbonato de cálcio, que contém 40% de íon cálcio elemento, e o citrato de cálcio, que contém 21% de íon cálcio elemento. A reposição de cálcio tem como objetivos aumentar da calcemia e quelar o fosfato, e utilizam-se doses altas: 200 a 400 mg/kg/dia, que equivalem a 80 a 160 mg/kg de cálcio elemento; recomenda-se usar carbonato de cálcio, pois é a formulação mais barata disponível. Deve-se ingerir o carbonato de cálcio após as refeições para reduzir o desconforto gástrico e melhorar sua absorção. Como geralmente o fósforo está acima de 7 mg/dL, é recomendável tentar o tratamento sem vitamina D inicialmente, uma vez que a vitamina D pode aumentar ainda mais as concentrações de fósforo. Entretanto, é difícil baixar o fosfato sem o uso de vitamina D, uma vez que o cálcio depende da vitamina D para sua absorção intestinal. A reposição de vitamina D inclui vitamina D 3 (1.000 a 2.000 U) associada à sua forma mais bioativa, calcitriol (0,25 a 1 mcg) para ajudar na reabsorção intestinal de cálcio. O objetivo do tratamento em hipocalcemia crônica é manter o cálcio sérico total no limite inferior da normalidade, isto é, entre 8 e 8,5 mg/dL, pois acima desses valores há aumento da calciúria que, em longo prazo, pode provocar precipitação de cálcio nos túbulos renais, causando nefrocalcinose e perda da função renal.

Em razão da intensa demanda de cálcio durante a infância decorrente do crescimento ósseo, a total normalização da calcemia e redução do fósforo é lenta, podendo levar mais de um ano, e a reposição de cálcio e vitamina D é ajustada de acordo com valores de calcemia e calciúria. Após a puberdade há menores necessidades de cálcio e vitamina D.

Mais recentemente encontraram-se no mercado duas formulações de PTH, a molécula intacta de 1-84 aminoácidos e o fragmento truncado ativo 1-34 (teriparatide) em solução injetável subcutânea.

Em estudos experimentais, a reposição de PTH associada a cálcio e vitamina D se mostrou efetiva no tratamento de hipoparatireoidismo, com aumento da remodelação óssea e redução da quantidade de cálcio e vitamina D necessária com redução da calciúria[9]. Entretanto, em virtude do aparecimento de osteossarcoma em modelos animais tratados com altas doses de PTH (3 a 60 vezes equivalente à dose usada em tratamento em humanos por um período equivalente a 75 anos de vida), seu uso não está indicado na infância. Estudos experimentais nos últimos 10 anos com crianças e adultos não identificou nenhum caso de osteossarcoma.

QUAIS CUIDADOS DEVO TER ANTES DE TRATAR A HIPOCALCEMIA?

É importante sempre avaliar a calciúria antes de iniciar o tratamento de hipocalcemias com vitamina D, pois a hipocalcemia autossômica dominante cursa com hipercalciúria (*clearance* de cálcio em urina de 24 horas acima de 0,25), que pode se agravar com o tratamento com calcitriol, resultando em nefrocalcinose e insuficiência renal crônica irreversível. Na presença de hipocalcemia com hipercalciúria indicam-se o uso de diuréticos tiazídicos ou de alça em baixas doses, associados a doses baixas de calcitriol com monitorização de calciúria.

QUANDO SE DEVE ENCAMINHAR PARA O ENDOCRINOLOGISTA PEDIÁTRICO?

O diagnóstico etiológico das hipocalcemias nem sempre é simples, pois vários fatores têm de ser levados em conta. Independentemente da etiologia, o manejo inicial em uma hipocalcemia grave é bem definido e pode ser realizado pelo pediatra. Hipocalcemias crônicas devem ser monitoradas por nefrologista e endocrinologista pediátrico, pois o rim é o principal órgão a sofrer complicações, e insuficiência renal crônica é muitas vezes presente no diagnóstico.

CASO CLÍNICO

Paciente do sexo masculino, oito anos de idade, iniciou quadro com espasmos musculares, com piora após alguns dias, passando para tetania, parestesias e convulsões. Deu entrada em serviço de urgência, onde foram solicitados exames: glicemia: 80 mg/dL; Ca total: 4,5 mg/dL; cálcio iônico: 0,8 mmol/L; P: 11,4mg/dL, Mg: 1,6 mg/dL; PTH: 1,84 pg/mL; função renal normal e *clearance* de cálcio: 0,0008.

Como discutimos anteriormente, o hipoparatireoidismo congênito geralmente se apresenta ao longo da primeira década de vida após vários anos assintomáticos. Ainda não dispomos de acesso a diagnóstico molecular em nosso meio. Nesse caso, o paciente apresentava hipocalciúria, o que reduz o risco associado ao tratamento com vitamina D. Iniciado tratamento para reposição de cálcio inicialmente EV até estabilização do paciente passando para via oral. Após oito meses de tratamento com carbonato de cálcio 8 g/dia, magnésio quelado 250 mg/dia e Adera D3 15 gotas/dia, o paciente encontrava-se estável, porém, persistia com hipocalcemia e hiperfosfatemia e alguns sintomas neuromusculares. Cálcio sérico: 6,5 mg/dL; P: 11,3 mg/dL; magnésio: 2 mg/dL. Indicada a introdução de calcitriol, 0,25 mg, 1 cápsula ao dia.

Comentários

O objetivo no tratamento é manter o cálcio total no soro no limite inferior da normalidade, isto é, entre 8 e 8,5 mg/dL. Episódios de descompensação de hipocalcemia e hipercalcemia são frequentes ao longo do tratamento, e monitorização frequente 2 a 3 vezes por ano é necessária.

REFERÊNCIAS

1. Favus MJ, Goltzman D. Regulation of calcium and magnesium. In: Rosen CJ, editor. Primer on the metabolic bone diseases and disorders of mineral metabolism. 8. ed. Oxford: Wiley-Blackwell; 2013, p.173-79.
2. Moma CA, Li LFRS. O papel dos íons no metabolismo ósseo: cálcio, fósforo e magnésio. In: Maeda SS, Silva DMW, editores. Guia prático em osteometabolismo. São Paulo: Segmento Farma; 2014. p.25-30.
3. D'Souza-Li L. The calcium-sensing receptor and related diseases. Arq Bras Endocrinol Metab 2006;50:628-39.
4. Thakker RV. Genetic developments in hypoparathyroidism. Lancet 2001;357:974-6.
5. Nesbit MA, Hannan FM, Howles SA, Babinsky VN, Head RA, Cranston T et al. Mutations affecting G-protein subunit a11 in hypercalcemia and hypocalcemia. N Engl J Med 2013;368: 2476-86.
6. Hannan FM, Thakker RV. Investigating hypocalcaemia. BMJ 2013;346:f2213.
7. Farrow EG, White KE. Recent advances in renal phosphate handling. Nat Rev Nephrol 2010 Apr;6(4):207-17.
8. Rodríguez-Ortiz ME, Canalejo A, Herencia C, Martínez-Moreno JM, Peralta-Ramírez A. et al. Magnesium modulates parathyroid hormone secretion and upregulates parathyroid receptor expressions at moderately low calcium concentration. Nephrol Dial Transplant. 2013; 1-8.
9. Cusano NE, Rubin MR, Irani D, Sliney Jr J, Bilezikian JP. Use of parathyroid hormone in hypoparathyroidism J Endocrinol Invest 2013 Dec;36(11):1121-7.

Seção 8

Quando o Pediatra Deve Encaminhar um Paciente para o Endocrinologista Pediátrico?

CAPÍTULO 26

Quando o pediatra deve encaminhar um paciente para o endocrinologista pediátrico?

Adriana Aparecida Siviero-Miachon
Cristiane Kochi

QUAIS SÃO AS SITUAÇÕES CLÍNICAS E SINAIS OU SINTOMAS QUE JUSTIFICAM O ENCAMINHAMENTO PARA O ENDOCRINOLOGISTA PEDIÁTRICO?

É fundamental a integração entre pediatras e endocrinologistas na condução de situações clínicas diárias, como distúrbios do crescimento e/ou metabólicos, reunindo dados de história, sinais clínicos e características hormonais que possam estar relacionados a patologias que justifiquem uma atenção individualizada por parte do especialista e necessidade de tratamento e acompanhamento adequados[1,2]. As patologias mais frequentes na prática clínica do endocrinologista pediátrico são os distúrbios do crescimento[1-5], incluindo disfunção tireoidiana[6,7], ganho de peso e distúrbios metabólicos[8-12]. Este capítulo faz um pequeno apanhado e retoma alguns aspectos importantes das principais situações clínicas que justificam encaminhar um paciente ao endocrinologista pediátrico, amplamente discutidas nos capítulos deste livro.

CARACTERÍSTICAS DA AVALIAÇÃO ENDOCRINOLÓGICA[13]

As disfunções endócrinas caracterizam-se pela ausência de sinais e sintomas específicos, sendo diagnosticadas por meio de sinais e sintomas inespecíficos ou de exames laboratoriais de rotina, apresentando múltiplas interfaces com outras doenças e especialidades. Um exemplo importante é a desaceleração do crescimento durante a infância. Nessa condição, a alteração do crescimento pode estar relacionada a deficiências hormonais (hipotireoidismo ou deficiência de hormônio do crescimento, GH), nutricionais, relacionadas à doença crônica ou ao uso de medicamentos como os glicocorticoides.

As alterações endócrinas são, primordialmente, quantitativas e não qualitativas. O que caracteriza a disfunção endócrina é a hiper ou hipofunção de hormônios que normalmente existem no organismo, desempenhando papel importante no controle de peso, crescimento, temperatura, pressão arterial, efeitos cardíacos, reprodução, puberdade, entre outros.

Outro aspecto que merece destaque é o fato de que as doenças endócrinas podem ter origem genética, hereditária, embriológica, autoimune ou tumoral, envolvendo vários órgãos e sistemas. Além disso, o efeito dos hormônios pode ser local ou a distância, apresentando sinais e sintomas que normalmente não são facilmente vinculados à glândula de origem. As manifestações endócrinas são, geralmente, de aparecimento lento e gradual, com poucas exceções, com um amplo espectro de sinais e sintomas, dependendo do grau de comprometimento da glândula e de seu órgão-alvo. Podem existir diferentes graus de reserva glandular, sendo que o órgão pode ter capacidade de produzir hormônios em quantidade suficiente para não produzir sintomas, evoluindo para um quadro manifesto ao longo do tempo ou em situações de estresse. Todos esses aspectos podem dificultar o reconhecimento das doenças endócrinas e a realização do diagnóstico.

HISTÓRIA CLÍNICA[13]

A anamnese deve levar em conta as inter-relações entre os diversos sistemas. Deve-se proceder à história, como de costume, lembrando-se de detalhar todos os aparelhos e a forma e sequência temporal das modificações apresentadas. Valorizar sintomas como perda ou ganho de peso, alteração de hábito intestinal (constipação ou diarreia), urinários (poliúria), distúrbios do apetite (polifagia ou anorexia), tremores, alterações comportamentais (fraqueza, irritabilidade, depressão), alterações térmicas, cutâneas (estrias, acantose, alopecia, hirsutismo), assim como distúrbios visuais.

Nos antecedentes pessoais, é importante saber o peso e a estatura de nascimento e se houve alguma intercorrência perinatal. As condições de nascimento podem determinar baixa estatura e o aparecimento de doenças metabólicas no adolescente e no adulto. Outras informações importantes são: uso de drogas na gestação, consanguinidade dos pais, estatura dos pais e menarca da mãe, além da presença de endocrinopatias na família ou doenças genéticas. A presença de doença crônica deve ser investigada, assim como uso crônico de medicação (principalmente aquelas que afetam o crescimento, tais como os glicocorticoides). A história alimentar e o desenvolvimento neuropsicomotor também devem ser criteriosamente avaliados, já que podem auxiliar nos diferenciais de distúrbios específicos. É importante investigar a história de traumatismo cranioencefálico, pela possibilidade de evolução com deficiências hormonais, sendo que estas podem aparecer de maneira insidiosa.

EXAME FÍSICO[13]

O exame físico se inicia tão logo a criança entra na sala de consulta. Observam-se sua atividade, conduta e interação com os pais. Os pais também são importantes, já que trazem informações para o diagnóstico, lembrando que algumas características de síndromes genéticas de transmissão dominante são mais evidentes em fases tardias da vida.

QUANDO O PEDIATRA DEVE ENCAMINHAR NOS DISTÚRBIOS DE CRESCIMENTO PÓS-NATAL?[1-5,13]

A antropometria (peso e estatura) é parte importante do exame clínico. Entretanto, esse parâmetro deve ser sequencialmente analisado, de tal forma que se possa estabelecer alterações no ritmo de crescimento.

A avaliação do crescimento permite classificar os pacientes de risco para disfunção hormonal. Aqueles que se encontram abaixo do percentil 2,5 na curva-padrão de estatura para idade são considerados portadores de baixa estatura, porém, alguns sinais e sintomas devem chamar a atenção para uma possível baixa estatura de causa endócrina. As crianças com estatura fora do padrão genético, ou seja, abaixo do esperado pelos percentis de altura do pai e da mãe (estatura alvo), assim como a diminuição da velocidade de crescimento, devem ser investigadas do ponto de vista hormonal, uma vez descartadas causas genéticas (lembrar das síndromes de Turner e de Noonan, que cursam com baixa estatura), nutricionais, doenças crônicas ou uso de medicação. Lembrar que é importante descartar as causas pediátricas (como desnutrição, doença celíaca, cardiopatias etc.) antes de pensar nas causas endócrinas. Da mesma forma que o déficit de crescimento, a alta estatura e a aceleração do crescimento devem ser valorizados. Os quadros que cursam com alta estatura, também analisada de acordo com a estatura de pai e mãe, são a síndrome de Marfan, a homocistinúria, a síndrome de Klinefelter e, mais raramente, as hiperfunções glandulares (gigantismo).

Todas essas situações merecem seguimento e podem se beneficiar do tratamento endocrinológico individualizado.

QUANDO O PEDIATRA DEVE ENCAMINHAR NAS PATOLOGIAS TIREOIDIANAS?[6,7,13]

Assim como na maioria das doenças endócrinas, os sinais e sintomas de hipo ou hipertireoidismo são inespecíficos e não são patognomônicos, mas toda queixa deve ser valorizada. Entretanto, o exoftalmo (protrusão ocular) caracteriza o hipertireoidismo, assim como a taquicardia. Já a desaceleração do crescimento é sinal marcante do hipotireoidismo na infância. Lembrar, entretanto, que no período neonatal não se deve esperar sinais ou sintomas para o hipotireoidismo, que pode ser assintomático ou pouco sintomático, e o exame da triagem neonatal ganha aqui uma importância como norteador da conduta a ser tomada, já que essa condição é tida como uma emergência endócrina.

O exame físico da tireoide deve fazer parte do exame clínico pediátrico e pode trazer diversas informações importantes (como a presença de bócio, alteração de consistência e, eventualmente, a palpação de um nódulo), que, em conjunto com as queixas podem levantar a suspeita clínica de uma disfunção tireoidiana. A presença de história de alteração tireoidiana na família também deve ser valorizada.

QUANDO O PEDIATRA DEVE ENCAMINHAR NOS DISTÚRBIOS GONADAIS E ADRENAIS?[13-17]

O estadiamento puberal, realizado de acordo com os critérios estabelecidos por Marshall e Tanner[14,15], também é parte importante do exame clínico e não deve ser esquecido. Por exemplo, o aparecimento isolado de mamas antes dos oito anos caracteriza quadro de telarca precoce. Entretanto, não só a idade de aparecimento, mas principalmente o acompanhamento clínico vai informar se o quadro é benigno ou puberdade precoce, devendo-se lembrar dos quadros patológicos ou tumorais (tumor selar ou ovariano). Da mesma forma, o aparecimento isolado de sinais dependentes da ação androgênica, como pelos (axilares, pubianos ou ambos), acne e odor, na ausência de outros sinais puberais, caracteriza a adrenarca precoce em meninas antes dos oito anos e meninos antes dos nove anos. Pode-se tratar, também, de quadro benigno, ou estar associada a patologia adrenal (hiperplasia suprarrenal ou tumor). A diferenciação clínica de quadros patológicos envolve análise criteriosa de sinais de virilização e/ou hiperandrogenismo associados à pilificação pubiana/axilar, sendo os principais: hipertrofia muscular, hipertrofia de clítoris, aumento do pênis, hirsutismo e aceleração do ritmo de crescimento.

O exame dos genitais inclui a avaliação da normalidade e o reconhecimento da ambiguidade genital. Em ambos os sexos, a presença de hérnias (ou cicatriz de cirurgia realizada no início da vida) deve ser cuidadosamente avaliada, pois pode estar associada à formação anormal do genital. Quando houver presença de criptorquidismo, hipospádias e micropênis, deve-se pensar em realizar avaliação hormonal e, às vezes, investigação por meio de cariótipo.

QUANDO O PEDIATRA DEVE ENCAMINHAR NA OBESIDADE E NOS DISTÚRBIOS METABÓLICOS?[8-13]

A obesidade pode representar um quadro nutricional por excesso de ingestão, a chamada obesidade exógena, ou fazer parte de um quadro caracterizado por alterações hormonais ou síndromes genéticas (síndrome de Prader-Willi e síndrome de Laurence-Moon-Bardet-Biedl). Além de avaliar os índices para classificar nutricionalmente o paciente, o padrão de distribuição de gordura também deve ser analisado. Alguns sinais clínicos associados, entretanto, permitem fazer a diferenciação entre esses quadros. A obesidade exógena normalmente acarreta aceleração do crescimento e da puberdade. Quadros que cursam com obesidade e desvios fenotípicos, retardo mental, retardo de crescimento e da puberdade são considerados, quase sempre, patológicos. A síndrome de Cushing, por exemplo, que resulta da produção excessiva de ACTH-cortisol, clinicamente se caracteriza por obesidade centrípeta (sendo sinais característicos a giba e a face em lua cheia), retardo de crescimento, atraso puberal, estrias cutâneas, pletora e hipertensão arterial. A obesidade troncular também é característica da deficiência de GH[8-10].

Cabe ao pediatra valorizar sinais e sintomas associados à obesidade a fim de estabelecer um diferencial entre os quadros exógenos e genéticos. Quando a obesidade é grave e associada a distúrbios metabólicos e/ou componentes da síndrome metabólica[11-12], merece o seguimento e o tratamento de um endocrinologista. Entretanto, o pediatra pode auxiliar o endocrinologista na orientação da adoção de medidas de vida saudável e prática de atividade física por parte dos pacientes e suas famílias.

QUANDO O PEDIATRA DEVE ENCAMINHAR NAS OUTRAS ALTERAÇÕES DO METABOLISMO: DO SÓDIO, DA GLICOSE E DO CÁLCIO E FÓSFORO?[13,18-22]

Dentre essas patologias, destacam-se o diabete melito tipo 1 (DM-1) e suas complicações agudas: hipoglicemia e cetoacidose diabética. Ao pediatra cabe reconhecer esses quadros, especialmente na emergência. Entretanto, como existe mais informação no sentido de estimular o diagnóstico do DM-1, muitas crianças são diagnosticadas em exames laboratoriais de rotina, ainda assintomáticas ou pouco sintomáticas, o que permite um início de tratamento ambulatorial, muitas vezes não necessitando de internação[18,19].

Dos distúrbios do sódio destacam-se o *diabetes insipidus*, a síndrome da secreção inapropriada do hormônio antidiurético (ADH) e a síndrome cerebral perdedora de sal. Essas alterações aparecem nas crianças com alguma alteração de sistema nervoso central (SNC), seja pós-cirurgia, trauma ou associada a tumor. O diagnóstico diferencial dessas condições é importante para a correta condução e tratamento[20].

Os distúrbios de cálcio e fósforo envolvem diversos sinais e sintomas, sejam neurológicos, deformidades e alterações ósseas, musculares e até relacionados a crescimento, mas também inespecíficos. Nessas condições, o entendimento da fisiologia normal e a avaliação criteriosa das anormalidades bioquímicas é de extrema importância para o diagnóstico e correto encaminhamento e tratamento dos pacientes[21,22].

CONSIDERAÇÕES FINAIS

Ao pediatra cabe a avaliação inicial e descartar patologias não hormonais que possam justificar determinados sinais e sintomas. O encaminhamento deve fazer parte de um processo em que haja comunicação adequada, a fim de que o paciente seja sempre beneficiado. A interação com o endocrinologista permite fundamentar a suspeita clínica, direcionar a indicação e interpretação dos exames específicos e realizar o tratamento adequado, com benefícios evidentes para os pacientes e suas famílias.

REFERÊNCIAS

1. Johnston Rohrbasser LB. Genetic testing of the short child. Horm Res Paediatr 2011;76(Suppl 3): 13-6.
2. Kiess W, Kratzsch J, Kruis T, Müller E, Wallborn T, Odeh R et al. Genetics of human stature: Insight from single gene disorders. Horm Res Paediatr 2011;76(3):11-3.
3. Baldin AD, Siviero-Miachon AA, Fabbri T, de Lemos-Marini SH, Spinola-Castro AM, Baptista MT et al. Turner syndrome and metabolic derangements: another example of fetal programming. Early Hum Dev 2012;88:99-102.
4. Jorge AA, Malaquias AC, Arnhold IJ, Mendonca BB. Noonan syndrome and related disorders: a review of clinical features and mutations in genes of the RAS/MAPK pathway. Horm Res 2009;71:185-93.
5. Aalberts JJJ, Thio CHL, Schuurman AG, van Langen IM, van der Pol BAE, van Tintelen JP et al. Diagnostic yield in adults screened at the Marfan outpatient clinic using the 1996 and 2010 Ghent nosologies. Am J Med Genet 2012;158A:982-8.
6. Péter F, Muzsnai A. Congenital disorders of the thyroid: hypo/hyper. Endocrinol Metab Clin North Am 2009;38:491-507.
7. Kaguelidou F, Carel JC, Léger J. Graves' disease in childhood: advances in management with antithyroid drug therapy. Horm Res 2009;71:310-7.
8. Ranadive SA, Vaisse C. Lessons from extreme human obesity: monogeninc disorders. Endocrinol Metab Clin N Am 2008;37:733-51.
9. Jin DK. Systematic review of the clinical and genetic aspects of Prader-Willi syndrome. Korean J Pediatr 2011;54:55-63.
10. Ogden CL, Carroll MD, Kit BK, Flegal KM. Prevalence of childhood and adult obesity in the United States, 2011-2012. JAMA 2014;311:806-14.
11. Sociedade Brasileira de Cardiologia (SBC). I Diretriz de Prevenção da Aterosclerose na Infância de Adolescência. Arq Bras Cardiol 2005;85(4):1-49.
12. Freedman DS, Khan LK, Dietz WH, Srinivasan SR, Berenson GS. Relationship of childhood obesity to coronary heart disease risk factors in adulthood: the Bogalusa Heart Study. Pediatrics 2001;108:712-8.
13. Spinola-Castro AM, Siviero-Miachon AA, Tosta-Hernandez PD. Sistema Endócrino. In: Puccini RF, Hilário MOE, editores. Semiologia da criança e do adolescente. Rio de Janeiro: Guanabara Koogan; 2008. p.197-211.
14. Marshall WA, Tanner JM. Variation in the pattern of pubertal changes in girls. Arch Dis Child 1969;44: 291-303.
15. Marshall WA, Tanner JM. Variation in the pattern of pubertal changes in boys. Arch Dis Child 1970;45:13-23.

16. Speiser PW, Azziz R, Baskin LS, Ghizzoni L, Hensle TW, Merke DP et al. Congenital adrenal hyperplasia due to steroid 21-hydroxylase deficiency: an Endocrine Society clinical practice guideline. J Clin Endocrinol Metab 2010;95:4133-60.
17. Lee PA, Houk CP, Ahmed SF, Hughes IA, International Consensus Conference on Intersex organized by the Lawson Wilkins Pediatric Endocrine Society and the European Society for Paediatric Endocrinology. Consensus statement on management of intersex disorders. International Consensus Conference on Intersex. Pediatrics 2006;118:e488-500.
18. Dunger DB, Sperling MA, Acerini CL, Bohn DJ, Daneman D, Danne TP et al.; European Society for Paediatric Endocrinology; Lawson Wilkins Pediatric Endocrine Society. European Society for Paediatric Endocrinology/Lawson Wilkins Pediatric Endocrine Society consensus statement on diabetic ketoacidosis in children and adolescents. Pediatrics 2004;113:133-40.
19. Custodio RJ, Liberatore Junior RDR. Distúrbios metabólicos agudos: hipoglicemia. In: Santoro Junior M, Segre CAM, editores. Temas complexos em pediatria. Capacitação pediátrica. São Paulo: Atheneu, 2015. p.75-8.
20. Sterns RH. Disorders of plasma sodium-causes, consequences, and correction. N Engl J Med 2015;372:55-65.
21. Moma CA, D'Souza-Li L. O papel dos íons no metabolismo ósseo: cálcio, fósforo e magnésio. In: Maeda SS, Silva DMW, editores. Guia prático em osteometabolismo. São Paulo: Segmento Farma; 2014. p.25-30.
22. Hannan FM, Thakker RV. Investigating hypocalcemia. BMJ 2013;346:f2213.

ÍNDICE REMISSIVO

A

Acantose *nigricans*, 159

Ácidos
- biliares, sequestradores dos, 172
- graxos
    - livres, 158
    - monoinsaturados, fontes, 170
    - poli-insaturados, fontes, 170

Acidose metabólica, 16, 94
- controle da, 214
- correção, 213

Acne *vulgaris*, 176

Adrenarca, presença significa início da puberdade?, 140

Adenomas hipofisários, 122

Adipocina, 158

Adipócitos, 160

Adrenal, desenvolvimento da, como ocorre?, 139

Adrenalite autoimune, 95

Adrenarca, 113
- o que é?, 139
- precoce
    - caso clínico, 145
    - causa mais frequente, 141
    - como tratar, 144
    - diagnóstico(s) diferencial(is), 141
        - entre causas possíveis de, 144
    - exames que devem ser solicitados para investigação, 143
    - fisiopatologia da, 140
    - o que é importante avaliar no exame físico, 143
    - quando encaminhar ao endocrinologista?, 143

Adrenoleucodistrofia, 95

Água, excesso de, cálculo, 191

Alimentação
- complementar, 4
- recomendações diárias de gordura, 170
- saudável, 4

Alimentos, como alguns podem levar à puberdade?, 135

Alopecia universal, 229

ALT, 20

Alta estatura
- adquirida, 28
- caso clínico, 31
- como se classifica, 25
- constitucional, tratamento, 30
- de início pós-natal, 27
- definição, 25
- diagnóstico, quais exames o pediatra poderá solicitar para, 29
- fluxograma de avaliação da, 29
- idiopática, 30
- patológica, quando considerá-la, 26
- primária de início pré-natal, 26

- quando encaminhar um caso de, 26
- quando o pediatra deve considerar uma criança com, 25
- secundária, 28
- situações que devemos tratar, 30

Alterações do metabolismo, quando o pediatra deve encaminhar ao endocrinologista pediátrico, 252

Altura-alvo, 13

Amamentação adequada, 4

Ambiguidade genital, como reconhecer, 75

Aminoácidos, 189

Aminoglutetimida, 95

"Amostra crítica", 200

Análogo do GnRH, 117
- pélvica/abdominal, 117

Anastrozol, 152

Andrógeno
- exposição exógena a, 143
- insensibilidade
    - parcial aos, 77
    - total aos, 78

Anemia, 51

Angiogênese, 158

Angiotensinogênio, 158

Anomalia da diferenciação sexual, 5

Anormalidades cromossômicas, 76

Anorquia, 150

Antecipação constitucional do crescimento e da puberdade (ACCP), 113

Anticorpo antiendomísio, 20

Antitransglutaminase, 20

Antropometria, 19

Apatia, 94

Apneia obstrutiva do sono, 157

Artrite
- idiopática juvenil, 15
- reumatoide, 51

Asma, 16

AST, 20

Atireose, 41

Atividade física, 169

Atraso puberal
- avaliação clínica e laboratorial em pacientes com, 123
- simples, 122

Avaliação endocrinológica, 249

Azoospermia, 78

B

Baixa estatura, 11
- classificação da, 13
- como o exame físico pode auxiliar na avaliação da, 18
- familiar, 13
- idiopática, 14
- tratamento para, 20
- variantes normais, 13

Bicarbonato, reposição de, 213

Bócio, 44

Bomba de insulina, 213

Bromocriptina, 30

C

Calcidiol, metabolização do, 226

Calcificação, 230

Cálcio, 20
- balanço de, 220
- como é metabolizado, 220
- controle do, 220
- homeostase de, hormônios que regulam a, 220
- iônico, 219
- necessidades diárias de, 220
- no organismo
    - distribuição de, 219
    - importância do, 219
- sérico, 220

Calcitriol sérico, 232

Carcinoma
- *in situ*, 76
- papilífero da tireoide, 63

Cardiopatia esquerda, 123

Carências nutricionais, 7

Cariótipo, 20, 75
- com banda G, 20

Carta de Ottawa, 3

Cefaleia matinal, 94

Célula(s)
- de Leydig, 79, 111
- tonicidade plasmática nas, 187

Cetoacidose diabética
- alterações metabólicas que desencadeiam, 208
- como aparece para o pediatra no PS, 209
- desidratação na, 210
- diagnóstico, 210
- fisiopatologia, 209
- gravidade, 208
- relevância para o pediatra, 208
- tratamento, 211
    - objetivos do, 212

Cetoconazol, 95

Cetona na urina, 215

Cetose, reversão da, 213

Choque, 94

Cirurgia bariátrica, quando pensar em, 162

Cistinose, 50

Cistos, 114

Citocinas inflamatórias, 158

Citologia hormonal vaginal, 117

Citomegalovírus, 95

Citoquinas pró-inflamatórias, 15

Citotoxicidade mediada por células *natural killer*, 49

Classificação
- de Córdoba e Moschella, 149
- de Marshall e Tanner, 108
- de Tanner, 108
- mamas, segundo Marshall e Tanner, 149
- sistema TNM para carcinoma diferenciado da tireoide, 66

Clomifeno, 152

Colapso cardiovascular, 94

Colecistopatias, 157

Colesterol
- consumo de, 171
- inibidores da absorção do, 172

Colestiramina, 172

Confusão, 94

Conversão de 25-hidroxivitamina D, 220

Correceptor alfa-klotho, 221

Córtex adrenal humano, desenvolvimento do, 140

Cortisol
- produção diária de, 93
- salivar, medida do, 97

Cortrosina, 97

Cotransportador de sódio dependentes de fosfato, 221

Crânio
- ressonância de, 20
- tomografia de, 20

Craniofaringioma, 17, 122, 194

Creatinina, 20

Crescimento
- atraso do, 17
- deficiente
    - caso clínico, 21
    - causas endócrinas, 17
    - como avaliar, 11
    - como iniciar avaliação clínica?, 18
    - exames laboratoriais podem auxiliar na avaliação do?, 20
    - importância da velocidade de crescimento na avaliação, 11
    - o que é?, 11

Criança
- com elevação de triglicerídeos, 171
- com mais 10 anos de idade, valores de referência para tratamento farmacológico em, 171
- gravemente enferma, investigação e manejo da função adrenal, 100
- pré-púberes obesas, 178

Criptorquidia bilateral, 76

Crise
- adrenal
    - crianças suscetíveis à, 96
    - sintomas que podem indicar, 96
- hipoglicêmica, tratamento da, 201

- tireotóxica
  - criança com, quando suspeitar, 55
  - critérios clínicos de Burch e Wartofsky para diagnóstico de, 56

Curva
- de crescimento, 12, 118
- de Tanner-Whitehouse, 12

D

Danazol, 152

Defeito
- do gene
  - *DAX-1*, 95
  - *SF-1*, 95
- no desenvolvimento das adrenais, 95
- no gene do hormônio liberador de corticotrofina, 95

Deficiência(s)
- da aromatase placentária, 77
- da enzima
  - 21-hidroxilase
    - acompanhamento da, exames necessários no, 89
    - e sinais de virilização, quando encaminhar para correção cirúrgica, 90
    - em pacientes com ambiguidade genital, 88
    - em situações de estresse, melhor conduta, 89
    - exame confirmatório, quando deve ser feito?, 86
    - forma(s)
      - perdedora de sal, porque alguns pacientes tem e alguns não?, 85
      - clínicas de apresentação da, 83
    - incidência no Brasil, 85
    - medicações utilizadas no tratamento da, 89
    - melhor tratamento para, 88
    - objetivos do tratamento da, 90
    - ponto de corte utilizado para diagnóstico, 86
    - quando suspeitar, 88
    - triagem neonatal para, 85
      - fluxograma da triagem para, 86
- da P450 oxidoredutase, 77
- da proteína TBG, 43
- da síntese de testosterona, 77
- da vitamina D, 232
- de 5-alfarredutase tipo 2, 77
- de ACTH isolada, 95
- de enzima cistationina beta-sintetase, 28
- de hormônio de crescimento, 5, 17
- do receptor LH/hCG, 77
- enzimática, 83
- imunológicas, 16
- no crescimento, 16

Déficit de água livre, cálculo, 193

Deformidade(s)
- de Madelung, 15
- dos ossos longos, 231
- em membros inferiores, 230
- torácica, 230

Dermatopatia infiltrativa, 55

Desenvolvimento
- neuropsicomotor, atraso do, 158
- puberal
  - anormal, 108
  - como avaliar, 108

Desidratação, 6
- hipernatrêmica, tratamento da, 193
- por doenças infecciosas, 6

Desmielinização
- osmótica, 191
- pontina, 191

Desmopressina, uso da, 195

Desnutrição, 15, 150
- pouco ganho de peso por, 6

Desreguladores endócrinos, 108

DI, ver *Diabetes insipidus*

Diabetes
- tipo 1, 51
- *insipidus* central, 194

Diazóxido, 205

Diferenciação sexual, 6
- distúrbios da, 75-81

Disgerminoma, 76

Di-hidroepianadrosterona, dosagem de, 108

Di-hidrotestosterona, 79

Disgenesia
- do túbulo seminífero, 123
- gonadal
  - mista, 76
  - parcial, 77
  - pura, 78

Dislipidemia(s), 51, 158
- caso clínico, 172
- causas, 168
- como investigar, 169
- como tratar, 171
- em crianças e adolescentes, fluxograma para avaliação e conduta, 173
- na infância
  - e adolescência, como definir, 167
  - importância da, 167
- papel do pediatra, 172

Dismorfismos, 25

Displasia septo-óptica, 95, 122

Disruptor endócrino, 135

Distúrbio(s)
- da diferenciação do sexo
  - 46, XX, 77, 78
  - caso clínico, 80
  - como se apresentam na faixa etária, 75
  - ovotesticular, 76
  - que são, 75
  - testicular, 78
- de cálcio e fósforo
  - caso clínico, 222
  - na infância, causas, 223
- de crescimento, 6
  - pós-natal, quando o pediatra deve encaminhar nos, 250
- do metabolismo
  - do hormônio de crescimento, 16
  - do sódio, 187-197
- metabólicos, 95

- na esteroidogênese adrenal, 95

Doença(s)
- autoimune, 51
- cardíacas, 16
- cardiovasculares, 157
- crítica com choque séptico, 96
- crônica, 4
- da adrenal, 6
- da tireoide, 6, 150
- de Addison, 94
- de celíaca, 15
- de Chagas, 4
- de Crohn, 15
- de Graves
  - cirurgia indicada, 58
  - fisiopatologia, 54
  - insucesso com drogas antitireoidianas, o que fazer?, 57
  - na faixa etária pediátrica, evolução clínica, 55
  - taxa de remissão em crianças, 57
- de Refsum, 95
- de Wolman, 95
- do adulto que se iniciam na infância, 4
- do fígado, 150
- endócrina, sobre os indivíduos e suas famílias, 6
- gastrointestinal, 15
- imunológicas, 16
- imunopreveníveis por vacinação, 4
- infecciosas, 4
- infiltrativas, 96
- metabólicas, 17
- oncológicas, 4
- osteoarticulares, 157
- parasitárias, 4
- renal, 16, 150
- respiratórias, 16
- reumatológica, 15

Dor abdominal, 94

Droga(s)
- antitireoidianas, 57
- hipotireoidismo induzido por, 50

- que auxiliam no controle da hipoglicemia, 201

Ducto
- de Müller, 77, 78
- de Wolff, 78

E

Ectopia tireoidiana, 41

Edema cerebral, 214
- na cetoacidose diabética, como tratar, 215

Educação alimentar, 161

Eixo hipotálamo-hipófise-adrenal, atividade do, 93

Elastografia, 62

Eletroforese de proteínas, 20

Encurvamento dos ossos dos membros inferiores, 17

Endocrinologia pediátrica na promoção da saúde da criança e do adolescente, 3

Endocrinologista pediátrico, 249

Envelhecimento, 4

Epifisiodese percutânea bilateral dos joelhos, 31

Esqueleto, raio X de, 20

Esquistossomose, 4

Estádio puberal de Tanner
- no sexo feminino, descrição, 109
   - representação, 109
- no sexo masculino, descrição, 110
   - representação, 110

Estatinas, 172

Esteato-hepatite não alcoólica, 157

Esteroides sexuais, 108

Esteroidogênese adrenal, 84

Estirão puberal, 108

Estradiol, 116
- dosagem de, 134

Estrogênio, 147

Estroma, 147

Estudo de Bogalusa, 167

Etomidato, 95

Exposição exógena a andrógenos, 143

Ezetimiba, 172

F

Fadiga, 94

Failure to thrive, 229

Fármacos hipolipemiantes, doses do, 172

Fator
- de crescimento fibroblasto, 221
- de necrose tumoral-alfa, 158

Febre, 93

Fendas palpebrais oblíquas para baixo, 26

Fenômeno de Wolff-Chaikoff, 50

Ferro, 20

FGF-23 (*fibroblast growth factor* 23), 11, 221
- funções, 226
- no metabolismo osteomineral, fisiologia do, 226

FGF-7, 221

Fibras solúveis, 170, 171

Fibratos, 172

Fibrose cística, 16

Fitoestrogênio, 136

Fitoestrógeno, 136, 147

Fludrocortisona no estresse, 101

Fórmula de Holliday-Segar, 193

Fosfatase alcalina, 20, 231

Fosfato
- níveis de, 213
- reabsorção tubular de, 232
- síndrome da depleção do, 213

Fosfoglicoproteína na matriz extracelular, 221

Fósforo, 20
- como é metabolizado, 221
- extracelular, 221
- fração de excreção de, 232
- intracelular, 221
- no organismo
   - distribuição, 221
   - importância do, 221
- problema de, quando deve pensar em, 242
- regulação do, proteínas envolvidas na, 221

Fração de excreção de fósforo, 232

Fraqueza muscular, 94

G

Gama GT, 20

Gasometria, 20

Gene
- *EZH2*, 26
- *FMR1*, mutação do, 27
- *GPL-3*, 27
- *NDS1*, 26, 27
- *PLOD1*, 27
- *PTEN*, 27
- *SHOK*, 15
- *SRY*, 79

Genitália externa, recém-nascido, 80

Genu
- *valgus*, 231
    - bilateral, 230
- *varus*, 231

Germinomas, 122

Gigantismo, 28

Ginecomastia, 27
- alterações histológicas na, 148
- anamnese, o que se pergunta, 148
- aspectos psicossociais que afetam pacientes com, 152
- caso clínico, 153
- causas, 150
- correção cirúrgica, quando indicar, 153
- diagnósticos diferenciais, 152
- exame clínico para detectar, como deve ser feito, 148
- fisiopatologia, 148
- no adolescente, fluxograma de avaliação da, 151
- o que é?, 147
- opções terapêuticas, 152
- pode-se classificar a, 152
- prevalência, 147

Glândula
- paratireoide, doenças relacionadas à, 241
- pituitária, 17

Glicocorticoide(s)
- com base na prednisona, retirada e suspensão, esquema, 102
- inalatórios, 101
    - sugeridas em crianças, 101
- no estresse, 100
- prolongada, retirada gradual, como deve ser realizada, 103
- terapia de, 17

Glicosúria, 188

Gliomas ópticos, 114

Globulina ligadora de hormônios sexuais, 178

Gônadas pequenas, 76

Gonadarca, 108

Gonadoblastoma, 76

Gonadotrofina, dosagens basais, 116

Gordura(s)
- ingestão de, 170
- poli-insaturadas, 170
- saturadas, 170

H

HAD, hormônio antidiurético, 187

Hashitoxicose, 50, 55

Hemocromatose, 95

Hemograma, 20

Herança poligênica, 13, 158

Hidrocefalia, 95, 122

Hidrocortisona, 101

Hidroxiapatita, 219

Hiperandrogenismo, 176
- adolescente com, patologias que devemos pensar diante de um, 179

Hipercolesterolemia familiar, 168

Hiperfagia, 15

Hiperinsulinismo, 28

Hipernatremia, 189

- alterações que o cérebro sobre com a, 193
- características clínicas dos pacientes com, 189
- causas, 192
- classificação, 189
- definição, 189, 192
- manifestações clínicas, 192
- persistente, 193
- situações que podem levar à, 192
- tratamento, o que é preciso considerar, 193

Hiperplasia
- adrenal
    - congênita, 7, 77
        - forma não clássica, 141
        - não clássica, 179
- suprarrenal
    - congênita
        - características, 84
        - caso clínico, 90
        - sintomas, 83
    - forma tardia, 114

Hiperprolactinemia, 150, 179

Hipertelorismo, 15
- ocular, 26

Hipertensão arterial sistêmica, 157

Hipertireoidismo, 28
- caso clínico, 58
- confirmação laboratorial, como realizar, 54
- criança com, opções terapêuticas para, 57
- em crianças
    - prevalência, 53
    - quando suspeitar, 53
    - sinais e sintomas, 54
- na população pediátrica, causas, 54
- no período neonatal, 55
- o que o caracteriza, 53
- quando encaminhar paciente com, 57
- tireoidite de Hashimoto pode cursar com, 55
- transitório, 55

Hipertricose, 176

Hipertrofia de clitóris, 75

Hipocalcemia(s), 213
- aguda, como tratar, 243
- associadas a doenças com redução e perda da função da vitamina D, 240
- caso clínico, 244
- complicações mais comuns, 242
- congênitas
    - achados laboratoriais, 241
    - causas, 241
- crônica, como tratar, 243
- cuidados antes de tratar, 244
- elucidação diagnóstica de, 239
- exames necessários para avaliar a, 239
- leve, 239
- quando encaminhar para o endocrinologista pediátrico, 244
- sinais e sintomas, 239
- transitórias, 240

Hipofosfatasia, 232

Hipoglicemia, 94
- caso clínico, 202, 203
- definição, 199
- quando suspeitar, 199
- sinais e sintomas, 96

Hipogonadismo, 15
- hipergonadotrófico, 78, 122, 123
- hipogonadotrófico, 77

Hipolipemiantes, doses dos fármacos, 172

Hipomagnesemia, 213, 242

Hiponatremia
- classificação
    - de acordo com o tempo de desenvolvimento, 191
    - de acordo com os sintomas, 191
- crônica, risco da rápida correção da, 191
- de acordo com a severidade bioquímica, 190
- hipertônica, 190
- hipotônica, 190
- isotônica, 189
- tratamento, 191

Hipoparatireoidismo, 241

Hipopituitarismo com deficiência de ACTH, 95
Hipoplasia, 41
Hipospádia grave, 76
HipoTBG, 44
- adquirido
    - características clínicas, 51
    - caso clínico, 52
    - causas, 50
    - como diagnosticar, 51
    - como tratar, 51
    - em quais situações rastrear, 51
    - quando pensar em, 49
- congênito, 7
    - caso clínico, 46
    - causas do, 41
    - como tratar, 45
    - pesquisa etiológica, quando solicitar, 44
    - sintomas e sinais do recém-nascido com, 42
- induzido por drogas, 50
- o que é?, 41
- por déficit de iodo, 50
- por doenças infiltrativas, 50
- por irradiação da tireoide, 50

Hipotireoidismo, 17
Hipotonia, 15
- neonatal, 158

Hirsutismo, 176
Histiocitose
- das células de Langerhans, 96
- X, 122

Histiocitose, 50
HIV, 17
Holliday-Segar, fórmula de, 193
Homeostase
- glicêmica, 158
- vascular, 158

Homocistinúria, 28
Hormônio(s)
- adrenais, vias de síntese dos, 142
- adrenocorticotrófico, excesso de, 83

- antimülleriano, 79, 178
- de crescimento, deficiência de, 17
- esteroides, 111
- folículo-estimulante, 107
- liberador do crescimento, 17
- luteinizante, 107
    - analisando o, 134
    - pico de, valores de corte para diagnóstico de puberdade precoce central, 135
- que regulam a homeostase de cálcio, 220

I

^{131}I
- terapia de ablação com, 67
- tratamento com, riscos, 67

Icterícia neonatal prolongada, 94
Idade óssea, 20, 116
IGF-1, 20
IGFBP-3, 20
Inatividade física, 4
Índice
- cortisol unitário/creatinina, 97
- de Ferriman-Galwey, 176
- de massa corporal, 167

Infância
- dislipidemia na, importância da, 167
- distúrbios de cálcio e fósforo na, 221
    - causas, 223
- doenças reumatológicas na, 15
- hipocalcemia na, causas mais comuns, 240
- obesidade na, qual o tratamento?, 161
- problemas de alimentação durante a, 15
- síndrome metabólica e sua importância na, 159

Infecção testicular, 150
Insensibilidade androgênica, 150
Insuficiência
- adrenal
    - aguda, sintomas que podem indicar, 96
    - caso clínico, 103
    - classificação, 94
    - conceitos, 93

- definições, 93
- diagnóstico, 97
- etiologia, 94
- fisiologia, 93
- na infância, algoritmo de diagnóstico, 99
- quando suspeitar, 94
- de corticoide relacionada à enfermidade crítica, 96

Insulina
- análogos de ação lenta da, 214
- bomba de, 213
- solução de, 213

Insulinoterapia
- com análogo de ação ultrarrápida subcutânea intermitente, 214

Iodo
- falta de, 50
- hipotireoidismo por déficit de, 50

Íons intracelulares, 242

Irradiação craniana, 96

K

Kisspeptina, 108

Klotho, 221

L

Leptina, 148, 158

Lesões gonadais, 67

Letrozol, 152

Levotiroxina
- doses recomendadas, 45
- sódica, 51
- tratamento com, parâmetros, 46

Lobectomia, 63

Lúpus, 51

M

Malformações congênitas cerebrais, 95

Manchas escurecidas em região de dobras, 159

Membrana celular, mecanismos que permitem a passagem de água e sódio pela, 187

Menarca precoce, 113

Meninas obesas, 108

Meningite, 95
- meningocócica, 97

Meningococcemia, 97

Metástases, 95

Metimazol, 50, 57

Micropênis, 17, 76

Microrquidia, 78

Minipuberdade, 107

Mitotano, 95

Mixedema pré-tibial, 55

Mudanças hormonais da puberdade, 107

Mutação nos genes *PROP1, PIT1, POMC, TBX19*, 95

N

Natriurese, 195

Nefrocalcinose, 242

Neoplasias, 16

Neurotransmissores, secreção de, 220

Nódulo(s)
- benignos, como tratar, 63
- com citologia não diagnóstica ou indeterminada, como proceder?, 65
- malignos, como tratar, 65
- tireoidianos (da tireoide)
    - algoritmo para avaliação de pacientes com, 64
    - caso clínico, 69
    - como iniciar a avaliação do, 61
    - o que são?, 61
    - prevalência, 61

O

Obesidade, 4, 5, 15, 28, 150
- causas, 158
- como fazer o diagnóstico e suas repercussões, 159
- e distúrbios metabólicos, quando o pediatra deve encaminhar ao endocrinologista pediátrico, 252
- é possível prevenir?, 160
- infantil
    - importância no contexto atual, 157

- medicamentos para, 161
- influência da síndrome dos ovários policísticos, 178

Octreotida, 30

Oftalmopatia grave, 55

Óleo de coco, 171

Orlistat, 161

Osmóis idiogênicos, 189

Osmolaridade, 188

Osteodistrofia
- de Albright, 242
- hereditária de Albright, 159

Osteoide, acúmulo, 230

Osteomalácia
- como diferenciar do raquitismo, 225
- definição, 225

P

PAAF (punção aspirativa com agulha afina), achados histopatológicos, 63

Pan-hipopituitarismo, como proceder, 101

Paratireoide(s)
- agenesia das, 240
- destruição das, 240
- redução das funções da, 240

Paratormônio, 220

Patologias tireoidianas, quando o pediatra deve encaminhar ao endocrinologista pediátrico, 251

Pediatra, quando encaminhar o paciente para o endocrinologista pediátrico?, 249-254

Peito de pombo, 230

Pelos pubianos, 111

Peptídios natriuréticos, 196

Pequeno para idade gestacional
- como avaliar o crescimento das crianças, 34
- definição, 33
- etiologias determinantes, 34
- puberdade nesses pacientes, como evolui, 35
- repercussões estaturais observadas em longo prazo nas crianças, 34
- tratamento com GH, efeitos colaterais, 36

Perclorato, 50

Perda(s)
- de água, 192
- de sal cerebral, 194
- de sódio não renal, 190
- gastrointestinais, 190
- hídricas
  - correção das, 212
  - reparação das, 212

PHEX, 221

Potássio, 20

Propiltiuracil, 50

Proporções corpóreas, 19

Proteína(s)
- carreadora dos esteroides sexuais, 176
- cotransportadoras de sódio e fosfato nos rins, 221
- envolvidas na regulação do fósforo, 221
- relacionada a Frizzled secretada, 221

PSC (perda de sal cerebral), 194

Pseudo-hipoaldosteronismo, 95

Pseudo-hiponatremia, 189

Pseudo-hipoparatireoidismo, 242

Psicoterapia, 161

PTH, 221

Puberdade, 6
- atrasada
  - caso clínico, 121
  - causas, 122
- como alguns alimentos podem levar à, 135
- fatores determinantes do início da, 108
- mudanças hormonais da, 107
- nas meninas, como se desenvolve, 111
- nos meninos, como se desenvolve, 111
- precoce, 17, 28
  - caso clínico, 117
  - central ou dependente de gonadotrofinas, etiologia, 113
  - dependente de gonadotrofinas, causas, 114
  - em meninos e meninas, como definir, 111
  - periférica, 113, 142
    - causas, 114
  - ou independente de gonadotrofinas, 113

- possibilidades de diagnóstico, 112
- quais eventos fisiológicos iniciam a, 107

"Puberdade antecipada", 113

"Pulso em baioneta", 15

Punhos, alargamento de, 230

Q

Quadro hipoglicêmico, investigação, 200

R

Radioterapia, 57

Raloxifeno, 152

Raquitismo
- características
  - laboratoriais, 231
  - radiológicas, 231
- caso clínico, 235
- causas, 228, 229
- dependente da vitamina D, tipos I e II, tratamento, 234
- fisiopatologia, 228
- genéticos RHX e RHHAD, 230
- hipofosfatêmico, 17, 232
  - ligado ao X, características do tratamento, 235
  - paciente com, 230
  - tratamento, 234
- manifestações clínicas, 228
- o que é?, 225
- por deficiência de vitamina D, tratamento, 233
- relacionado à(aos)
  - defeitos primários da mineralização, 229
  - redução do cálcio extracelular, 229
  - redução do fósforo extracelular, 229
  - vitamina D, 229

Rash petequial, 97

Receptor sensor de cálcio, 220

Relação SS/SI nas várias faixas etárias, 19

Reposição
- de potássio, 212
- de volume, 212

- hormonal
  - com hormônio de crescimento, 21
  - com L-tiroxina, 20

Resistência
- à ação da insulina, 158
- à aldosterona, 95
- ao cortisol, 95
- glicocorticoide familiar, 95

Ressecção
- de tumor secretante de cortisol, 95
- profilática de gânglios da região central do pescoço, 65

Restrição
- calórica, 161
- de crescimento intrauterino, definição, 33

Retardo
- de crescimento intrauterino, 15
- mental, por asfixia neonatal, 6

Retrognatia, 26

RHX (raquitismo hipofosfatêmico ligado ao X), 229
- diagnóstico, 232
- tratamento, características, 235

Rosário raquítico, 231

S

Sal cerebral, perda de, 195

Sangue basal, amostra de, 97

Sarcoidose, 95, 96

Saúde promoção de, 3

Sela vazia, 95

Seminoma, 76

SI (segmento inferior), 19

Sibutramina, 161

SIHAD, PSC e DI central, diferenças bioquímicas entre, 196

Síndrome(s)
- antifosfolípide, 97
- da resistência ao ACTH, 95
- de Bannayan-Riley-Ruvalcaba, 27
- de Beckwith-Wiedemann, 26
- de Cushing, 17

- de Down, 15, 51
- de IMAGe, 95
- de Kallmann, 122, 150
- de Klinefelter, 27, 78, 123, 150
- de Marfan, 27
- de McCune-Albright, 54, 114
- de nevo, 27
- de Noonan, 15
- de Prader-Willi, 15, 158
- de Proteus, 27
- de regressão testicular, 77
- de secreção inapropriada do HAD
  - como é caracterizada bioquimicamente a, 195
  - pós-cirurgias, frequência da, 195
- de Silver-Russel, 15
- de Simpson-Golabi-Behmel, 27
- de Smith-Lemli-Opitz, 95
- de Sotos, 26
- de Tunner, 15, 51, 78, 123
- de Waterhouse-Friderichsen, 97
- de Weaver, 26, 28
- de Zellweger, 95
- do ovário policístico, 157
- do X frágil, 27
- dos ovários policísticos
  - adolescente com, tratamento para, 179
  - alterações metabólicos associadas à, 179
    - caso clínico, 180
    - ciclo menstrual da menina com, 176
    - critérios diagnósticos utilizados na adolescência, 175
    - definição, 175
      - de acordo com as sociedades internacionais, 176
    - fisiopatologia da, como explicar, 178
    - influência da obesidade sobre a, 178
    - prevalência da obesidade na, 177
- familiar de excesso de aromatase, 150
- metabólica, 157, 159
  - conduta na, 162
  - é possível prevenir?, 160

- sua importância na infância, 159
- poliglandular autoimune, 95

Sinéquia de pequenos lábios, 75

Sistema
- Bethesda para laudos citopatológicos de tireoide, 65
- TNM para carcinoma diferenciado da tireoide, classificação, 66

Sódio, 20
- alterações cerebrais que ocorrem na baixa concentração plasmática de, 188
- causas de rápida mudança na concentração de, 188
- déficit de, cálculo, 191
- movimento em relação à barreira hematoencefálica, 188
- sérico, 187

Somatostatina, 30

Substâncias bociogênicas, 50

SS (segmento superior), 19

Sulfato de di-hidroandrosterona, 176

Superfície corpórea, cálculo para aferir, 101

T

Tabagismo, 4

Tamoxifeno, 152

Target height, 13

Tecido
- adiposo, 158
- mamário, proliferação do, 148

Telarca
- precoce, 111
  - associada a disruptores endócrinos, caso clínico, 131
  - "atípica", 132
  - casos clínicos, análise de, 129
  - em lactente, caso clínico, 130
  - quais exames devem ser solicitados diante de um caso de, 133
  - resultado da ultrassonografia pélvica, como interpretar, 133
  - secundária a estrógeno exógeno, caso clínico, 129
  - "variante", 132

Terapia
- com anticoagulante, 97
- de glicocorticoides, 17
- medicamentosa, 161

Teste
- de(o) ACTH
    - em doses baixas, 98
    - em vigência de estresse grave, interpretação do, 100
    - qual o melhor para diagnóstico de insuficiência adrenal, 97
- de estímulo rápido com ACTH, 97
- de *screening*, 97
- LHRH, 134

Testosterona, 152
- plasmática, 117

Testotoxicose, 114

TGO, 20

TGP, 20

TH livre, 20

Tiocianato, 50

Tireoglobulina, 67

Tireoide
- avaliação da, 61
- carcinoma diferenciado de, 62
- sistema Bethesda para laudos citopatológicos de, 65

Tireoidectomia, 57

Tireoidite
- aguda, 54
- de Hashimoto, 49, 54, 55, 123
- linfocítica, 49
- subaguda, 50, 54

Tontura, 94

Tórax, raio X de, 20

Transferrina, 20

Trauma testicular, 150

Tríade de Whipple, 202

Triagem neonatal
- coleta para, qual o melhor época fazer a, 42
- como é feita a, 42
- para hipotireoidismo congênito, 43
- realizada com TSH, 43

Triglicerídeos, 158

TSH, 20

Tuberculose, 95

Tumor(es)
- adrenal, 150
- adrenocorticais, 114
- cerebral, 96
- de Wilms, 26
- germinativos, 115
- gonadais de células germinativas, 76
- hipofisários, 17, 150
- produtores de andrógenos de origem testicular, 115
- secretor(es)
    - de gonadotrofina coriônica, 150
    - de andrógenos, 179
- selares e suprasselares, intervenções cirúrgicas de, 194
- testicular, 150
- virilizantes, 141

U

Ultrassonografia pélvica/abdominal, 117

Ureia, 20

Urocitograma, 117

Uso abusivo de álcool, 4

V

Valor de referência lipídica, 168

Válvula aórtica bicúspide, 123

Vasopressina
- mecanismo de ação da, 188
- nos rins, 188